肥満症の生活指導

行動変容のための実践ガイド

大野 誠 ほか著

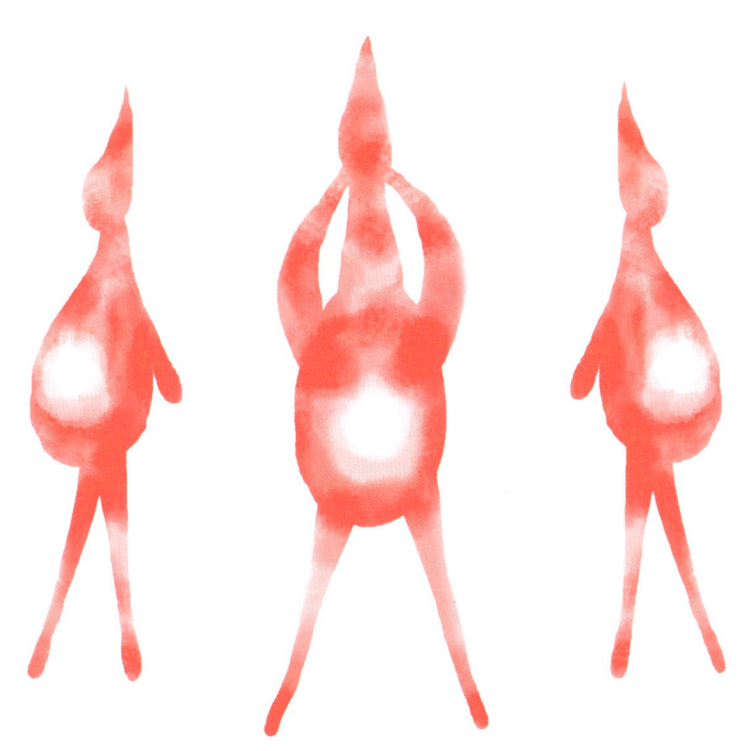

医歯薬出版株式会社

【著　者】

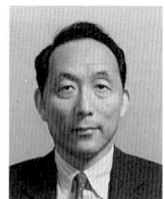
大野　誠（第1〜7章）
　おおの　まこと
医学博士（内科）
日本体育大学　健康学科　教授
同　大学院　健康科学・スポーツ医科学系　教授

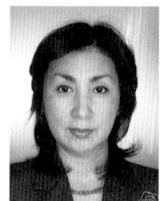
大野久美子（第8章）
　おおの　くみこ
エム・ケイプレイス代表取締役社長
日本チームコーチング協会　取締役

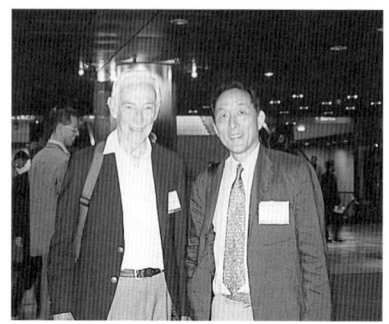
スタンカード教授とともに学会会場で

This book was originally published in Japanese
under the title of :

HIMANSHO-NO SEIKATSUSHIDO
KODOHENYO-NO TAMENO JISSEN GAIDO

(Lifestyle intervention in the treatment of obesity
　—Practical manual for behaviour modification)

OHNO, Makoto
　　Nippon Sport Science University, Professor
　　Department of Health Science,
　　Graduate School of Health and Sport Science

OHNO, Kumiko
　　MK Place, President
　　Japan Team Coaching Association, Officer

© 2011　1st ed.

ISHIYAKU PUBLISHERS, INC.
　7-10, Honkomagome 1 chome, Bunkyo-ku,
　Tokyo 113-8612, Japan

はじめに

　21世紀が幕を開けた年に医歯薬出版㈱より，前著『肥満の生活ガイド』が発行されました．私は1980年に慈恵医大病院に開設された肥満専門外来（後にベストウエイトクリニックと改称）を担当させていただき，米国ペンシルバニア大学医学部精神科Albert J. Stunkard教授の下で学んだ行動修正療法Behaviour modificationを基盤とした減量プログラムを日本人向けに改編して，肥満症患者さんの治療にあたってきました．2000年に慈恵医大病院の肥満専門外来が閉鎖されたのを機に，この専門外来で約20年余にわたり培った減量指導のノウハウについてとりまとめ，患者さんから受けた質問に対する回答を添えて，健全なダイエットを実践するためのガイドブックとして発刊されたのが『肥満の生活ガイド』になります．

　それから約10年を経て，脂肪細胞に対する分子生物学の分野の研究（脂肪細胞の科学Adiposcience）はめざましく進歩し，従来の教科書に掲載されていた常識的な学説が，一朝一夕にして「非常識な見識」に変わってしまうことも珍しくありませんでした．時期を同じくして，わが国におけるメタボリックシンドロームの診断基準が確立され，それにともない内臓脂肪の過剰蓄積に着目した特定健康診査，特定保健指導という新しい健診制度がスタートしました．このような，内臓脂肪に対する研究と臨床両面における大きな変革を受けて，最新の情勢に適確に対応すべく，前著『肥満の生活ガイド』の骨格をベースとしながら，コメディカルスタッフ向けに最新の専門情報をもれなく盛り込み，しかも第一線の臨床現場で十分に活用しうる実践的実用書として，本書を刊行することになりました．

　特定保健指導における介入の現場に携わってみると，食事，運動両面からの行動変容が実際には口で言うほどたやすくはないことが痛感されます．従来の栄養指導は，「知識の理解」に重点がおかれてきた感が否めませんが，身に付いた正しい知識が少しでも日常生活の中で「実践」されなければ行動変容は達成されません．そこで，私は糖尿病治療食の宅配システムを活用し，自宅で糖尿病食を体験学習してもらう「自宅入院システム」を考案し，減量指導の現場に導入して大きな治療効果を確認し，学会誌に発表してきました．この臨床経験と実績を踏まえて，本書ではこの減量システムが多様なフィールドで幅広く活用されることを念頭に，第4章で詳しく紹介した点が他に類を見ない特徴になっています．

　私は2002年から日本体育大学へ移籍してスポーツ医学の研究と教育に携わっていますが，研究室の大学院生諸君とともに研究してきた，スローレジスタンストレーニ

第3章 肥満の成り立ち〜体脂肪蓄積のメカニズム〜　40

1 肥満につながるエネルギーバランス …… 40
　日常生活で消費するエネルギー　40／日本人の平均歩数と運動習慣　42／太った人の食事量に関する調査　47

2 セットポイント仮説とレプチン …… 49
　人間はレプチンがあっても太る？　49

3 中性脂肪がたまる仕組み …… 50
　甘いものをとりすぎると太る　50／エネルギーの備蓄タンクとしての脂肪細胞　51

4 からだの中の脂肪細胞 …… 52
　白色脂肪細胞のはたらき　53／褐色脂肪細胞のはたらき　57

5 交感神経とエネルギー代謝 …… 59
　交感神経とモナリザ症候群　59／β_3アドレナリン受容体の遺伝子変異　60／省エネ体質と倹約遺伝子　61

6 肥満型食事スタイルとは …… 62
　まとめ食い，夜間の過食は肥満のもと　62／肥満者の摂食行動の特徴　62

7 気分，情緒と食欲をつなぐネットワーク …… 65

8 社会環境要因と肥満 …… 68

9 肥満要因チェック表 …… 69

第4章 ヘルシーダイエットの基本戦略　70

1 肥満解消の基本原則と治療法 …… 70
　有酸素運動で体脂肪がメラメラ燃える？　71／肥満症治療の特殊療法　73

2 治療法選択のためのガイドライン …… 75

3 肥満に対する減量指導の進め方 …… 78
　やせるのとやつれるのは違う！　78／治療（減量）対象の選定　82／減量計画の立て方　83／最終目標は自分のベスト体重　85／ウエイトサイクリングの危険性　87

4 特定健康診査と特定保健指導 …… 89
　特定保健指導の対象選定と階層化　89
　　1）リスクの評価と対象の選定 …… 90
　　2）保健指導の階層化 …… 91

5 「自宅入院」という減量プログラム …… 91
　体験学習の教育用ツール　91／メタボリックシンドロームとその予備群に対する特定保健指導への臨床応用　92／体験学習のコストベネフィット　94

6 健康づくりのための運動指針2006 …… 95

7 減量のステージ別に主役を決める …… 100

8 できそうなところから行動変容に取り組む！ …… 102
　オーダーメイドダイエットに成功した1例　103

第5章 食事療法と運動療法のノウハウと健全なライフスタイル　106

1 食事療法の進め方······106
1）バランス食かアンバランス食か······106
2）カロリー計算などしたくないという人には······109
3）単糖類，少糖類，多糖類って何？······111
4）エンプティカロリーの食品に要注意······113
5）ペットボトル症候群とは······116
6）ウイスキーなら太らないって本当？······118
7）アルコールの適量と酒量の減らし方······120
8）コレステロールはどう減らせばいいのか······121
　　食物繊維をしっかりとる　121／隠れた脂肪に気をつける　122
9）中性脂肪を減らす方法······123
10）リノール酸はからだによいのか？······124
11）からだにやさしい脂肪酸とは······126

2 運動療法の進め方······128
1）運動に何を期待するのか？　はっきりとイメージしよう！······129
2）事前のメディカルチェックが必要な人は？······131
3）エアロビクスかアネロビクスか······132
4）ダイエットのための運動に期待される生理効果······133
5）運動で消費するエネルギー······137
6）上手にやせるための運動プログラム······139
　　ウォーキングを生活に組み込む　139／ちょこまか運動を心がける　141／手軽な筋力トレーニングも忘れずに　143

3 ガンと動脈硬化を防ぐライフスタイル······149
1）からだが錆びるのを防ぐ方法······149
2）抗酸化物質の上手なとり方······150
3）米国人も認めた大豆パワー······153
4）動物性脂肪と塩分をひかえる······154
5）タバコは百害あって一利なし！······155
6）赤ワインならからだによい？······157
7）緑茶とポリフェノール······158
8）生活習慣病を予防する20カ条······159

第6章 行動修正療法の実際　162

1 メモをつけて客観的に自己分析を······163
1）食事日記のつけ方······164
2）生活活動日記のつけ方······166
3）体重，体脂肪量と歩行数の記録······167

　　　　　体重と体脂肪の測定　167／歩行数の測定　168
　　　4）記録することの意義……………………………………………………………168
　　　5）日記を分析する………………………………………………………………170
　　　　　己を知るノウハウ　170／特有な行動パターンは？　170
2 太りにくいライフスタイルへ脱皮する ……………………………………………172
　　　1）太りにくい食事療法を身につける……………………………………………172
　　　2）食習慣と食環境を整備する……………………………………………………174
　　　　　賢い食品購入法　175／賢い食品貯蔵法　176／調理と配膳の工夫　177／食後
　　　　　のマナー　177
　　　3）行動連鎖を分析する……………………………………………………………177
　　　4）行動連鎖を断ち切る……………………………………………………………178
3 現実的なダイエット作戦を展開する ………………………………………………180
　　　1）週間自己評価表をもとに徐々に前進する……………………………………180
　　　2）できそうなところに目標を定める……………………………………………181
　　　3）完全主義の発想をやめよう……………………………………………………183
　　　4）100点を取らねば0点と同じか？ ……………………………………………183
4 食べたいという衝動を克服するノウハウ …………………………………………184
　　　1）衝動のサーファーになる………………………………………………………184
　　　2）食べることと両立しにくい行動………………………………………………185
5 行動修正療法で応用される主なテクニック〜まとめ〜 …………………………186

第7章　民間のダイエット法の問題点と評価　187

1 短期間のうちに体重が減るダイエット法 …………………………………………188
2 単品あるいは偏食ダイエット ………………………………………………………190
3 部分的に体脂肪を減らすことができる？ …………………………………………192
4 化粧品と医薬品の違い ………………………………………………………………193
5 飲むだけでやせられる健康食品はないか …………………………………………194
　　　1）ダイエットサプリメントはどう使えばよいか………………………………194
　　　2）食品でありながら薬のような効果が確認されているものは？……………198
6 栄養素の吸収を阻害する健康食品と薬 ……………………………………………202
　　　1）栄養素の吸収を阻害する健康食品……………………………………………202
　　　2）動物実験と人間のからだ………………………………………………………204
　　　3）栄養素の吸収を阻害する薬……………………………………………………206
7 天然の食品成分と人工的な製品とのギャップ ……………………………………207
　　　1）研究用の繊維と市販の繊維の差………………………………………………208
　　　2）天然の繊維と人工の繊維の違い………………………………………………208
8 日本ではやせ薬は手に入らないの？ ………………………………………………209
9 欧米のスーパーで売っているやせ薬は安全？ ……………………………………211
10 医師の処方が必要な肥満治療薬の個人輸入 ………………………………………212
11 やみ薬，にせ薬の密輸，密売 ………………………………………………………214

第8章 減量指導に生かせるコーチングの理念　215

- **1** コーチングとは ……………………………………………………………… 215
- **2** NLPコーチングとは ………………………………………………………… 216
- **3** NLPコーチングの基本的理念 ……………………………………………… 218
  - 1）人間観の転換 …………………………………………………………… 219
  - 2）減量作戦のオーナーシップ（主体性）がクライアントへ移行する ……… 219
- **4** 減量指導の現場で活用できるNLPコーチングのスキル ………………… 220
  - 1）クライアントとの信頼関係を構築するためのスキル ………………… 221
    ペーシングのスキル　221
  - 2）クライアントの内的状態を引き出す傾聴のスキル …………………… 222
    アクティブリスニングのスキル　222
  - 3）効果的な目標設定をするための質問のスキル ………………………… 224
    メタ成果を引き出す質問のスキル　224
  - 4）自分の強みを生かしたやり方を自分で考えて自分で決める ………… 225
    メタモデル質問　225

Q&A

- Q 1日に30品目以上食べないといけないのでしょうか？ ……………………… 107
- Q 高タンパク食が一番やせると聞いたが？ ……………………………………… 109
- Q 毎日，残業で帰宅が遅くなるのですが，寝る前にしっかり食事をしてもいいのですか？ ……………………………………… 110
- Q カロリー制限をしなくても，低インスリン・ダイエットでらくらくやせられると聞いたのですが？ ……………………………… 112
- Q グライセミック・インデックス（glycemic index, GI値）とは，何のことですか？ ……………………………………………………………………… 113
- Q 洋菓子はいけないが，和菓子なら太らない？ ………………………………… 116
- Q オリゴ糖シロップはゼロカロリーの甘味料なのですか？ ……………………… 116
- Q スポーツドリンクや果汁100％のジュースなら，低カロリーなので太りにくい？ ………………………………………………………… 118
- Q アルコールは体脂肪に変わりにくいので心配いらない？ ……………………… 120
- Q アルコールを飲んだら，その分ご飯を減らせばよい？ ………………………… 121
- Q 血液中のコレステロールを減らすには，コレステロールを多く含む食品をとらないようにするのが一番！ ………………… 123
- Q 中国茶は血液中の脂肪を流してくれる？ ……………………………………… 124
- Q イタリア料理は高カロリーなのでダイエットには向かない？ ………………… 128
- Q 腹筋体操でおなかの脂肪が減る？ ……………………………………………… 130
- Q 日課の散歩でどのくらい歩けば，基礎代謝は上がってくるか？ ……………… 134

- Q ダイエットには，赤筋を鍛えたほうがいいのか，
  白筋を鍛えたほうがいいのか？ ……………………………………… 136
- Q ちょこまか運動は，どのくらい続ければ効果が出るのですか？ ……… 141
- Q 筋力トレーニング（筋トレ）をすると
  腕が太くなるのが心配なのですが？ …………………………………… 148
- Q ダンベル体操により筋肉の量が増えると基礎代謝も増えて，
  やせやすい体質になるって，本当ですか？ …………………………… 148
- Q 抗酸化サプリメントは，どのくらい効果があるのでしょうか？ ……… 151
- Q 宿便をとってやせる？ …………………………………………………… 189
- Q 水を飲むと太る？ ………………………………………………………… 190
- Q 米国で起こった「液体プロテイン事件」について教えてください． …… 191
- Q マイクロダイエットは安全ですか？ …………………………………… 191
- Q 電気的な刺激で筋肉を動かす，EMS (electrical muscle stimulation) の
  器械で，おなかの脂肪を減らすことはできますか？ ………………… 192
- Q コラーゲンやヒアルロン酸を飲むと，肌や関節が若返りますか？ …… 193
- Q JHFAマークがついている健康食品なら大丈夫ですか？ …………… 196
- Q クロレラで糖尿病が治る？ ……………………………………………… 197
- Q 中性脂肪を低下させ，体脂肪を燃やす特定保健用食品（トクホ）は？ …… 201
- Q ビタミンやミネラルの錠剤なら，いくら飲んでも問題ありませんか？ …… 201
- Q ガルシニアには副作用があると聞きましたが？ ……………………… 203
- Q トランス脂肪酸って，本当にからだに悪いのですか？ ……………… 205
- Q コエンザイムQ10を服用すると，パワーアップできますか？ ……… 207
- Q 抗うつ効果のあるハーブにはダイエット効果もあると聞いたが？ …… 213

索引 ……………………………………………………………………………… 229

カバー・本文デザイン：明昌堂
本文イラスト：あきの月子

第1章 肥満，肥満症と生活習慣病のかかわり

　人類がチンパンジーと分かれて400万年の進化の歴史の大部分は飢餓状態でした．今でも，地球上のかなりの国は飢餓に悩まされています．ですから，人間のからだの仕組み，代謝やホルモンのバランスは，「飢餓を乗り越え，子孫を残す」という，たったひとつの目的のためにセットされ適応してきたのです．そこで，食べたものを他人より少しでもたくさん体脂肪に変えて蓄えておくという能力は，実はとても大切なサバイバル能力ということができるのです．

　このような見方から，最近では，太っている人ほど進化した人類であるという意見さえ台頭してきています．私たちの遠い祖先の間では，この能力にすぐれた人だけが生き延びることができたはずです．そして，このような自然淘汰を繰り返しているうちに，私たちのからだはエネルギーを節約しながら生存することに適した「倹約遺伝子」を獲得したと考えられています．

　しかし，飢餓を乗り越えるために不可欠なこの遺伝子も，飢餓から解放されて飽食を謳歌する一部の民族においては，肥満を誘発し，メタボリックシンドロームを構成する生活習慣病の元凶になってしまうという皮肉な現象が起きています．

　肥満は病気ではありませんが，肥満症になると健康を回復するために減量が必要になります．ここでは，肥満の判定と肥満症の判別，さらに肥満症と倹約遺伝子のかかわりについて解説します．

1 肥満の判定

　肥満とは体脂肪組織が過剰に蓄積した状態と定義されています．そこで，肥満を正確に判定するには体脂肪量を測定する必要があります．体脂肪量を測定する方法はいろいろありますが，いずれも簡便性，経済性，正確性などの面から十分に満足できる方法はありません．そこで，世界保健機関WHOは，体脂肪量とよく相関すると考えられているボディー・マス・インデックスBody Mass Index（BMI）という体格指数を用いて肥満を判定するよう提案しています．

■Body Mass Indexによる肥満の判定

　世界でもっとも広く使われている肥満判定用の物差しともいえるBMIは，体重と身長から次の式で算出します．

$$\text{BMI}＝体重（kg）÷身長（m）÷身長（m）$$

　1998年にWHOが発表した新しい判定基準を受けて，1999年に日本肥満学会は表1-1に示したような新しい判定基準を発表しました．

　WHOの基準によると，BMI 18.5～25は「正常範囲 normal range」，18.5未満は「低体重 underweight」，25以上は「過体重 overweight」と区分されます．そして，過体重のうちBMI 25以上30未満は「肥満前段階 preobese」，BMI 30以上を「肥満 obese」と判定します．さらに，肥満は5刻みで，肥満クラスⅠ，クラスⅡ，クラスⅢと程度が進行します．

　さて，欧米では成人の2～3割がBMI 30を超えているようですが，日本人の場合，BMI 30を超える人は成人の2～3％程度しかいません．そこで，日本人の場合には，BMI 25以上を「肥満」と判定し，さらに5刻みに肥満の程度を四つに分類するという方式がとられました．ですから，BMIが30を超える日本人は，世界中どこへ行っても立派に肥満として通用する「国際級肥満」であり，BMI 25以上30未満の人は，海外では「肥満前段階」，日本国内でのみ肥満と判定される「国内限定肥満」とよぶこともできるわけです．

　ところで，国内外のいろいろな研究から，BMI 22前後の人が，最も病気にかかりにくいことが明らかになりました．そこで，日本肥満学会は以下の式から算出されたものを，標準体重（健康体重）として推薦しています．

$$標準体重＝身長（m）×身長（m）×22$$

■肥満とやせの割合と動向

　平成21（2009）年の国民健康・栄養調査によると，日本人成人男性の約3割，女

表1-1　Body Mass Indexによる肥満の判定基準

BMI	日本肥満学会の基準	WHOの判定基準
18.5未満	低体重	Underweight
18.5以上～25未満	普通体重	Nomal range
25以上	肥満	Overweight
25以上～30未満	肥満1度	Preobese
30以上～35未満	肥満2度	Obese class Ⅰ
35以上～40未満	肥満3度	Obese class Ⅱ
40以上	肥満4度	Obese class Ⅲ

注）肥満（BMI≧25）は，必ずしも医学的に減量を要する状態（肥満症）とは限らない．

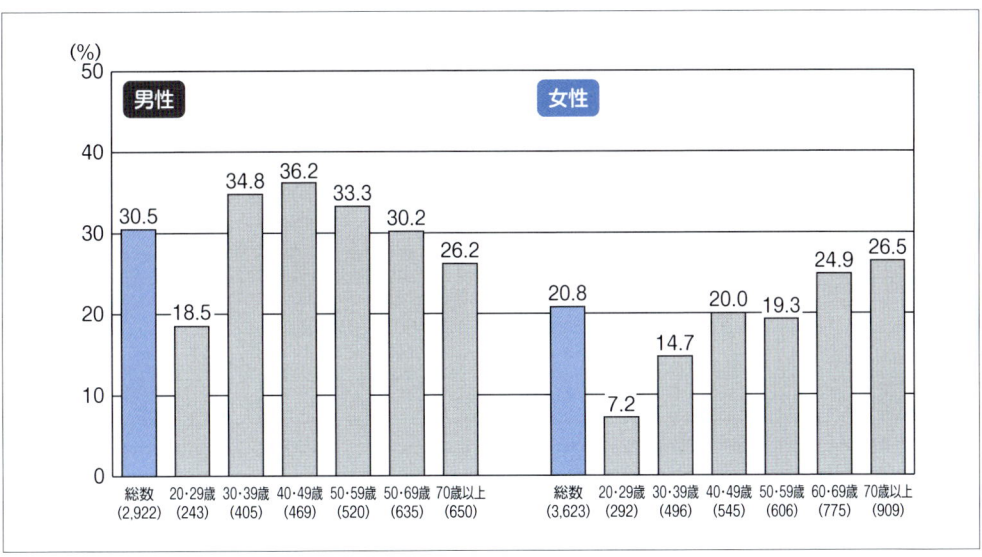

図1-1 肥満者の割合（平成21年国民健康・栄養調査による）

性の約2割は肥満と判定されることがわかりました（図1-1）．とくに男性では30から50歳代の中高年で，女性では60歳以上の高齢層で肥満者（BMI≧25）の割合が高いようです．
(http://www.mhlw.go.jp/stf/houdou/2r9852000000xtwq.html)

　平成19（2007）年の国民健康・栄養調査では，20年前（昭和62年），10年前（平成9年）と比べて，成人男性ではすべての年齢層において肥満者の割合が増加傾向にあることが報告されました．一方，女性では30～60歳代において肥満者の割合が減少傾向にあり，逆に20～40歳代においては低体重（やせ）の者の割合が増加傾向にあることが明らかになりました（図1-2）．なお，昭和52（1977）年から30年間の推移をとりまとめると，図1-3のごとくになります．成人男性では肥満者が急増し，女性では低体重（やせ）の者が少しずつ増加してきている様子がわかります．
(http://www.mhlw.go.jp/bunya/kenkou/eiyou09/01.html)

2　体脂肪測定による身体組成の把握

　一般に，BMIが25以上で「肥満」と判定された人の7～8割は，体脂肪も多く明らかな肥満体という場合がほとんどです．しかし，残りの2～3割は，筋肉や骨が多くて体重が多い，いわゆる「かた太り」という人たちで，このようなケースは現役のスポーツマンによく見られます．一方，BMIが25未満の「普通体重」や「低体重」の人のなかにも，体脂肪率が多い，いわゆる「かくれ肥満」とよばれる人たちが約1

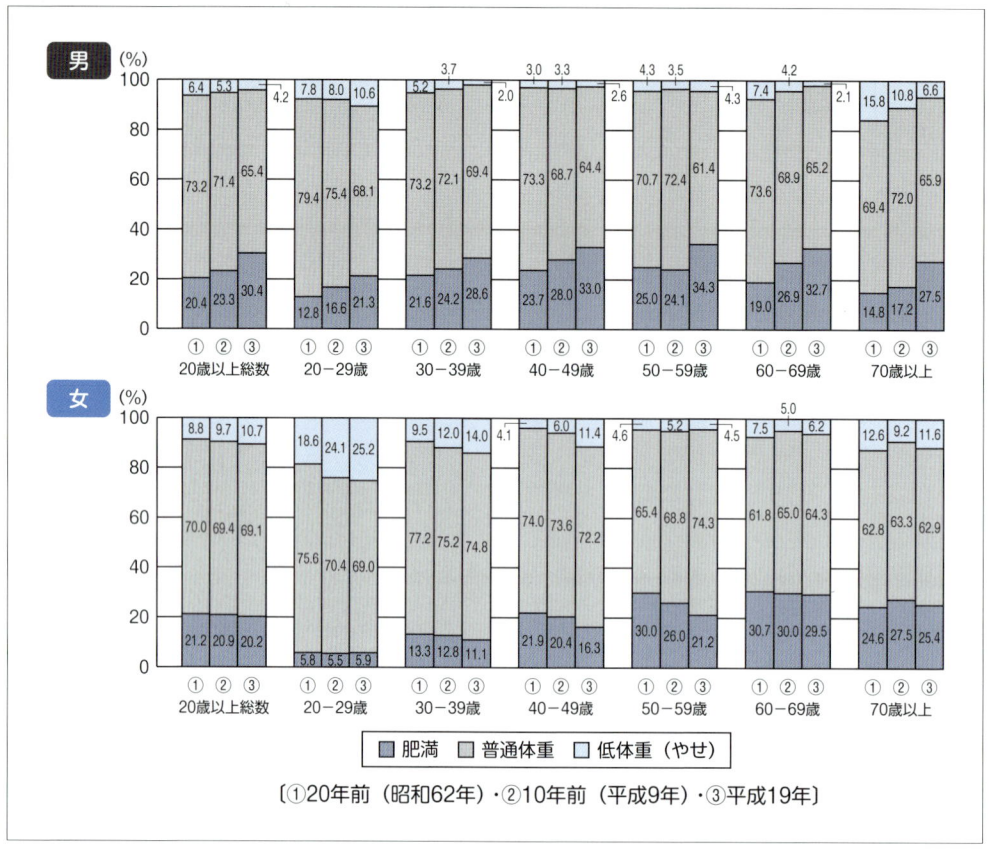

図1-2 肥満とやせの状況の推移（20歳以上）（平成19年国民健康・栄養調査による）

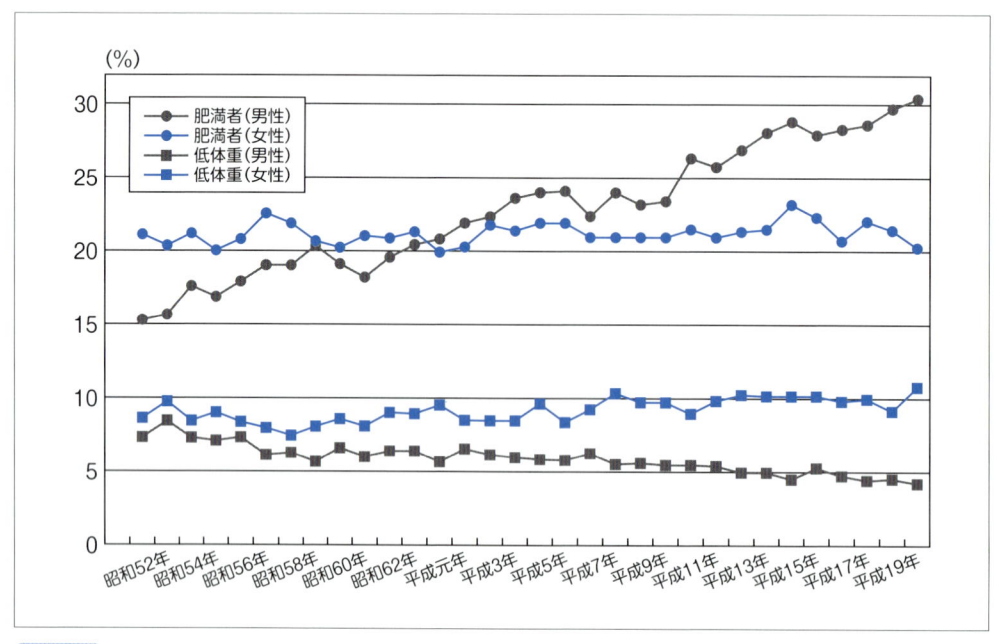

図1-3 肥満およびやせの者の割合（20歳以上）の年次推移（平成19年国民健康・栄養調査による）

割前後発見されます．かくれ肥満は，やる必要のないダイエットに取り組み，失敗していたずらに体重の逆戻りを反復している若い女性や，若いころから細身で体重はさほど変わらないのにおなかの周りにだけポッチャリと脂肪がついてきた中年男性などによく見つかるといわれるので注意が必要です．

このように，体脂肪率を測定してみると，体重だけではわからない体の中身（身体組成）を知ることができるようになるので，さらに一歩踏み込んだ解析が可能になります．

■いろいろな体脂肪測定法の長所と短所

からだの中の脂肪組織を正確に測定することは至難の業で，かなり大がかりな装置を使っても，なかなか正確に測定することはできないのが実情です．古くは，皮脂厚計という器械を使って二の腕の裏側と背中の肩甲骨の下の皮下脂肪の厚さを計測し，この2ヵ所の皮下脂肪厚の合計値から計算式によって体密度（体の比重）を推定し，さらにこの値を体脂肪率推定式に入れて体脂肪率を算定するという方法が主流でした．しかし，この方法では皮下脂肪の厚さを測るのに手間がかかり，また正確に皮下脂肪厚を測定するには熟練を要すること，さらに推定式を2回も使わねばならないことなどから測定精度は十分とはいえませんでした．

もっとも精度が高いといわれていた水中体重法にしても，息を全部吐いて30秒以上，水着で頭まで水中に潜らねばならないため，なかなか正確に体の比重を測定することが難しく，その上，もし正確に比重が測定できたとしても，やはりその値から推定式を用いて体脂肪率を推定するわけで，結局，間接法の域を超えることはできないということになります．

現在，もっとも正確に身体組成を測定することができるのは，Dual Energy X-ray Absorptiometry（DEXA）とよばれる機器です．これは二種類のX線を全身に照射して，5mm四方のピクセルごとに骨密度，除脂肪組織量，体脂肪量を測定して，全身はもちろん体の各部位ごとの身体組成を分析できるという優れものです．よく，被ばく量が大きいと勘違いされていますが，全身をスキャンしても健康診断などで撮影する胸部レントゲン写真の100分の1以下の被ばく量にすぎないので，ほとんど心配いりません．ただ，DEXAの機器は高額な上に移動させることができないため，多数例について簡単に測定することができないのが短所です．

そこで，簡単に身体組成が分析できて，持ち運びも容易で，しかも安価な機器として開発されたのが，生体電気インピーダンス Bioelectrical Impedence Analysis（BIA）式体脂肪測定器です．

これは手や足の電極から微弱な電流を流して，からだ全体のインピーダンス（電気

抵抗）を測定し，この値をもとに体脂肪率を算定する方式で，現在，市販されている体脂肪計のほとんどはこのBIA式の機器です．

　私たちのからだは，水分をほとんど含まない脂肪組織と水分を多量に含む除脂肪組織（筋肉，骨，体液など）の二つに大別されます．水のなかを電気はよく通りますが，水と脂は一緒にならないので，脂肪組織には水分が少ない分電気が通りにくく，電気抵抗が上昇するのです．そこで，除脂肪組織の多い人のからだの電気抵抗は低くなり，逆に体脂肪の多い人では電気抵抗が上昇します．この原理を応用して，体重測定と同時に全身のインピーダンスを測定して，簡単に体脂肪率を推定することが可能になったのです．

　従来から体脂肪を測定するには特別な機械を使って，だれか他人に測定してもらわねばならなかったのが，この機械によって自宅で，しかも一人で簡単に体脂肪率を知ることができるようになった点は大きな進歩といえます．

■生体電気インピーダンス式体脂肪計の正しい使用法

　さて，この電気インピーダンスをもとに体脂肪率を推定する計算式はメーカーにより異なるため，別の会社の器械で測定すれば当然異なった値が出ます．また，同じ器械でも，1日のうちに何回も体脂肪率を測定すると，やはり毎回異なった値が出るのがふつうです．なぜなら，人体のインピーダンスは刻々と変化しており，ふつう朝の起床直後が一番高く，その後低下して夕方から夜にかけて安定するためです．すなわち，朝一番で測定した体脂肪率は実際より高めに出る可能性が高いのです．

　ですから，表1-2に示したように，運動，食事，入浴の前後など，体内の水分や体温などが急に変化した直後には，インピーダンスが大きく変動するため，BIA式の体脂肪測定器では体脂肪率を正確に測定することが難しいので注意が必要です．

　毎日，決まった時間帯に同じ条件で1日1回だけ測定し，その値を数日～数週間ごとに比較するという使い方が一番すすめられます．さらに，体重に体脂肪率を掛けて

表1-2　BIA式体脂肪測定器の使用上の注意点

1．生体インピーダンス上昇要因 　　就寝（横臥位），発汗・脱水（運動，飲酒ほか）
2．生体インピーダンス低下要因 　　起床（立位），活動筋への体液移動（運動）， 　　体温上昇（入浴，運動），体水分増加（摂食）
3．通常BIAは朝が高く，夕方から夜が低い 　　同一条件で1日1回だけ測定し体脂肪量（kg）算出
4．体重（kg）×体脂肪率（％）＝体脂肪量（kg） 　　1週間の体脂肪量（kg）の平均値の変化を追う

体脂肪量（体脂肪の重量）を求めてみます．体脂肪量は数日間で目に見えて変化することはないので，1週間分の体重と体脂肪量の平均値を計算し，両者の平均値の変化を1週間ごとに比較してみると，身体組成の変化を経時的にわかりやすく追跡することができるようになります．

また，フィットネスジムなどで，運動して大汗をかき，さらにサウナで汗をしぼって，帰る前に体重と体脂肪を測定してみると，体重は減ったのに体脂肪は逆に増えてしまったといって，がっかりしている光景をよく目にします．これは，運動とサウナでからだから水分が抜けた分体重が減ったものの，逆に電気抵抗は上昇したため体脂肪率は見かけ上増加してしまったという理屈です．ですから，表1-2に示したように，運動，食事，入浴の前後など，体内の水分や体温などが急に変化した直後には，インピーダンスが大きく変動するため，BIA式の体脂肪測定器では体脂肪率を正確に測定することが難しく，注意が必要です．毎日，決まった時間帯に同じ条件で1日1回だけ測定し，その値を数日〜数週間ごとに比較するという使い方が一番すすめられます．

以前，大学病院の健康診断で，中高年（平均年齢46歳）の男女約2,000名についてBIA式の機器で体脂肪率を測定してみたところ，男性で平均20.4％，女性では平均24.2％という結果が得られました．このデータを解析してみると，中高年の男性では体脂肪率17〜23％，女性では20〜27％程度が「ふつう」で，男性で体脂肪率25％，女性では30％のレベルを超えた段階より，「肥満」と判定するのが妥当であることがわかりました．なお，20代や30代の青壮年の男女では，この値より2〜3％程少ない範囲を「ふつう」と見なすのがよいでしょう．一般的には，年齢を問わず，男性では体脂肪率25％，女性では30％以上を，「肥満」と判定することが多いようです．

■体脂肪率の変化に一番影響しているものは何か

ダイエット中の人たちには，体脂肪率が1％増えたとか減ったというだけで一喜一憂しているケースをよくみかけます．確かに，体脂肪が増えれば体脂肪率も上昇しますが，ここで体脂肪率の増減に一番影響しているものは何でしょうか？　それは体脂肪量ではないということに気づいている人がとても少ないのです．

体脂肪率は体重に占める体脂肪量の割合で，

$$体脂肪率（\%）＝体脂肪（kg）÷体重（kg）×100$$

の式から求められます．

ここで，分母の体重は分子の体脂肪量の3〜7倍ほど重いのがふつうです．したがって，体脂肪率は分子の体脂肪量の変化よりも分母の体重の変化に大きく影響される

のです．さらに，分母の体重の3分の2前後を占めているのは水分ですから，体内の水分の変動が体脂肪率の増減に一番大きく影響しているということになります．

　たとえば，フィットネスジムなどで運動して汗をかき，サウナやお風呂に入ってさらに汗をたくさんかけば，分母の体重は簡単に数kg程度減ってしまいます．そうすれば，分子の体脂肪量が変化していないのにもかかわらず，体脂肪率は増えてしまうのです．逆に，女性の月経期間によくみられるように，体に水分が溜まってむくんでくると体重が増えてくるので，体脂肪量は変わらないのに体脂肪率は減ってしまいます．このトリックにだまされない秘訣は，体重と体脂肪の変化をいずれも重さ（kg）で比較することです．

　体重と体脂肪量の変化を正確に把握するためには，次のような方法が勧められます．
①毎日決まった時間帯に決まった条件で体重と体脂肪率を測定し記録します．
②1週間のデータを平均化して，その週の平均体重（kg）と平均体脂肪率（％）を算出します．（7回のデータを平均化するので精度が高まります）
③この平均体重に平均体脂肪率を掛けて，その週の平均体脂肪量（kg）を算出します．
④これをグラフ（図1－4）につけて，平均体重と平均体脂肪量の変化を1週間ごとに比較していきます．

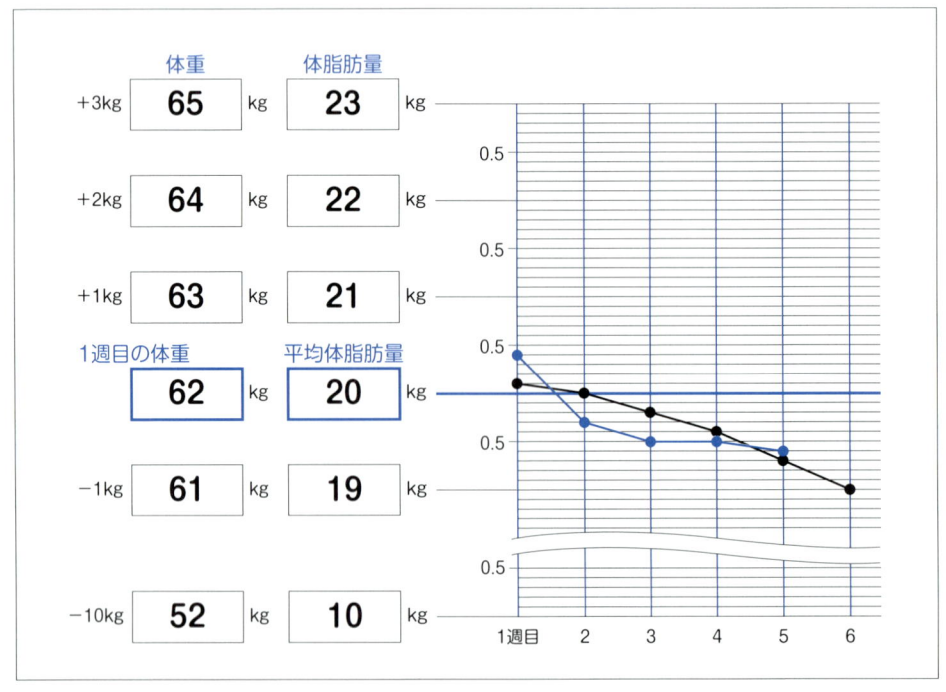

図1－4 各週の平均体重と平均体脂肪量の推移グラフ

体重は水分の変化によって、1日のうちに数kgも変化することがありますが、体脂肪量は1日ではほとんど変化せず、数週間のスパンでゆっくりと変化します．ですから，体脂肪量の変化は1週間単位で把握しておけば十分なのです．このようなやり方で，体重の変化と一緒に体脂肪量の変化を記録していけば，常に身体組成の変化の概要を把握しておくことが可能になり，減量の中身を正確に分析することができるようになるのです．

3 肥満と肥満症の判別

肥満はその成因から，原発性（単純性）肥満と二次性（症候性）肥満に大別されます．前者は過食や運動不足などに起因し，特別な原因疾患はみられないのに対して，後者は明らかな基礎疾患に起因した肥満です．そこで，まず二次性肥満を鑑別しながら，原発性肥満の判別をすすめ，さらに肥満症か否かについて診断するのが通常の診療ステップです．

■肥満症とは

肥満症とは，「肥満と判定されたものの中で，肥満に起因ないし関連する健康障害を合併するか，臨床的にその合併が予測される場合で，医学的に貯蔵脂肪の減量を必要とする病態」と定義されています．そこで，すでに疾病異常を伴う原発性肥満，今のところ健康障害はみられないものの，放置しておくと将来合併症の発現が強く予測されるハイリスク肥満および二次性肥満の三者はいずれも肥満症と診断され，医学的な対応と治療（減量）の対象になります．肥満には表1－3に示すような健康障害が合併することが知られていますが，肥満症診断基準2011（肥満研究，17（臨時増刊号）：2011）によると，肥満症の診断基準に必須な合併症と，診断基準には含めないが肥満に関連する疾患の二つに分け，前者の合併が確認された肥満を肥満症と診断することになります．

高度の肥満（BMI 35以上）があるからといって，必ずしも疾病を発症するとは限りません．相撲の力士などはその最たる例です．この違いは脂肪分布によっており，皮下脂肪型肥満に比べて，内臓脂肪型肥満では糖・脂質代謝異常，高血圧などの疾患が高率に発症してくることが知られています．

■肥満に関連する疾患リスク

一般に，日本人は欧米人と比べると，わずかな体重増加でも生活習慣病を併発しやすいことが知られています．わが国で行われた，30歳以上の成人約15万人を対象にした多施設共同調査では，BMIの増加と平行して高血圧，高コレステロール血症，高

表1-3 肥満に起因ないし関連し，減量を要する健康障害

I．肥満症の診断基準に必須な合併症
1) 耐糖能障害（2型糖尿病・耐糖能異常など）
2) 脂質異常症
3) 高血圧
4) 高尿酸血症・痛風
5) 冠動脈疾患：心筋梗塞・狭心症
6) 脳梗塞：脳血栓症・一過性脳虚血発作（TIA）
7) 脂肪肝（非アルコール性脂肪性肝疾患／NAFLD）
8) 月経異常，妊娠合併症（妊娠高血圧症候群，妊娠糖尿病，難産）
*9) 睡眠時無呼吸症候群（SAS）・肥満低換気症候群
*10) 整形外科的疾患：変形性関節症（膝，股関節）・変形性脊椎症，腰痛症
11) 肥満関連腎臓病

II．診断基準には含めないが，肥満に関連する疾患
1．良性疾患：胆石症，静脈血栓症・肺塞栓症，気管支喘息，皮膚疾患（偽性黒色表皮腫，摩擦疹，汗疹）
2．悪性疾患：胆道癌，大腸癌，乳癌，子宮内膜癌

＊脂肪細胞の量的異常がより強く関与

（肥満症診断基準2011より）

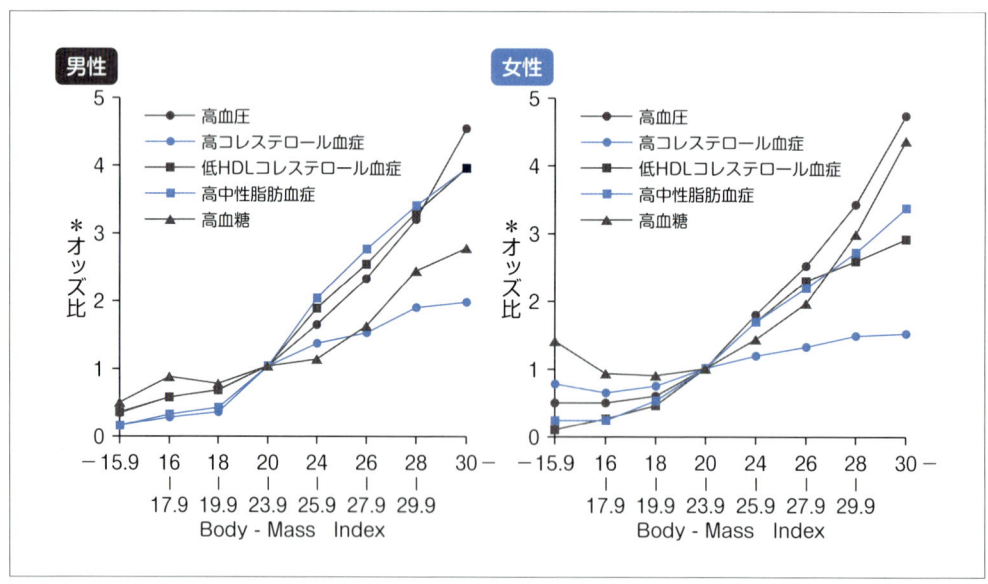

図1-5 BMIと生活習慣病のリスク（吉池信男ほか，肥満研究6：4-17, 2000による）

中性脂肪血症，低HDL-コレステロール血症，糖尿病の罹患率が増加し，BMI 22の人と比べて，BMI 25になると高血圧と高中性脂肪血症の危険度が2倍になることが明

らかになりました．同様に，BMIが27になると糖尿病の危険度が2倍，BMIが29になると高コレステロール血症の危険度が2倍に上昇するので注意を要するといいます．

これに対して，欧米人はBMIが30を超えるレベルからこのような生活習慣病のリスクが上昇するため，日本人（アジア人）は欧米人よりも小太りでも生活習慣病を発症しやすいという，ありがたくないエヴィデンスが集積されてきています（図1-5）．

■肥満症の診断の進め方

肥満症の診断は図1-6に示すフローチャートにしたがって進めます．

①BMIが25以上あれば肥満と判定する．
②内分泌性肥満，遺伝性肥満，視床下部性肥満など病因がはっきりしている場合は二次性肥満と診断し，はっきりしない場合は原発性肥満と診断する．
③原発性肥満において肥満に基づく健康障害を有する場合は肥満症と診断する．
④健康障害がなくてもCTなどの検査により内臓脂肪型肥満と判定した場合は，将来これらの合併症を伴う可能性の高いハイリスク肥満として肥満症と診断する．
⑤肥満症の診断に必須な合併症は，脂肪細胞の質的異常によるものと量的異常によるものに分けられる．

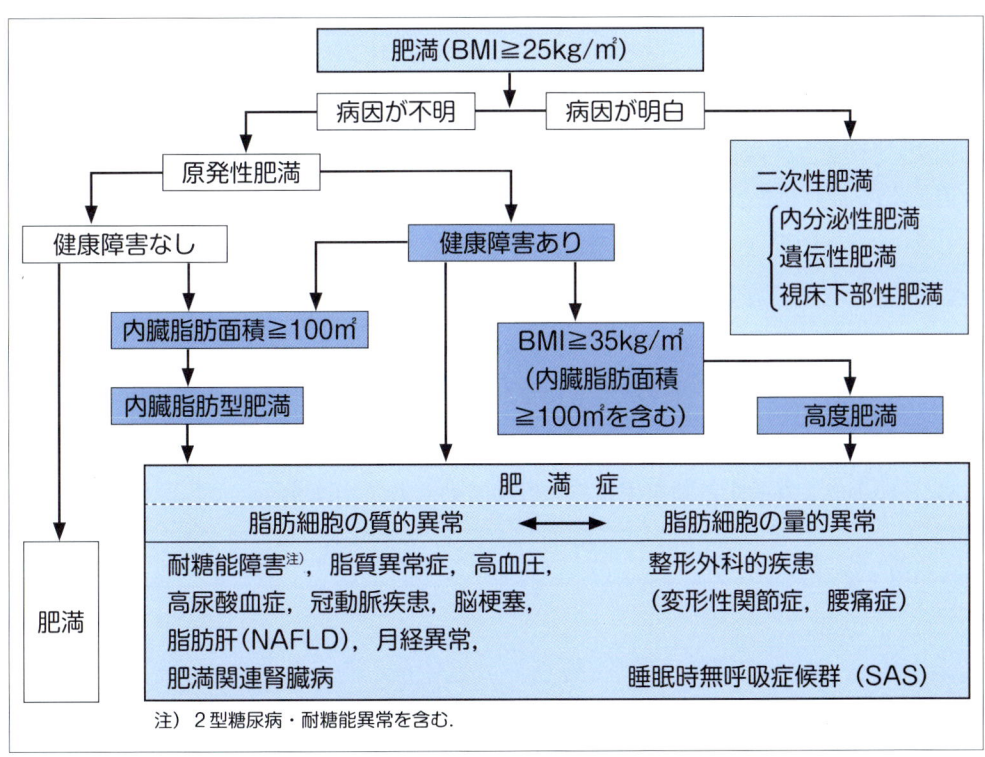

図1-6 肥満症診断のフローチャート（肥満症診断基準2011より）

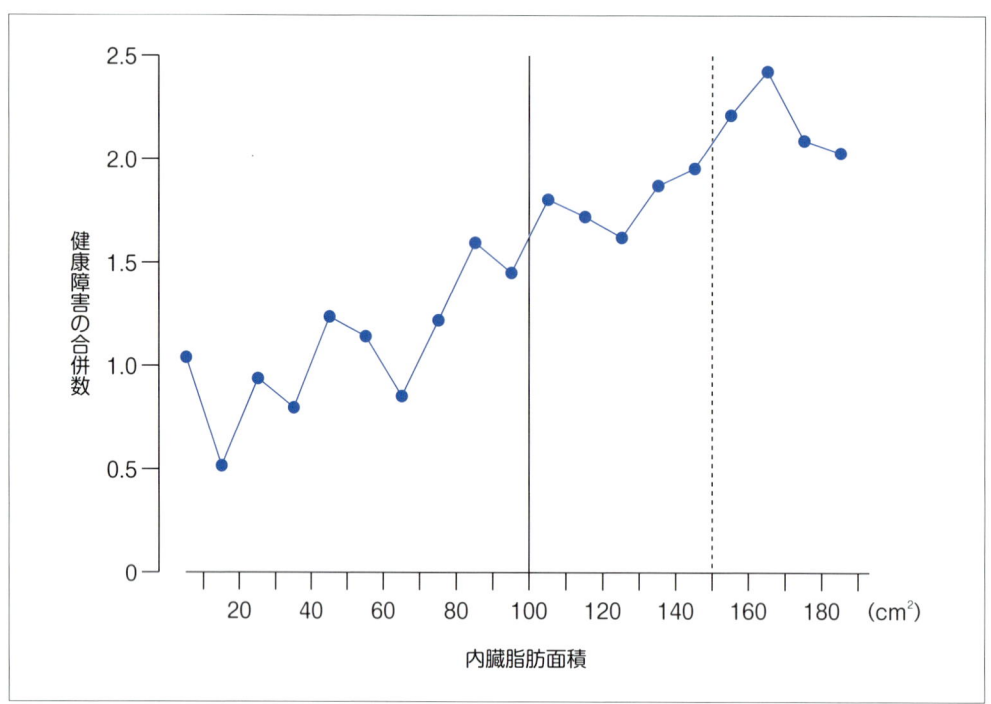

図1-7 内臓脂肪面積別にみた肥満に伴う健康障害の平均合併数

■内臓脂肪とウエスト周囲径（へそ周り）

　肥満症と密接に関係しているのは，おなかの中の内臓の周りにたまる脂肪です．CT検査により，おへその位置でおなかの断層写真を撮り，この写真上で内臓脂肪の面積が100cm^{2}を超えると「内臓脂肪型肥満」と診断され，合併する疾患の数が1.5～2倍近く増加することがわかりました（図1-7）．

　しかし，CT検査はどこでも簡単に行える検査ではないので，おへその位置の腹囲（へそ周り）を測るだけで，なんとか内臓脂肪のたまり具合を推定することができないものかどうか精力的に臨床研究が進みました．その結果，男性でおへその位置の腹囲（へそ周り）が85cm，女性で90cmを超えると，内臓脂肪の面積も100cm^{2}を超えて内臓脂肪型肥満である可能性が高いことが明らかになり，このレベルを超える場合にはCT検査により確定診断を受けるようすすめられています．

4 肥満症と倹約遺伝子 ～省エネ体質のエコ型人間ほどメタボになりやすい～

　飢餓を克服して生き延びるためには効率よく体脂肪を蓄える能力がサバイバルの決め手になってきましたが，幸か不幸か飢餓から解放されてしまった一部の民族では，体脂肪を蓄えすぎてしまうという「肥満」が悩みの種になり始めました．しかも，お腹の中の内臓のまわりに脂肪を蓄えすぎると，生活習慣病を併発してメタボリックシンドロームに陥り，寿命さえも縮めかねないことが問題になってきたのです．すぐれたサバイバル能力が，人類の歴史上初めて裏目に出た結果が，内臓脂肪型肥満という皮肉な見方もできるわけです．すなわち，倹約遺伝子をたくさん持ち，少ないエネルギーで生存できる省エネ体質のエコ型人間ほど，過剰栄養の現代社会では生活習慣病になりやすいことになります．これはエコカーに無理やりガソリンを詰め込むと，不完全燃焼を起こして黒いススを吐きながら，ついにはエンストしてしまう現象とよく似ています．

■米国とメキシコのピマ・インディアン

　この代表的な例としてよく知られているのが，ピマ・インディアンに急増する肥満と糖尿病の話題です．ピマ・インディアンの祖先は中世期に二分され，一群は米国のアリゾナの平原に定着し，もう一群はメキシコの山間部に移住しました．

　米国のピマ族は少数民族保護政策の影響もあって，1970年頃までに農業をやめ，

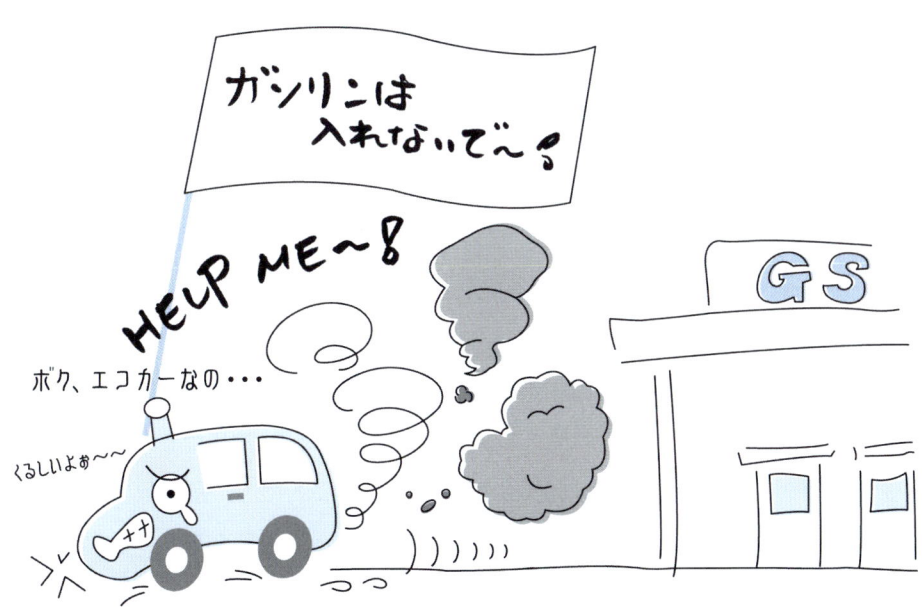

食事も米国流になり，なんと摂取エネルギーの約40％を超える大量の脂肪を毎日食べるようになってしまいました．この結果，肥満と糖尿病が周囲に住む白人をはるかに上回るスピードで急増し，現在では成人の9割近くが肥満になり，とくに35歳以上では2人に1人以上が糖尿病という状態になってしまったのです．しかし，同じ遺伝子をもつメキシコのピマ族には，糖尿病の人はほとんどいないのです．

そこで学者が調査した結果，今でも自給農業と酪農で暮らしているメキシコのピマ族は，米国のピマ族よりも体重が平均して26kgも軽く，食事からとる脂肪の量は約半分で，週に40時間以上の肉体労働を続けていることなど，環境要因の違いが明らかになってきました．すなわち，たとえ同じ遺伝子をもっている人たちでも，食事や運動を中心とした日頃の生活習慣の違いにより，肥満や生活習慣病の発症に大きな差が出てくるという事実が証明されたわけです．

ところで，第3章61頁で詳しく解説しますが，ピマ・インディアンでは倹約遺伝子の一つであるβ_3アドレナリン受容体の遺伝子変異が，約2人に1人の頻度で発見されました．この遺伝子変異を持つ人は，アドレナリンが分泌されても，熱産生は低く，体脂肪は分解されにくいために，基礎代謝量が約200kcalも低く，太りやすい体質になることが知られています．さらに，この変異をもつ人には，肥満，インスリン抵抗性，糖尿病，高血圧などの生活習慣病が合併しやすいことも明らかになりました．

この遺伝子変異は，白人では約10人に1人，ピマ・インディアンでは約2人に1人に認められ，日本人でも約3人に1人の割合で発見されています．ピマ・インディアンは私たち日本人と同じモンゴル系の民族ですが，モンゴル系の人たちはサバイバルに長けた省エネ遺伝子（倹約遺伝子）をたくさんもっているために，過剰栄養の環境に身を置くと体脂肪（とくに内臓脂肪）を蓄えすぎて，生活習慣病を発症しやすいという図式が浮き彫りになってきたわけです．

■糖尿病王国ナウル

このピマ・インディアンと同じような例を，最近「糖尿病王国」とよばれるようになったナウル島にもみることができます．伊豆大島の4分の1程度の大きさの南太平洋の孤島，ナウル島の住民（人口約1万人）は太古の昔から漁業と農業を営む生活をしており，力士クラスに太っていても健康な人が多いことで有名でした．しかし，島からリン鉱石が発掘され，これを肥料会社に高く売ることで，一躍世界でも有数の超金持ち国になりました．先祖伝来の漁業や農業を営む必要がなくなり，ただゴロゴロしながら食べるだけの生活になってしまったのです．しかも裕福になると同時にアメリカの資本が投入され，スーパーマーケットやファーストフード店が林立して，きわ

めて短期間のうちに先祖伝来の海産物と野菜中心の食生活から欧米風の脂肪と砂糖をとりすぎる食習慣に急変してしまいました．この結果，1994年には成人の約8割がBMI 30を超える肥満者になり，あっという間に島民の3人に1人が糖尿病になってしまったのです．

　糖尿病王国になってしまったナウル島では，「コカコロナイゼーション」という新しい言葉（英単語）が生まれました．なにもコカコーラが悪いわけではありませんが，コーラに代表される清涼飲料水や菓子，ケーキ，アイスクリームなど甘いものばかり食べて，砂糖をとりすぎるようになると，いろいろな生活習慣病が増えてくるので要注意です．

　長い年月をかけてからだの中で飢餓状態に適応してきた倹約遺伝子は，急に裕福な環境に放り込まれても日常の生活習慣の急激な変化にすぐさま対応することはできないので，生活習慣病が増えてくると考えられるのです．さらにまた，程度の差こそあれ，倹約遺伝子は人類すべてが共有しているわけですから，動物性脂肪や砂糖のとりすぎによる高エネルギー食と日常の運動不足に特に注意することが，肥満や生活習慣病の予防にとって，きわめて重要であるという一面を指摘することもできるでしょう．

■人間様とチンパンジーのゲノムの違いは何％？

　さて400万年ほど昔に，人間が最後に分かれた猿はチンパンジーですが，ヒューマ

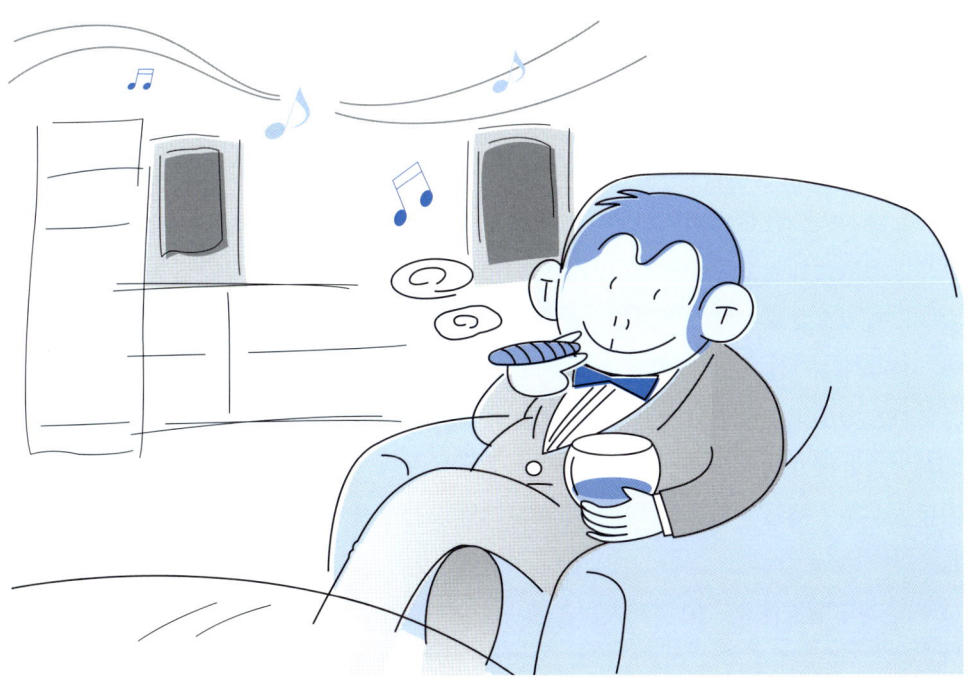

ンゲノム計画が終了し，チンパンジーの遺伝情報もすべて解明されました．この結果，人間とチンパンジーの全ゲノム情報は1.23％しか違わないという成績が発表されたのは有名です．この数字は，その後の研究で約4％に拡がりましたが，400万年以上の時を経過しても，60兆個といわれる私たちの体の細胞の中にあるゲノムには，猿と同様の遺伝情報が96％前後も占めていることがわかったのです．

さて，自然界に生息する猿のなかで，肉を常食にしている猿は人間様というサルだけです．自然界の猿の大部分は肉を食べない雑食性であり，糖分は砂糖からではなく，果物の果糖が主体であることはいうまでもありません．

ナウル島民やピマ族の例を挙げるまでもなく，倹約遺伝子に対して優しい食事というものを考えると，基本的には動物性脂肪を減らし，砂糖を減らし，野菜をたくさん食べることに尽きます．すなわち太古の昔から，自然界の猿たちが食べてきた食材こそが，人間様にとっても健康・長寿食ということに違いないのです．最も安全かつ効果的なダイエット食として国際肥満学会やWHOが推薦しているのは，『タンパク質15％，脂質20〜30％，糖質55〜65％の熱量配分比で，1日1,200〜1,800キロカロリーの低エネルギーバランス食』です．ですから，この基準にきわめて近い日本古来の家庭料理は，まさに倹約遺伝子にやさしい健康長寿食であり，しかも理想のダイエット食でもあるといえるのです．

■日本でも糖尿病が急増

ナウルほどではありませんが，日本でも，昭和35年頃からの高度成長の波に乗って，わずか10年ほどの間に国民の生活様式は欧米式のライフスタイルへ急変しました．この結果，便利な生活とひきかえに生活習慣病が急増しました．

糖尿病，高血圧，高脂血症，心臓病，脳卒中，動脈硬化症などの病気は，大人になってからかかる病気として，昔から「成人病」という呼び名で広く知られていました．しかし，これらの病気が発病してくるまでには，通常何年もの歳月がかかり，それには遺伝に加えて，子どもの頃からの生活習慣が深くかかわり合っていることが明らかになってきました．そこで，旧厚生省は成人病という名称を「生活習慣病」に改め，1997年1月に生活習慣病専門委員会を設置しました．

これらの病気が最近急増している背景には，戦後の日本の急速な近代化，すなわち過剰栄養と慢性的な運動不足に代表されるライフスタイルの急激な欧米化とモンゴル系民族が多く持っている倹約遺伝子が深くかかわり合っていることに異論はありません．

平成19年国民健康・栄養調査によると，「糖尿病が強く疑われる人」は約890万人，「糖尿病の可能性を否定できない人」は約1,320万人で，両者を合計すると約2,210万

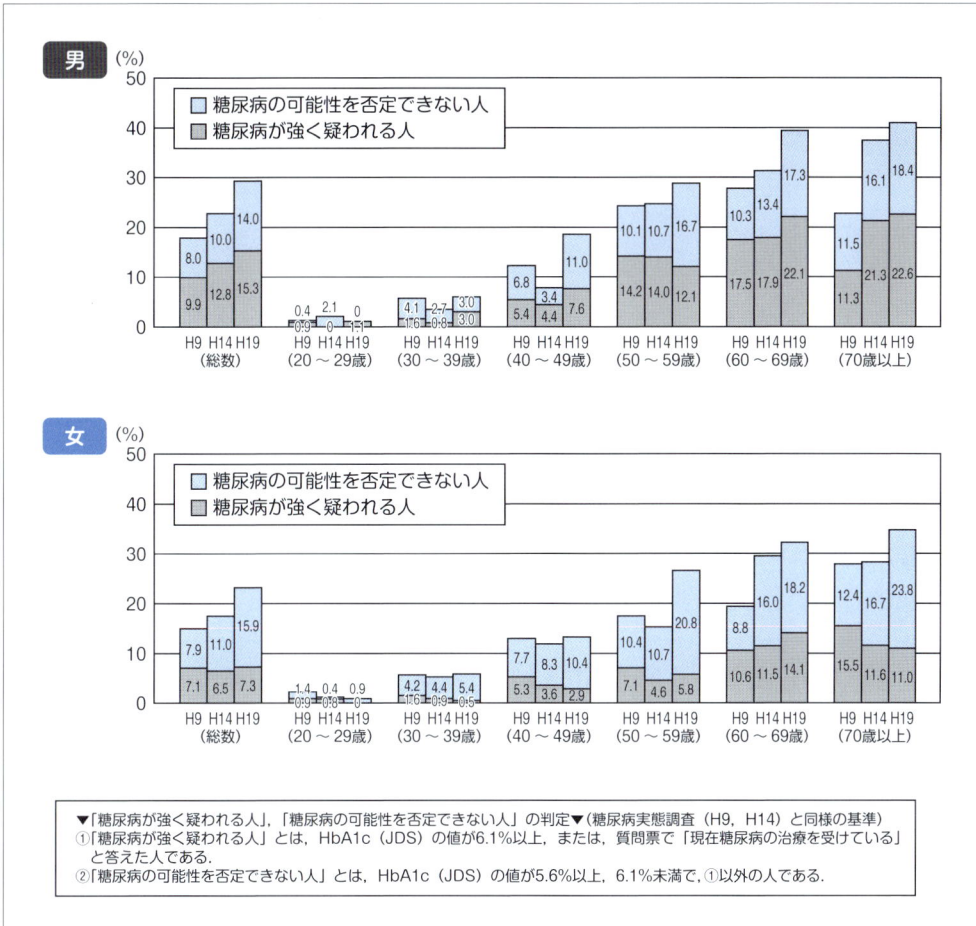

図1-8 「糖尿病が強く疑われる人」,「糖尿病の可能性を否定できない人」の年次推移 (平成19年国民健康・栄養調査,糖尿病実態調査による)

人に達すると推計されることが発表されました(図1-8).この推計値は平成9年の調査のさいには約1,370万人,平成14年には約1,620万人と発表されていましたから,この10年間に糖尿病が疑われる人が1,000万人近くも急増しているという驚くべき実態が明らかにされてきたのです.

(http://www.mhlw.go.jp/bunya/kenkou/eiyou09/dl/01-kekka.pdf)

第2章 ウエストサイズ・ストーリー
～内臓脂肪と生活習慣病のかかわり～

　1990年代半ばにob遺伝子とレプチンが発見され，それにより分子生物学を基盤とした脂肪細胞の科学Adiposcienceが飛躍的に発展しました．その結果，内臓脂肪と生活習慣病，とりわけメタボリックシンドローム（内臓脂肪症候群）とのかかわりについて，その詳細なメカニズムが少しずつ明らかになってきました．ここでは，ここ20年余りのこの分野の科学的な進歩について，ポイントをかいつまんで紹介したいと思います．

1　死の四重奏とメタボリックシンドローム

　古くから，①上体肥満，②高血圧，③糖尿病，④脂質異常症（高中性脂肪血症）の四つの条件がそろうと，心筋梗塞などの心臓病で亡くなる危険が高まることが知られており，この状態は「死の四重奏」症候群として恐れられていました．これらの生活習慣病は，いずれも動脈硬化を促進する危険因子です．上体肥満や内臓脂肪型肥満を長年放置しておくと，自覚症状もないままに，徐々に血管の動脈硬化が進み，最後には心臓病や脳卒中を起こして寿命を縮めることになるのです．

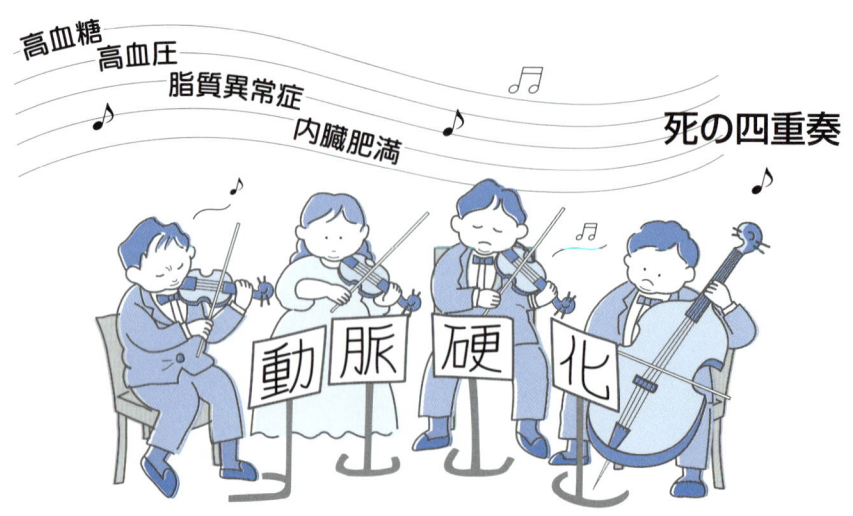

働き盛りのビジネスマンの突然死や過労死の原因としてよく知られているのが心筋梗塞と脳卒中です．心臓や脳の太い血管が詰まったり，もろくなる動脈硬化を基盤として発症する生活習慣病の代表です．日本で行われた大規模疫学調査では，肥満に糖尿病，高血圧症，脂質異常症が併発した状態（死の四重奏）になると，これら四重奏を持たない人に比べて心筋梗塞の発症率が30倍以上に急上昇するという成績が発表されたのはよく知られています（図2－1）．これを受けて，2001年4月より，企業における定期健康診断で死の四重奏が発見された者に対して，労災保険により二次検査と保健指導が受けられる制度がスタートしました．

四重奏がそろっている上に，さらにタバコを吸うと「死の五重奏」とよばれ，より一層危険性が高まるので要注意です．よく，ダイエットのためにタバコを吸うという人がいますが，これはまさに言語道断です．タバコは多くのガンの危険因子であり，しかも血管を傷めて動脈硬化を促進します．喫煙習慣のある人は，まず初めにタバコをやめてからダイエットに取り組むようにしましょう．

図2－1は企業で働く12万人を対象に行われた調査ですが，死の四重奏を構成する危険因子が1つある人は，危険因子を持たない人と比べて，心筋梗塞の発症率が5倍に，2つある人は約10倍，3～4重奏になると30倍以上に上昇することが明らかになりました．それぞれの異常の程度は軽くても，危険因子が集積するとリスクがうなぎ登りに上昇するため，このような病態はマルチプル・リスクファクター症候群と呼ばれてきました．また，これらの異常の基盤には内臓脂肪の蓄積が深くかかわりあっていることが明らかになり，内臓脂肪症候群と呼ばれることもありましたが，いずれ

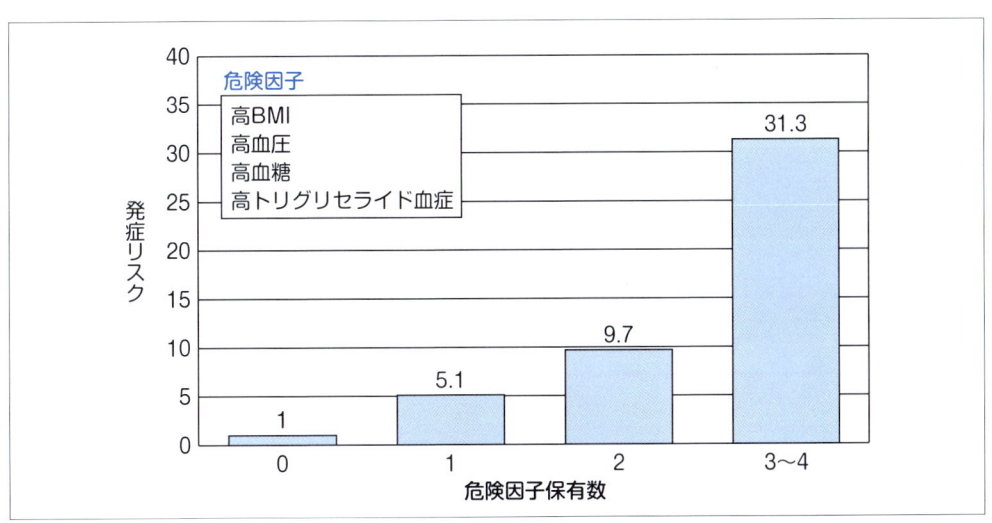

図2－1 危険因子の数と心臓病の発症リスク（労働省作業関連疾患総合対策研究班の調査成績：Nakamura, et al. Jpn Circ J, 65, : 11, 2001より）

も類似した病態を捉えているので，1999年にWHOがこれらの呼び名を統一してメタボリックシンドロームと呼ぶことを提唱したのです．

2　内臓脂肪と生活習慣病

　昔から「ビヤ樽型」とよばれるように，男性には上半身，特におなかのまわりに脂肪がつく「りんご型肥満（上体肥満）」という太り方が多くみられ，若い女性ではお尻や太ももなどへの脂肪沈着が著明な「洋なし型肥満（下体肥満）」がよくみられます．ここで，糖尿病，高血圧，脂質異常症，心臓病などの生活習慣病と関係の深い太り方は，りんご型肥満であることはよく知られています．

　一方，若い女性に多くみられる洋なし型肥満は生活習慣病との関係は少なく，下半身の脂肪は女性にとって大切な脂肪といわれています．女性は思春期になって，女性ホルモンが増えると，お尻や太ももに脂肪がついてくるのが普通です．そして，この部分の脂肪はその後に来る妊娠や出産に備えた重要なエネルギー源になっていると考えられています．ですから，若い女性が下半身についた脂肪を目くじらを立てて減らそうとするのは，少子化の問題とも相まって，健康上むしろ逆効果といえます．

　ところで，女性でも更年期をすぎて太ってくるときには，男性と同じくりんご型肥満が多いようです．りんご型肥満の人のおなかの中をCT（X線コンピュータ断層撮影）検査で調べてみると，おなかの中の内臓のまわりにベットリと脂肪がついた「内臓脂肪型肥満」と，皮膚の下に集中して脂肪がつく「皮下脂肪型肥満」の二つのタイプがあることがわかりました（図2-2）．一般に，女性には皮下脂肪型が多く，男性には内臓脂肪型が多いといわれますが，生活習慣病と関係が深い太り方は，内臓脂

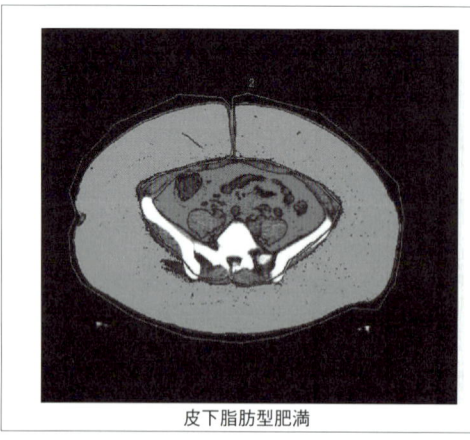
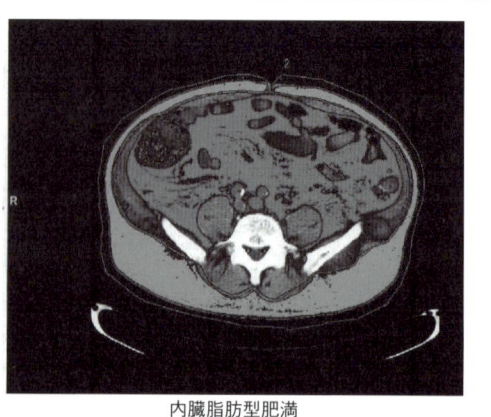

皮下脂肪型肥満　　　　　　　　　　内臓脂肪型肥満

図2-2　腹部X線コンピューター断層撮影（CT）検査

肪型であることはよく知られています．

　すなわち，後で詳しく解説しますが，内臓脂肪からは生活習慣病を誘発する多彩な生理活性物質（サイトカイン）がたくさん分泌されていることが明らかになったのです．これらのサイトカインの多くは血管を痛め，動脈硬化を促進する危険因子です．学生時代はともかく，社会人になると内臓脂肪がたまり始め，放っておくと徐々にメタボリックシンドロームが進行し，気づいた時には心筋梗塞や脳卒中で倒れるという図式が明らかになってきたわけです．

3　メタボリックシンドロームの診断基準

　WHOがメタボリックシンドロームという呼び名を提唱してから，各国でそれぞれの国情に見合った診断基準が設定されました．日本では2005年4月に，日本内科学会を中心に8つの医学会の合同委員会から，メタボリックシンドロームの診断基準（表2-1）が発表されました．

　この診断基準の特徴は，内臓脂肪の過剰蓄積を診断の「必須項目」にした点です．これによると，へその位置のウエスト周囲径（へそ周り）が，男性で85cm，女性で90cmを超えると，内臓脂肪蓄積と診断されます．先に述べたように，へそのレベルで撮影した腹部X線断層（CT）検査で，内臓脂肪の面積が100cm^{2}を超えると，生活習慣病を併発するリスクが明らかに高まることはよく知られていますが，この内臓脂

表2-1　メタボリックシンドローム診断基準

必須項目	内臓脂肪蓄積 　ウエスト周囲径　男性≧85cm 　　　　　　　　　　女性≧90cm 　（内臓脂肪面積　男女とも≧100cm^{2}に相当）

＋

選択項目 これらの項目の うち2項目以上	高トリグリセリド血症　　　　　　≧150mg/dL かつ／または 低HDLコレステロール血症　＜40mg/dL
	収縮期（最大）血圧　　　　　　　≧130mmHg かつ／または 拡張期（最小）血圧　　　　　　　≧85mmHg
	空腹時高血糖　　　　　　　　　　≧110mg/dL

＊CTスキャンなどで内臓脂肪量測定を行うことが望ましい．
＊ウエスト周囲径は立ったまま，軽く息をはいた状態でへそまわりを測定する．
＊高トリグリセリド血症，低HDLコレステロール血症，高血圧，糖尿病に対する薬剤治療を受けている場合は，それぞれの項目に含める．

日本内科学会雑誌94（4），188，2005．

肪の面積100cm²に対応するへそ周りが，男性85cm，女性90cmという基準値になったのです．女性は元来，内臓脂肪よりも皮下脂肪がたまりやすいのですが，閉経後に女性ホルモンが低下するので男性のように内臓脂肪がたまってきます．ここで，男性と同程度に内臓脂肪の面積が100cm²になった時には，元来男性よりも皮下脂肪が厚い分，ウエスト周囲径も大きくなると考えられています．

■メタボリックシンドロームとその予備群

へそのレベルのウエスト周囲径が上記のレベルを超えていて，高血圧，空腹時高血糖，高中性脂肪血症かつ/または低HDLコレステロール血症の3項目のうち2項目以上が該当すると，メタボリックシンドロームと診断されます．ここで，1項目のみ該当する人はメタボリックシンドロームの「予備群」と判定されます．

平成19年国民健康・栄養調査によると，40～74歳の日本人男性の約2人に1人，女性の5人に1人がメタボリックシンドロームかその予備群と推定されています（図2－3）．ここで，平成19年推計の男女別，年齢階級別の40-74歳人口（約5,800万

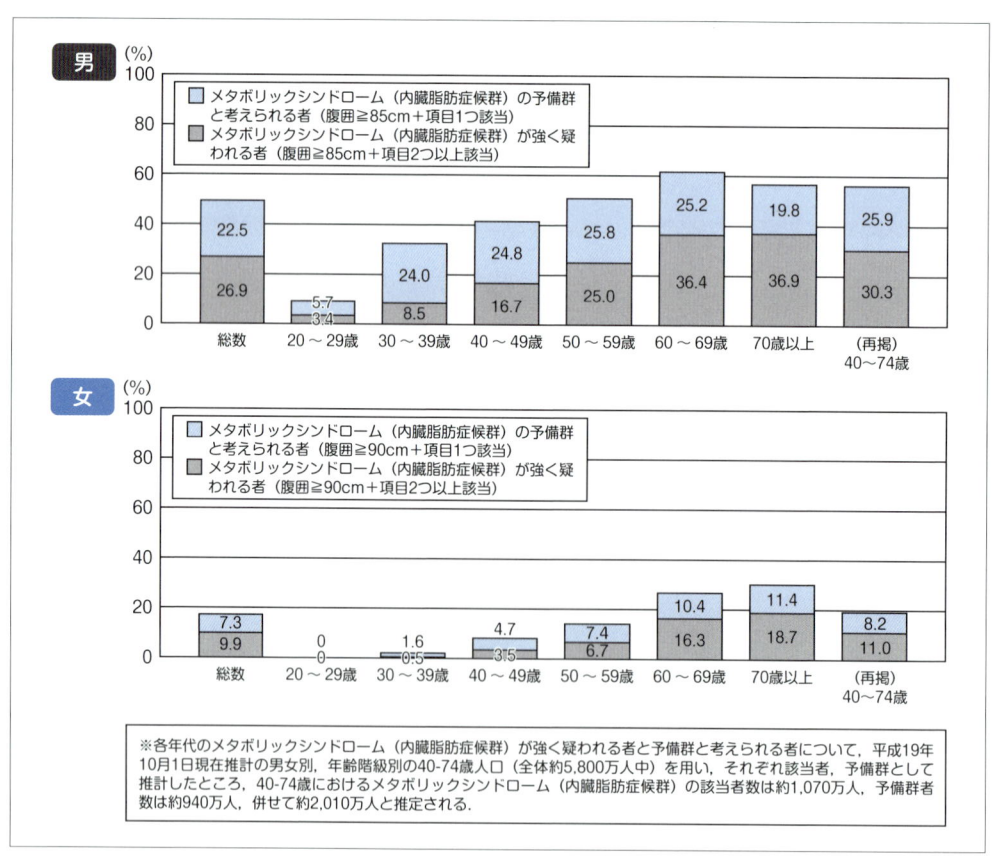

図2－3 メタボリックシンドローム（内臓脂肪症候群）が疑われる者の状況（平成19年国民健康・栄養調査による）

表2-2 メタボリックシンドローム（内臓脂肪症候群）が疑われる者の判定

国民健康・栄養調査の血液検査では，空腹時採血が困難であるため，メタボリックシンドローム（内臓脂肪症候群）の診断基準項目である空腹時血糖値及び中性脂肪値により判定はしない．したがって，本報告における判定は以下の通りとした．

メタボリックシンドローム（内臓脂肪症候群）が強く疑われる者

腹囲が男性85cm，女性90cm以上で，3つの項目（血中脂質，血圧，血糖）のうち2つ以上の項目に該当する者．
※"項目に該当する"とは，下記の「基準」を満たしている場合，かつ／または「服薬」がある場合とする．

メタボリックシンドローム（内臓脂肪症候群）の予備群と考えられる者

腹囲が男性85cm，女性90cm以上で，3つの項目（血中脂質，血圧，血糖）のうち1つに該当する者．

腹囲	腹囲（ウエスト周囲径）男性：85cm以上　女性：90cm以上		
項目	血中脂質	血圧	血糖
基準	・HDLコレステロール値 　40mg/dL未満	・収縮期血圧値　130mmHg以上 ・拡張期血圧値　85mmHg以上	・HbA1c(JDS)値　5.5%以上
服薬	・コレステロールを下げる薬服用	・血圧を下げる薬服用	・血糖を下げる薬服用 ・インスリン注射使用

（参考：厚生労働科学研究健康科学総合研究事業「地域保健における健康診査の効率的なプロトコールに関する研究～健康対策指標検討研究班中間報告～」平成17年8月）
※老人保健事業の健康診査では，HbA1c(JDS)値5.5%以上を「要指導」としているため，メタボリックシンドローム（内臓脂肪症候群）の疑いに関する判定項目である血糖を"HbA1c(JDS)値5.5%"とした．

人）にもとづいて推計すると，40～74歳におけるメタボリックシンドロームの該当者数は約1,070万人，予備群者数は約940万人，併せて約2,010万人と推定されるといいます．ただし，国民健康・栄養調査では空腹時の採血が困難なため，空腹時血糖値と中性脂肪値はメタボリックシンドロームの診断基準から除外して，表2-2に示したような基準により「メタボリックシンドローム（内臓脂肪症候群）の疑い」を判定している点が，日本内科学会の診断基準（表2-1）と若干異なっているので注意を要します．
(http://www.mhlw.go.jp/bunya/kenkou/eiyou09/01.html)

■徒党を組んだチンピラとサイレントキラー

表2-1に示した，血圧，血糖，血液脂質に関する基準値は，いずれも正常範囲をわずかに超えたレベルに設定されている点がみそです．いわゆる，糖尿病の予備群（境界型）とか境界域の高血圧（正常高値血圧）というような，明らかな生活習慣病を発症する前のグレーゾーンの人たちを全て含んでいる点こそが最も注意せねばならぬところです．それぞれの異常の程度は軽くとも，複数の異常が集積すると動脈硬化が一気に加速して，心筋梗塞や脳卒中の発作を誘発して命まで危険にさらされることになりかねないというわけです．この状態は1人だけでは大したこともできないチン

ピラが，徒党を組むと重大な犯罪を犯す現象とよく似ていると比喩されています．

　血中に総コレステロール total cholesterol（TC）が増加した高コレステロール血症（高TC血症），とくに悪玉として知られる低比重リポたんぱく low density lipoprotein（LDL）が増えた高LDLコレステロール（LDL-C）血症は，それ単独で動脈硬化を促進する強力な危険因子として，古くからよく知られていました．しかし，同時に，このコレステロールだけでは説明のつかない動脈硬化の存在も知られており，この病態について研究が進んだ結果，コレステロール以外の危険因子が複合的に関与すると動脈硬化を進展させることが明らかになり，この病態をメタボリックシンドロームと診断することになったのです．

　したがって，メタボリックシンドロームの診断項目における「脂質異常」の診断基準に悪玉のLDLコレステロールは含まれず，高中性脂肪血症 hypertriglyceridemia（高TG血症）と，善玉の高比重リポたんぱく high density lipoprotein（HDL）が減少した低HDLコレステロール（HDL-C）血症の両者あるいはいずれか一方を満たすという基準が採用されることになったわけです．とくに，血液中に中性脂肪が増えると，HDLコレステロールは逆に低下することが多いので，この両者は1つの項目としてまとめられました．すなわち，悪玉のLDLコレステロールはそれ単独で動脈硬化を促進しうる強力な危険因子であるため，メタボリックシンドロームを構成するチンピラのような危険因子には含まれていないわけです．

　ところで，メタボリックシンドロームを構成する生活習慣病は，いずれも症状が出てくるまでに時間がかかります．家庭の医学書などを読むと「糖尿病になると，夜中にトイレに起きる，のどが乾く」というような記述をよく目にします．しかし，このような症状がはっきりと出てくるのは，成人の場合，糖尿病になってから10年以上も経過してからというのがふつうです．

　ですから，糖尿病になっても10年以上ほとんど無症状のまま，ひそかに病気が進行していくわけです．糖尿病，高血圧，脂質異常症など，メタボリックシンドロームを構成する生活習慣病はいずれも「サイレントキラー」（静かな殺し屋）とよばれているように，本人が気づかぬうちに，病気が静かに進行してしまう点が最も怖いということになります．

　そこで，「ウエストがきつくなった」，「ベルトの穴が増えた」というサインこそが，実は多くの生活習慣病の「初発症状」であると認識することが最も重要なのです．まさにサッカーのイエローカードということもできましょう．ウエストがきつくなったと感じたら，たとえ何も自覚症状がなくても，積極的に人間ドックや健康診断を受けて，生活習慣病の早期発見，早期予防に努めるという姿勢が肝要といえます．なお，

メタボリックシンドロームの該当者・予備群に対しては，平成20年4月から医療保険者において，40歳以上の被保険者・被扶養者を対象に，内臓脂肪型肥満に着目した特定健康診査（特定健診）および特定保健指導の事業実施が義務づけられたことは周知のとおりです．

■海外のメタボリックシンドローム診断基準

白人を対象としたWHOの調査では，腹囲が男性で102cm，女性で88cmを超えると，健康障害を伴う危険性が著しく高くなることが知られていますが，アジア人では男性で腹囲が90cm，女性で80cmを超えると有病率が明らかに高くなることが確認されました．ただし，WHOが推奨する腹囲の標準的な計測位置はへそのレベルではなく，一番下の肋骨の下縁と腸骨稜（腰骨の出っぱり）の中間の位置と規定されています．被測定者は足を25～30cm離して，体重を両足に均等にかけてゆったりと立ち，測定者はその横に座ってテープを水平にぴったりと当てて，0.1cm単位まで測定します．なお，最近はウエスト／ヒップ比を測定することは少なくなりましたが，臀囲は巻尺を臀部の最高突出部の骨盤に巻いて測定するようWHOは推奨しています．

メタボリックシンドロームの診断基準におけるウエスト周囲径については，各国の人種差や考え方によってかなりの隔たりがあります．WHOが1999年に発表したメタボリックシンドロームの診断基準には，ウエスト周囲径の基準はありません．2001年に発表された米国コレステロール教育プログラム（NCEP）の基準では，男性102cm以上，女性88cm以上となっています．世界約160の国と地域で作る国際糖尿病連合（IDF）では，欧州で男性94cm以上，女性80cm以上，中国，東南アジア，日本では男性90cm以上，80cm以上との基準を，2005年に発表しました（表2－3）．

このように，国や地域によって，いろいろな基準が発表されていますが，ウエスト周囲径がメタボリックシンドロームの診断基準の必須項目になっており，しかも男性に対する基準が女性のそれよりも厳しい基準となっているのは日本だけなのです．事実，平成16年国民健康・栄養調査の結果からも，40～74歳の日本人男性の約6割近くで，腹囲85cmを超えていることが確認されています（図2－4）．したがって，日本のウエスト周囲径の基準は，男性に対して厳しすぎ，女性に対して甘すぎるのではないかとの意見もよく聞かれます．

■BMIと内臓脂肪

平成16年の国民健康・栄養調査では，内臓脂肪型肥満（内臓肥満）が強く疑われるへそ周り（男性85cm以上，女性90cm以上）とBMIとの関係が検討されました（図2－4）．これによると，BMIが25以上でへそ周りがさきの基準値を超え，上半身肥満が疑われる人の割合は男性で約29％，女性で約14％であることがわかりました．

表2-3 メタボリックシンドロームの診断基準の比較

	世界保健機関 WHO（1999）	米国コレステロール教育プログラム高脂血症治療ガイドライン（2001）	国際糖尿病連合 IDF（2005）	日本（2005）
定義	糖尿病，空腹時高血糖，耐糖能障害，またはインスリン抵抗性が必須項目 上記に加え下記5項目から2項目以上	下記のうちから3項目以上	中心性肥満（民族別のウエスト周囲長で男女別に定義）が必須 上記を除く下記4項目から2項目以上	中心性肥満（ウエスト周囲長）が必須 上記を除く下記4項目から2項目以上（トリグリセリドとHDL-Cはどちらか一方でも満たせば1項目とする）
肥満	ウエスト・ヒップ比 >0.85（女性） >0.90（男性） または BMI>30kg/m²	ウエスト周囲径 >88cm（女性） >102cm（男性）	ウエスト周囲径を民族別に定義 アジア系は ≧80cm（女性） ≧90cm（男性） 欧州では ≧80cm（女性） ≧94cm（男性）	ウエスト周囲径または内臓脂肪面積 ≧90cm（女性） ≧85cm（男性） または内臓脂肪面積 ≧100cm²
トリグリセリド (mg/dL)	≧150	≧150	≧150 または薬物治療中	≧150 または薬物治療中
HDL-C (mg/dl)	<39（女性） <35（男性）	<50（女性） <40（男性）	<50（女性） <40（男性） または薬物治療中	<40または薬物治療中
血圧 (mmHg)	≧140/90	≧130/85	≧130/85 または薬物治療中	≧130/85 または薬物治療中
尿中アルブミン	尿中アルブミン排泄率 ≧20μg/分 またはアルブミン・クレアチニン比≧300mg/g			
空腹時血糖 (mg/dl)	空腹時血糖だけでなく，上記の耐糖能に関する異常いずれかが必須項目	≧110	≧100 または2型糖尿病	≧110 または薬物治療中

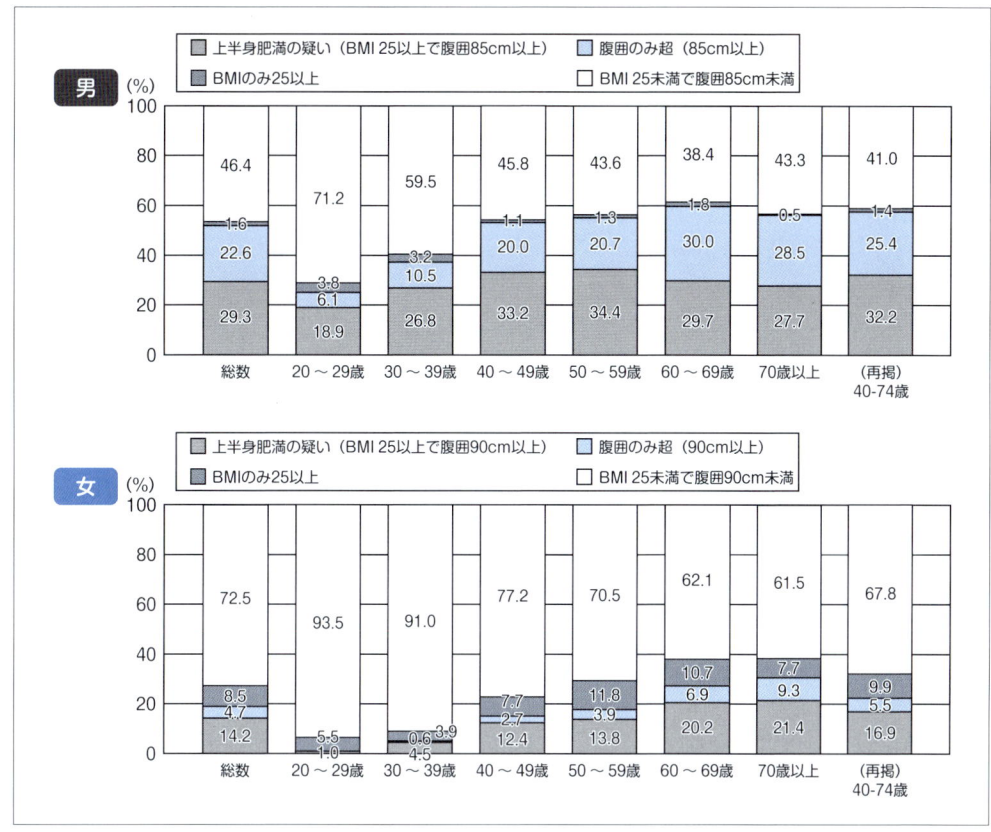

図2-4 BMIと腹囲計測による肥満の状況（平成16年国民健康・栄養調査による）

とくに、30～70歳代の日本人男性の約3割前後は上半身肥満である可能性が高く、女性でも更年期を過ぎると急増することが確認されました．さらに、BMIは25未満でもへそ周りがさきの基準値を超え、いわゆる「かくれ内臓肥満」と目される人が、40～74歳の男性の約4人に1人存在するという驚くべき現状も明らかになったのです．

4 内臓脂肪とは何者？

「内臓脂肪というのは脂肪肝などのことなのですか？」という質問をよく受けますが、内臓脂肪というのは腸間膜、すなわち腸の周りなどについた脂肪組織のことをいいます（図2-5）．肝臓など内臓の中に蓄えられた脂肪のことをいうのではありません．内臓脂肪の面積は、へそのレベルで撮影した腹部X線断層（CT）検査で測定しますが、解剖学的にこの位置のCT検査に写るのは腸間膜周囲に付着している脂肪組織ということになります．

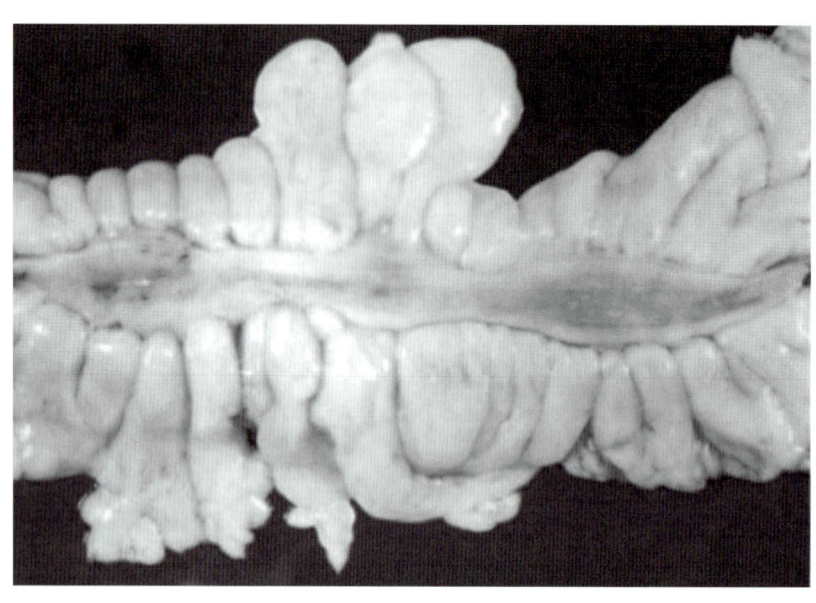

図2-5 腸の周りについた脂肪組織（内臓脂肪）

■皮下脂肪，内臓脂肪と異所性脂肪

　一般的に，女性の下腹部，太もも，お尻などにつく皮下脂肪は妊娠・授乳期のエネルギー源として備蓄されており，貯まるのにも減るのにも時間がかかる「定期預金」のような脂肪といわれています．これに対して，内臓脂肪は日々摂取したエネルギーの一時的な貯蔵庫の役割をはたしており，まさに貯まりやすく減りやすい「普通預金」に似ているとよく例えられます．

　しかし，この合成と分解の速度が速いという内臓脂肪の特性がメタボリックシンドロームを構成する生活習慣病の発症と深く関わりあっていることが，ここ10年ほどの分子生物学の研究により明らかになってきました．私たちが食事から摂る摂取エネルギーの摂りすぎた分は最終的には中性脂肪になって，体脂肪を構成する白色脂肪細胞の中に蓄えられてしまいます．ですから，肥満者ほど脂肪細胞のサイズも数も増えてきます（図2-6）．

　一方，空腹時や飢餓状態になると，この中性脂肪を分解してエネルギーを得て，私たちは生存し活動することができるわけです．ところが，内臓脂肪は合成と分解の速度が速いため，大量の分解産物が腸間膜の血管の中へ放出されてしまいます．腸間膜に網の目のようにはりめぐらされている血管は，枝道が高速道路へ合流するように，最後には門脈という太い血管に合流して一気に肝臓に流れ込みます．肝臓は体の代謝

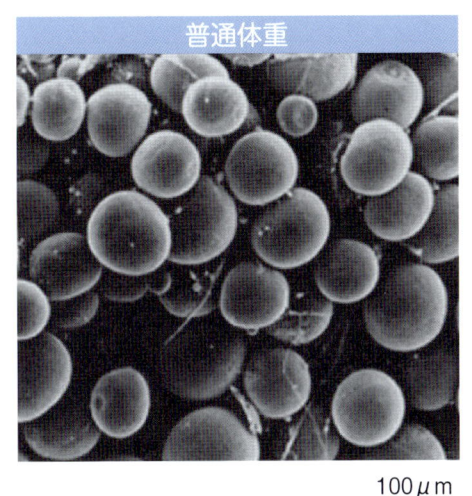

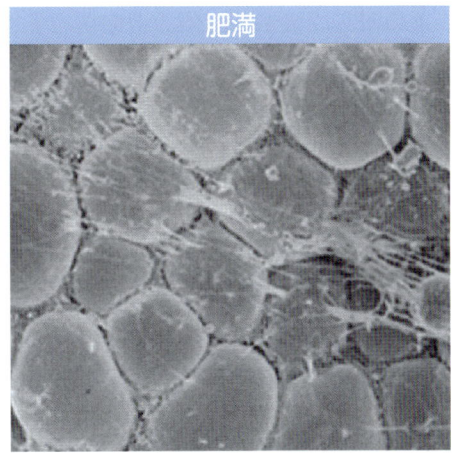

図2-6 普通体重と肥満者の白色脂肪細胞の形態（佐賀大学（医学部）杉原 甫 名誉教授のご厚意により掲載）

をつかさどる重要な臓器ですが，ここに中性脂肪の分解産物の一つである遊離脂肪酸が大量に流れ込むと，インスリンの働きを邪魔するので，糖代謝，脂質代謝や血圧にも悪影響を及ぼし，糖尿病，高血圧症，脂質異常症などの生活習慣病が誘発されるのです．

　さて，中性脂肪はこのように白色脂肪細胞のなかに蓄積されるのが普通ですが，皮下脂肪として蓄えておける能力には個人差や人種差が認められています．一般に白人は皮下脂肪として蓄えておける潜在的な能力が高く，モンゴル系民族を中心としたアジア人はその能力が低いといわれています．中性脂肪を皮下脂肪に蓄えきれなくなると内臓脂肪の蓄積が進行します．ですから，白人よりもアジア人のほうが小太りでも内臓脂肪を蓄積しやすいために，BMI 25を超える肥満1度の段階から生活習慣病を発症しやすくなると考えられています．さらに，内臓脂肪を蓄積する能力にも限界があり，これを超えて脂肪の蓄積が進むと，ついには脂肪細胞の中ではなく，肝臓や心臓，筋肉などの臓器の周りや組織の中に中性脂肪が沈着してしまいます．これが，最近注目されている「異所性脂肪」です．すなわち，脂肪肝や霜降り肉の脂肪は異所性脂肪そのものなのです．異所性脂肪の分解産物である遊離脂肪酸は直接的にその周りの臓器の細胞に悪影響を及ぼして，さらに病気を誘発することがわかってきました．

5　生活習慣病とインスリン抵抗性

　最近の研究成果から，生活習慣病の多くはインスリンのはたらきと深くかかわり合っていることが明らかになってきました．食事を始めて15分もすると，食物に含まれている栄養素は胃や腸で消化吸収されて，血液中にブドウ糖（血糖）が増加してきます．すると，膵臓のB細胞からインスリンが分泌されます．インスリンは，食後に血液中に増加した血糖をからだの細胞の中へ運び込み，細胞が生きていくためのエネルギー源として利用させるはたらきをしています．

　ところが糖尿病の人では，インスリンが不足したり，そのはたらきが十分に発揮できなくなっています．すると，食後に血液中に増加した血糖を十分に使い果たすことができなくなり，だぶついた血糖は腎臓から尿の中にもれてしまい，尿に糖が出るようになるわけです．糖尿病は，小児期に突然発症する1型糖尿病と中年太りなどを契機に徐々に発症してくることの多い2型糖尿病に大別されます．このうち後者では，肥満に伴う「インスリン抵抗性」の病態が深くかかわり合っているのです．

　インスリン抵抗性とは，血液中にインスリンがたっぷりあるにもかかわらず，その

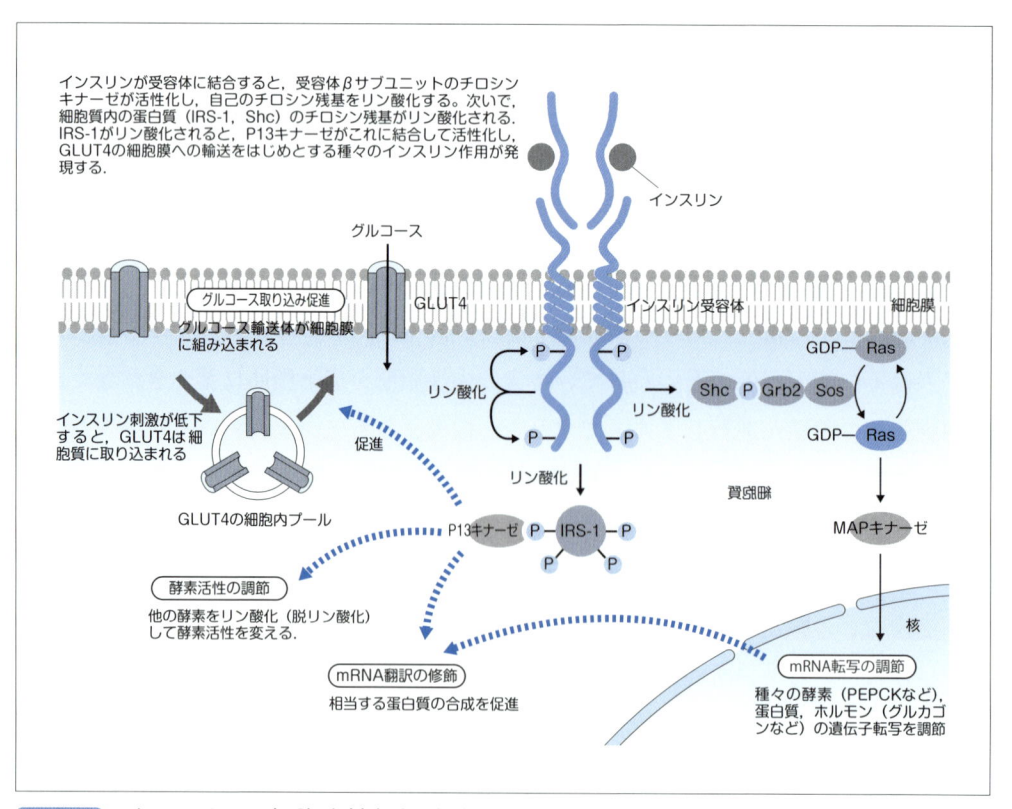

図2-7　インスリンの細胞内情報伝達機構とGlucose transporter 4

はたらきが十分に発揮されない状態のことをいいます．インスリンは，肝臓，筋肉，脂肪細胞などの表面に存在する受容体（レセプター）と結合して，初めてその作用を発揮します（図2-7）．しかし，太ってくると，細胞の表面の受容体の数が減ってしまいます．すると，インスリンが十分にはたらけなくなり，骨格筋などではブドウ糖を細胞の中へとり込み，エネルギー源として活用することが困難になってしまいます．こうなると，糖代謝や脂質代謝などにさまざまな障害が起こるようになり，糖尿病をはじめとするいろいろな生活習慣病が引き起こされてくることになります．すなわち，余分に分泌されたインスリンが腎臓に作用し，高血圧を引き起こしたり，肝臓では脂肪の合成を進めて脂質異常症を招き，さらに動脈硬化を進行させたりすると考えられています．

インスリンが受容体に結合すると細胞のなかのシグナル伝達が進み，Glucose transporter 4（GLUT 4）というブドウ糖輸送担体が細胞の表面に浮上します．血管の中を運ばれてきたブドウ糖はこのGLUT 4という運び屋によって細胞の中に取り込まれて，主にミトコンドリアで燃焼されて細胞が生きていくためのエネルギー源になります．ところが，太ってきたり，運動不足になるとこのGLUT 4の数が減ってくるため，インスリン抵抗性にさらに拍車がかかります．ここで，日々の運動量を増やすと，GLUT 4の数が増えてインスリン抵抗性が改善されることも知られています．これは運動療法の大きな福音として，最近とても注目されてきている生理効果の一つです．

6　肥満関連遺伝子とレプチンの発見

1994年12月，イギリスの科学雑誌「Nature」に，遺伝的に高度な肥満体になるob／obマウスというネズミから，肥満関連遺伝子のひとつであるob遺伝子が発見されたという第一報が発表され，一大ニュースになりました．このネズミは正常なマウスの約2～4倍も高度な肥満体になってしまうことで有名でしたが，その原因となっていた遺伝子が発見されたわけです．

さらに続いて，このob遺伝子の作用によって白色脂肪細胞からレプチンというホルモンが分泌されていることがわかりました．そして，このレプチンをob／obマウスに注射してみると，ネズミの体重が激減するという大発見につながったのです．ちなみに，レプチンとは，ギリシャ語でやせを意味するレプトス（leptos）に由来しています．

さて，レプチンを注射すると，ネズミはなぜやせたのでしょうか？　おそらく，脳

は絶えず体内の代謝状態を調節しており，生来のセットポイントを超えて体脂肪が増えると，ob遺伝子のはたらきにより白色脂肪細胞からレプチンが分泌されると考えられます．このレプチンは脳の視床下部にあるレプチン受容体に結合し，満腹中枢を刺激して食欲を低下させ，交感神経を介して消費エネルギーを増やして，体重をもとのセットポイントへ戻すように作用します．

　レプチンは167個のアミノ酸からできています．しかし，ob/obマウスでは105番目のアミノ酸をつくる遺伝子に異常があり，機能しない不完全なレプチンしかつくれないことが判明しました．そこで，ob/obマウスでは正常な構造のレプチンが分泌されないため，いくら食べて太っても食欲にブレーキがかからずに，どんどん食べ続けて，極端に太ってしまうことが明らかになりました．

　従来，人体の脂肪組織は飢餓を乗り越えるために必要なエネルギーの貯蔵庫といわれてきました．自動車でいえば単なるガソリンタンクにすぎないと考えられていたのです．しかし，白色脂肪細胞はタンク内にガソリン（中性脂肪）がたまりすぎると，自らレプチンというホルモンを分泌して，ガソリンがこれ以上たまらないように食欲を調節しているという驚くべき事実が明らかになったわけです．すなわち，白色脂肪細胞は機能をもった「分泌細胞」として，再認識する必要があるのです．しかも，重量からすれば，人体最大のホルモン産生臓器という位置づけになったわけです．

7　アディポサイトカインと生活習慣病

　ここ10数年，分子生物学の分野の研究は急速に進歩し，白色脂肪細胞はレプチンのほかにもさまざまな「生理活性物質（サイトカイン）」を分泌し，糖代謝や脂質代謝に深くかかわっていることがわかってきました．これらは総称して，「アディポサイトカイン」とよばれています．アディポとは脂肪細胞のことをさします．アディポサイトカインの多くは，インスリン抵抗性を助長したりして，糖尿病，高血圧症，脂質異常症などの生活習慣病の一因にもなりうることが明らかになってきました．すなわち，白色脂肪細胞自らが分泌する「生理活性物質」によって，いろいろな生活習慣病が引き起こされてくるわけです．

■遊離脂肪酸

　インスリン抵抗性を引き起こす因子としては，脂肪滴の成分である中性脂肪が分解されてできてくる「遊離脂肪酸」が，古くからよく知られていました．太った人では，からだに貯蔵されている脂肪の量が多いので，体脂肪の合成とともにそれを分解してエネルギーに変えて利用する反応も高まっています．ですから，中性脂肪の分解

産物である遊離脂肪酸が，ふつうの人よりもたくさん血液中に増加して，インスリンのはたらきを妨げることになります．

　特に，おなかの中の内臓のまわりにたまった脂肪は，皮下脂肪と比べると，脂肪滴に中性脂肪がたまりやすく，しかも分解されやすいという性質をもっています．ですから，おなかの中の内臓脂肪をとりまく血管には，たくさんの遊離脂肪酸が流れ出してきます．そして，この部分の血管はひとつにまとまって，肝臓へ遊離脂肪酸をどんどん注ぎ込むため，インスリン抵抗性が強まり，からだ全体の代謝の要である肝臓の調子が狂ってしまい，いろいろな生活習慣病が引き起こされてくると考えられています．

　それでは，遊離脂肪酸はどのようにしてインスリン抵抗性を増強させているのでしょうか？　肝臓に運ばれた遊離脂肪酸は，肝臓で合成される中性脂肪の材料になりますが，同時にインスリンが受容体に結合するのを邪魔して，インスリンが効きにくい状態をつくり出します．すると，血液中にインスリンがだぶついて，インスリン抵抗性が強まります．

■続々と発見されたサイトカイン

　さらにまた，ペルオキシソーム増殖剤応答性受容体γ（PPARγ）が遊離脂肪酸の存在下で誘導されることが明らかになりました．PPARγはステロイドホルモン受容体ファミリーに属する核内受容体のひとつで，何らかの刺激でPPARγが活性化されると，標的遺伝子の転写〔デオキシリボ核酸（DNA）を鋳型としてリボ核酸（RNA）が合成されること〕が進み，前脂肪細胞から成熟脂肪細胞への分化，増殖が促進されます．しかも，PPARγは脂肪細胞の成長過程を制御するという重要な役割のほかに，インスリン抵抗性とも深く関わり合っていることがわかってきました．

　このPPARγに対する分子生物学的研究が急速に進展した結果，遊離脂肪酸はPPARγに結合してさまざまな遺伝子群の転写を調節し，まるでホルモンのように作用していることも明らかになってきました．つまり，門脈から肝臓へ流入した遊離脂肪酸は単なる中性脂肪の合成材料というにとどまらずに，リポ蛋白分泌に関与するさまざまな遺伝子群を転写レベルで活性化させ，脂質異常症を誘発したり，インスリン抵抗性を増強させるように作用しているものと考えられるのです．

　さらに，アディポサイトカインのひとつである腫瘍壊死性因子-α（tumor necrosis factor-α；TNF-α）が，インスリン受容体のはたらきを低下させて，インスリンのはたらきを妨げることがわかりました．TNF-αは主にマクロファージや活性化Tリンパ球から産生されるサイトカインで，バイ菌やガン細胞を攻撃して人体を防御するはたらきを担っていますが，インスリン抵抗性を強めて生活習慣病の誘因にもなって

いたのです．

　また，肝臓や血管内皮細胞から分泌されるプラスミノーゲン活性化因子インヒビター1（plasminogen activator inhibitor type 1；PAI-1（パイワン））というサイトカインは，血栓を溶かす反応を妨げるため，結果として血が固まりやすくなるという点が問題視されていました．ところが，このPAI-1は内臓脂肪からも分泌されており，内臓脂肪が蓄積するとインスリン抵抗性が強まり，PAI-1の作用で血が固まりやすくなって，心筋梗塞や脳梗塞を発症する可能性が高まります．

　このほかに，血管を収縮させて高血圧の原因になるアンギオテンシノーゲンや細菌からからだを守る免疫機能にかかわるアディプシンなども発見されてきました．昔から，太った人は感染に対する抵抗力が強く，風邪にもかかりにくいなどといわれてきましたが，これにもアディプシンやTNF-αなどが関係しているのかもしれません．脂肪組織が少ないとこれらのサイトカインの産生量も減るので，やせると病原菌に対する抵抗力も弱まり，感染症にかかりやすくなると考えられます．

　また，皮下脂肪は外界の環境から身を守る防寒具のような役目を果たしているので，やせると寒さに弱くなったり，風邪をひきやすくなります．雪山などで遭難事故が起きると，皮下脂肪が厚い女性のほうが男性よりも助かりやすいのはこのためです．

　さらに，内臓脂肪は体内の内臓を本来の位置に保っておくためのクッションとしての役目を担っています．ですから，やせすぎると，胃下垂などに悩まされることにな

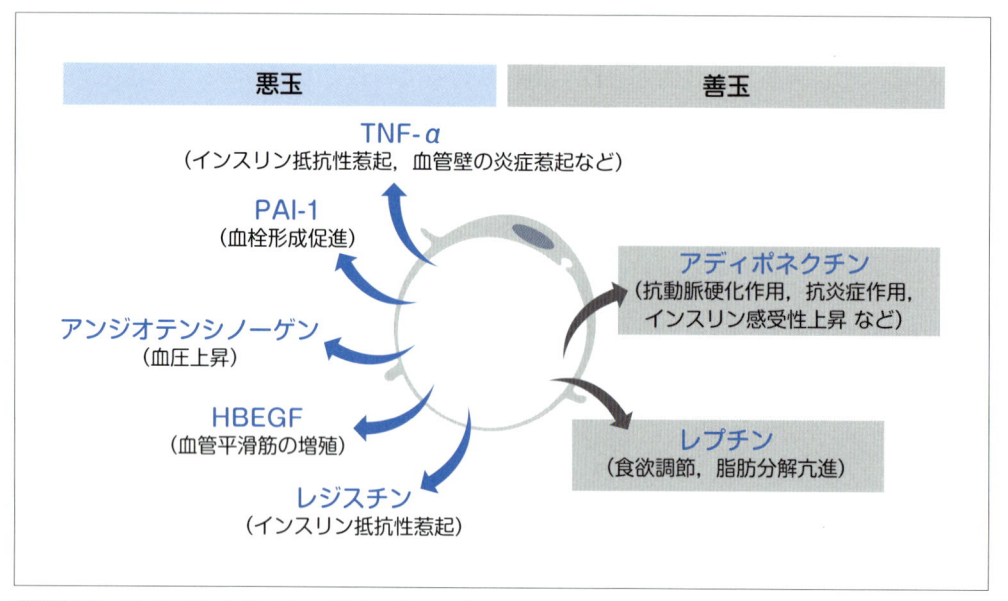

図2-8 脂肪細胞とアディポサイトカイン

悪玉
- TNF-α（インスリン抵抗性惹起，血管壁の炎症惹起など）
- PAI-1（血栓形成促進）
- アンギオテンシノーゲン（血圧上昇）
- HBEGF（血管平滑筋の増殖）
- レジスチン（インスリン抵抗性惹起）

善玉
- アディポネクチン（抗動脈硬化作用，抗炎症作用，インスリン感受性上昇 など）
- レプチン（食欲調節，脂肪分解亢進）

ります．したがって，適量の脂肪組織を蓄えておくことは，健康を維持するうえからも，とても大切なことといえましょう．

■悪玉と善玉のアディポサイトカイン

なお，今まで紹介したサイトカインは，動脈硬化を促進する「悪玉サイトカイン」ですが，これらとは逆に動脈硬化を防ぐように作用する「善玉サイトカイン」としてレプチンとアディポネクチンが知られています（図2－8）．アディポネクチンは，インスリン感受性を高めたり，血管平滑筋の増殖を抑制して動脈硬化を防ぐ働きがありますが，内臓脂肪が増えるとアディポネクチンの分泌は低下してしまいます．ですから，内臓脂肪が増えると悪玉サイトカインが増加し，善玉サイトカインが減少して，徐々に動脈硬化が進み，終には心臓発作や脳卒中などで命を落とすというメタボリックシンドロームの病態が明らかになってきたということができましょう．

8 血液の中を流れている脂質

私たちのからだの中には，コレステロール，中性脂肪，脂肪酸，リン脂質の4種類の脂質が存在し，それぞれが重要な役割を担っています．よく，血液の中を流れている脂肪は，血管の壁にこびりついて動脈硬化の原因になるので，「健康長寿の敵」というふうに悪者扱いされがちです．しかし，からだにとって必要のない「悪い脂肪」などというものは存在しません．もちろん，コレステロールや中性脂肪などが増えすぎると，動脈硬化を促進して脳卒中や心臓病の引き金になることは明らかです．しかし，脂質は少なければ少ないほどよいというものではありません．適量の脂質を蓄えておくことは健康を維持するうえからもとても大切なことなのです．

■動脈硬化の危険因子

日本人の死因の1位はがんですが，2位は心臓病，3位が脳卒中で，この心臓と脳の病気はいずれも動脈硬化による病気です．現在，日本人の約3人に1人はがんで死亡し，約3割強は動脈硬化による病気で死亡しています．ですから，日本人の3人に2人は，がんか動脈硬化で亡くなる時代になったということになります．そこで，21世紀に健康長寿を全うし，「質の良い老後」を送る秘訣は何でしょうか？　それは，がんと動脈硬化の早期予防と早期発見にかかっています．

メタボリックシンドロームを構成する糖尿病，高血圧，脂質異常症に加えて，高尿酸血症（痛風）などの生活習慣病はいずれも動脈硬化を促進する危険因子です．さらに，喫煙，運動不足，ストレス，A型性格，遺伝などが動脈硬化の危険因子としてよく知られています．A型性格とは，まじめで几帳面でしかも負けず嫌いな性格のこと

で，これはストレスを受けやすいタイプとして有名です．この性格や遺伝を除くと，ほかの危険因子はいずれも日頃の生活習慣と深くかかわりあっていることに気付きます．しかも，動脈硬化を促進する危険因子のほとんどはがんの危険因子でもあるので，なおさら注意が必要です．

■高脂血症改め，脂質異常症

2007年，日本動脈硬化学会は「動脈硬化性疾患予防ガイドライン2007年版」のなかで，「高脂血症」という病名を「脂質異常症」に変更し，表2－4に示すような診断基準を発表しました．

従来はコレステロール値として，HDLコレステロール（HDL-C）やLDLコレステロール（LDL-C）などを含む血清総コレステロール（TC）値が広く用いられてきました．しかし，TC値が診断基準値以下であってもLDL-C値が高かったり，逆にHDL-C値が高いためにTC値が高い場合などでは，動脈硬化性疾患のリスクが正確に判断できないため，TC値は新ガイドラインの診断基準から除外された点が大きな特徴です．また，HDL-C値が低い場合を高脂血症と呼ぶのも適当ではないため，今回の改定で病名も脂質異常症に変更されたわけです．

一般に，病院や人間ドックなどでは，TC，中性脂肪（TG），HDL-Cを測定することが多いようです．LDL-Cは簡単には測定できない場合もあるので，次の計算式から算定することも可能です．

$$\text{LDL-C値} = \text{TC値} - \text{HDL-C値} - (\text{TG値} \div 5)$$

ただしTG値が400mg/dL以下の場合に限るという条件がつきます．ここで，LDL（悪玉）／HDL（善玉）コレステロールの比率を「動脈硬化指数」とよび，この指数が4を超えると，動脈硬化が進む心配があるので要注意といわれます．

表2－4 脂質異常症の診断基準（血清脂質値，空腹時採血）

高LDLコレステロール血症	LDLコレステロール	≧140mg/dL
低HDLコレステロール血症	HDLコレステロール	<40mg/dL
高トリグリセライド血症	トリグリセライド	≧150mg/dL

この診断基準は薬物療法の開始基準を表記しているものではない．
薬物療法の適応に関しては，他の危険因子も勘案し決定されるべきである．
LDLコレステロール値は直接測定法を用いるか，Friedewaldの式で計算する．
[LDL-C＝TC－HDL-C－TG/5（TG値が400mg/dL未満の場合）]
TG値が400mg/dL以上の場合は直接測定法にてLDLコレステロール値を測定する．

日本動脈硬化学会：動脈硬化性疾患予防ガイドライン2007年版

日本人には次の3つのタイプの脂質異常症が多いといわれます．

> 1. LDL-Cが高い：高コレステロール血症　（IIa型）
> 2. TGが高い：高トリグリセリド血症　（IV型）
> 3. LDL-CとTGがともに高い：混合型高脂血症　（IIb型）

　脂質異常症と診断されると，動脈硬化性疾患が起こる危険度による分類にもとづいた管理目標が設定されています（表2－5）．冠動脈疾患を発症していない場合（一次予防）には，LDL-C値以外に冠動脈疾患が起きる危険要因（加齢，糖尿病，高血圧，喫煙，冠動脈疾患の家族歴，低HDL-C血症）の数により，3つのリスク群に分けてリスク別にLDL-C値をはじめとする脂質管理目標値が設定されています．冠動脈疾患を発症したことがある場合（二次予防）では，一次予防より低いLDL-C値100mg/dL未満を目標にすることが奨められています．

■酸化LDLという腐った脂肪

　メタボリックシンドロームにおける脂質異常は，LDL-Cの増加とは直接的には関係ありませんが，LDL-Cの中でもより動脈硬化性の強い高密度小粒子のLDL（small dense LDL）の増加が知られており，これは高TG血症，低HDL-C血症と関連してメ

表2－5　リスク別脂質管理目標値

治療方針の原則	カテゴリー	LDLコレステロール以外の主要危険因子*	脂質管理目標値（mg/dL）		
			LDLコレステロール	HDLコレステロール	トリグリセライド
一次予防　まず生活習慣の改善を行った後，薬物治療の適応を考慮する	I（低リスク群）	0	160mg/dL未満	40mg/dL以上	150mg/dL未満
	II（中リスク群）	1～2	140mg/dL未満		
	III（高リスク群）	3以上	120mg/dL未満		
二次予防　生活習慣の改善とともに薬物治療を考慮する	冠動脈疾患の既往		100mg/dL未満		

脂質管理と同時に他の危険因子（喫煙，高血圧や糖尿病の治療など）を是正する必要がある．
＊LDLコレステロール値以外の主要危険因子
　加齢（男性45歳以上，女性55歳以上），高血圧，糖尿病（耐糖能異常を含む），喫煙，冠動脈疾患の家族歴，低HDLコレステロール血症（40mg/dL未満）
　・糖尿病，脳梗塞，閉塞性動脈硬化症の合併はカテゴリーIIIとする．
　・家族性高コレステロール血症については別に考慮する．

日本動脈硬化学会：動脈硬化性疾患予防ガイドライン2007年版

タボリックシンドロームに特徴的な脂質代謝異常であることも明らかにされています．さらに，血液凝固系の異常や慢性炎症（高感度CRPの増加など）の関連も示唆されています．

　動脈の壁は外側から，外膜，中膜，内膜の三層構造を呈しており，内膜はさらに表面を覆う内皮細胞と内皮下層に分けられます．この内皮細胞に物理的ないし生理的な障害が起こると，血液中を流れるLDLなどの物質が内皮細胞の内側に侵入します．血管壁に入り込んだLDLは，酸化ストレスなどの影響を受けて「酸化LDL」に変性して，いわゆる腐った脂肪になります．すると，単球とよばれる白血球の一種が，内皮細胞の表面にできた「細胞接着分子」に捕らえられて，血管壁の内部に入り込み「マクロファージ」という細胞になります．マクロファージは体内の不要なものや有害な物質を取り込んで，体を守る働きを持っているため，酸化LDLを取り込んで分解し，コレステロールのみを格納し「泡沫細胞」になります．このようにして形成された泡沫細胞などは，血管の内皮細胞の下に「アテローム（粥腫）」とよばれる塊を形成し，粥状動脈硬化をもたらすことになります（図2-9）．

　従来から，悪玉のLDL-Cが血行を妨げる悪人，善玉のHDL-Cがこの悪玉を掃除する善人といわれていました．そこで，動脈硬化を防ぐには，まず悪玉をたくさん含む動物性脂肪をひかえるのが先決とよくいわれてきました．しかし，LDL単独ではあまり悪さはできず，これが活性酸素により酸化されて「変性LDL」になり，この腐った

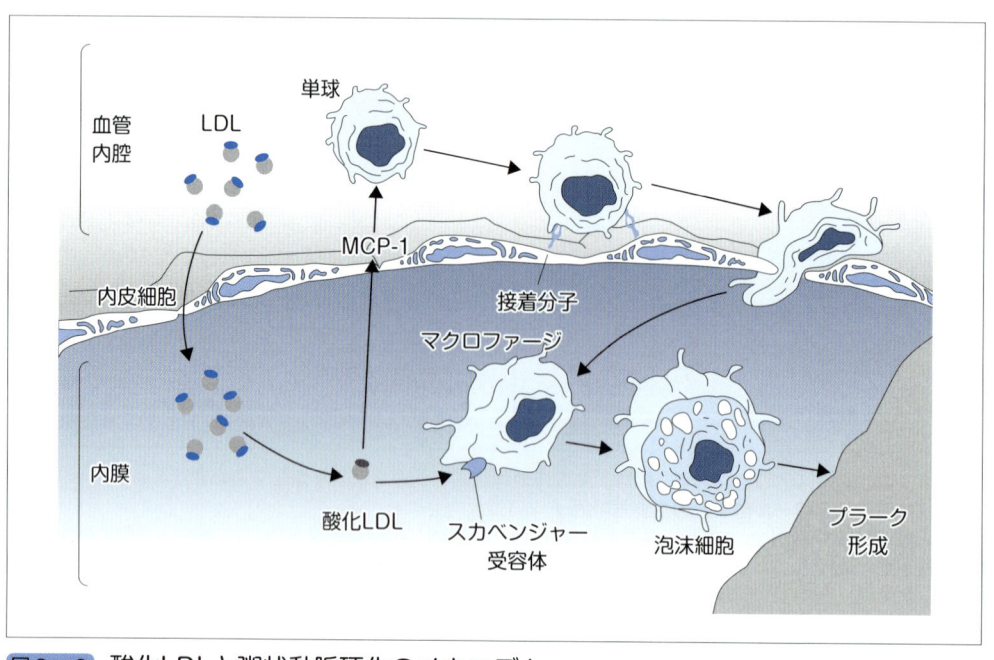

図2-9　酸化LDLと粥状動脈硬化のメカニズム

脂肪が血管の壁にたまって動脈硬化を引き起こすわけです．

　ですから，LDL-Cを減らすために，動物性脂肪のとりすぎを極力さしひかえていても，抗酸化物質をたくさん含んでいる野菜をあまり食べなかったり，肥満，運動不足，暴飲暴食などを放置していては，さほど効果は期待できません．特に，食事や運動には十分すぎるほど注意しているのに，タバコをプカプカという人をよくみかけますが，これではせっかくの日頃の努力も水の泡ということになってしまいます．タバコを吸うと活性酸素が増加して，からだの酸化が進むからです．

■内臓脂肪型肥満の男性の生活習慣

　ところで，内臓脂肪型肥満の日本人中高年男性の生活習慣の特徴に関する調査結果が発表されています（図2-10）．これは，普通体重で内臓脂肪の蓄積がない人を1とした場合の頻度（倍率）で示されていますが，内臓脂肪型の男性は，1回の食事に30分以上かけてだらだらと食べ，しかも満腹になるまで食べる．その上，間食をよくとり，アイスクリームや清涼飲料水などの甘いものを好む．料理には砂糖を多く使い，濃い味付けを好み，緑黄色野菜が嫌い，という特徴が明らかにされています．とりわけ高頻度なのは，移動の手段に自動車やエレベーターなどをよく使い，日常の身体活動量が少ないという点です．これに対して，皮下脂肪型の人は徒歩や自転車，階段などをよく使い，身体活動が活発であるといいます．しかも，内臓脂肪型の人は喫煙率が高く，これは動脈硬化やがんの進展にさらに拍車をかけることになります．

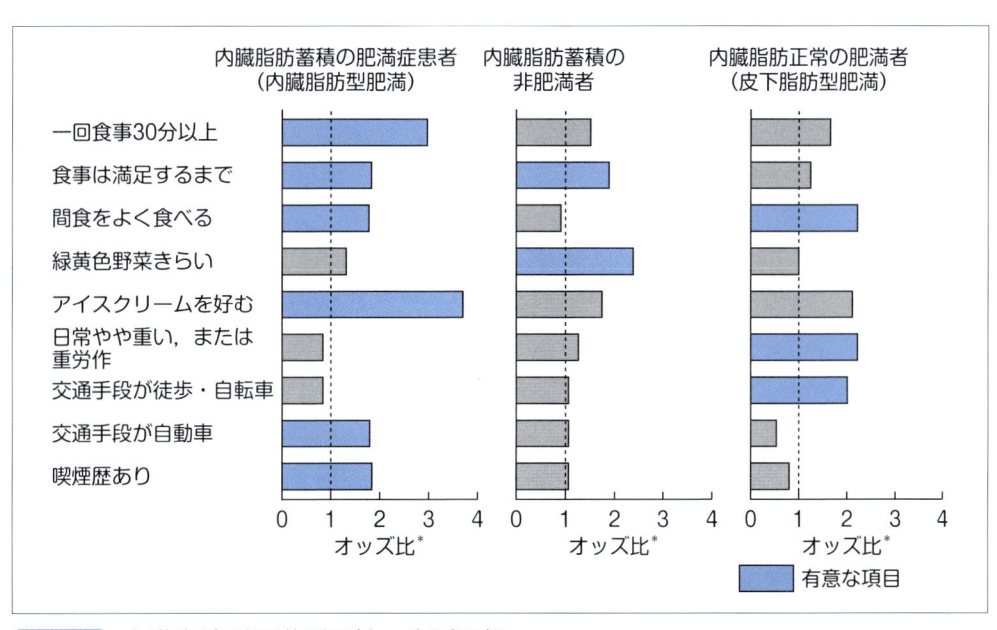

図2-10　内臓脂肪型肥満型男性の生活習慣（厚生省健康科学総合研究事業：松澤班，2001による）

第3章 肥満の成り立ち
～体脂肪蓄積のメカニズム～

　私たちは，食事から取り込んだ栄養素をエネルギー源にして，生命を維持し，活動しています．エネルギー源となるのは，糖質，タンパク質，脂質で，これを三大栄養素といいます．食事に含まれる三大栄養素から得られる熱量を，「摂取エネルギー」といいます．生命を維持し，日常の活動や運動を行ううえで使われる熱量を，「消費エネルギー」とよびます．

　摂取エネルギーは，体を動かすことなどで消費されますが，余った分は中性脂肪になって，肝臓や脂肪細胞の中に蓄えられます．私たちが飢餓にさらされると，この体内に蓄えてある中性脂肪を分解してエネルギーに変えながら，生き延びていきます．ここでは，摂取エネルギーが消費エネルギーを上回り肥満が成立するメカニズムと，それに影響する因子について解説します．

1　肥満につながるエネルギーバランス

　摂取エネルギーが消費エネルギーを上回ると，余ったエネルギーはからだの中で中性脂肪に変わって，蓄えられ太ってきます．肥満につながるエネルギーバランスには，図3－1のようなパターンがあります．このなかで，大食でしかも運動不足というケースが一番太ってしまうのは，いうまでもありません．しかし，大食でなくとも運動不足などで摂取エネルギーが消費エネルギーを相対的に上回れば，太ってしまいます．もちろん，摂取エネルギーと消費エネルギーのバランスが釣り合っていれば，体脂肪は増えません．いったん減らした体重のリバウンドを防ぐうえでも，エネルギーの収支バランスを常に念頭に置いておくことが大切です．

■日常生活で消費するエネルギー

　私たちが日々の生活を営むうえで，消費されるエネルギーは大きく分けて基礎代謝，活動代謝そして食事誘導性熱産生の三つの形で利用されています（図3－2）．

　私たちのからだは横になって安静にしていても，呼吸をしたり心臓を動かしたりするためにエネルギーが必要ですが，この生命活動を維持するために必要な最低限のエネルギーを基礎代謝 basal metabolic rate（BMR）とよびます．基礎代謝は1日24時

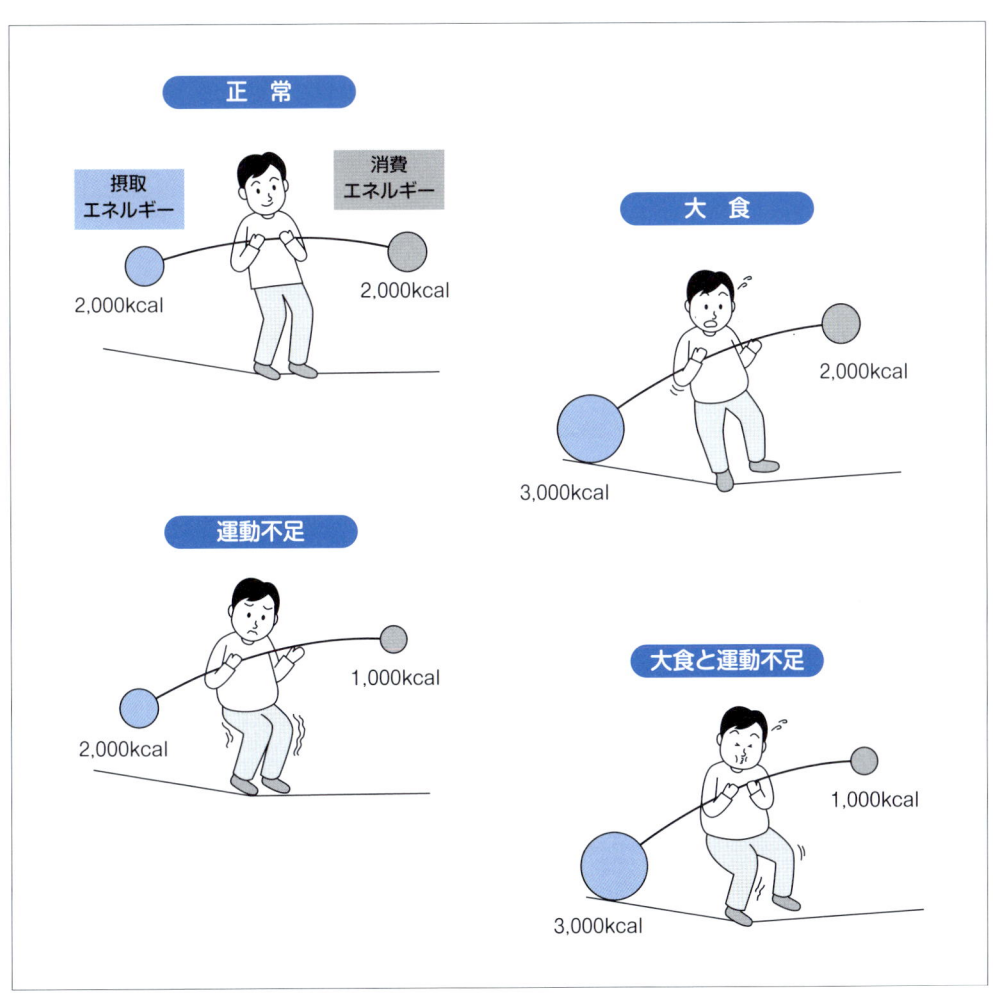

図3-1 肥満につながるエネルギーバランス

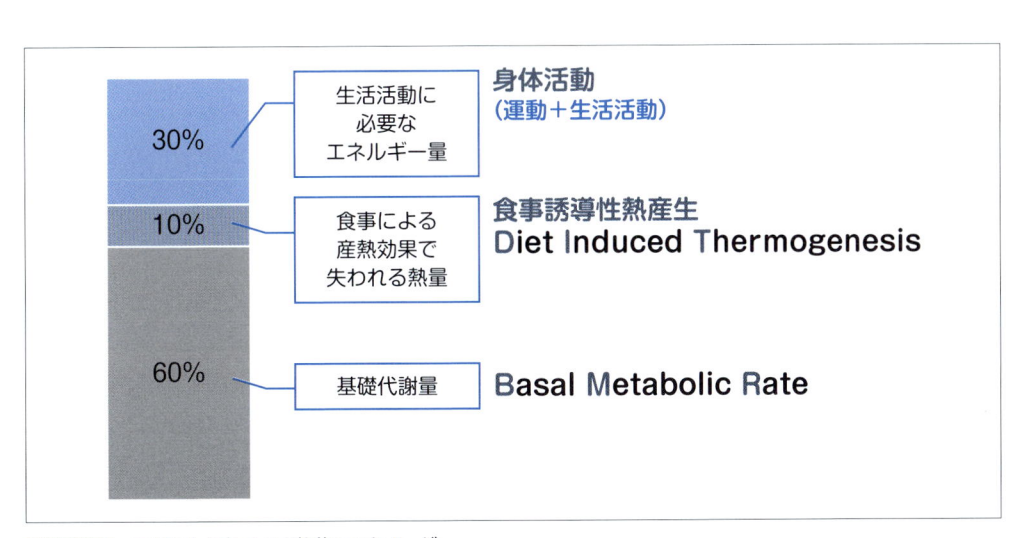

図3-2 日常生活での消費エネルギー

間を通して消費されており，1日の消費エネルギーの約6割を占めているため，これの低下は消費エネルギーの低下に大きく影響します．

　安静にしている状態より多くのエネルギーを消費するすべての動きは身体活動physical activityとよばれ，運動と生活活動から構成されます．運動は，「身体活動のうち，体力の維持・増進を目的として計画的・意図的に実施する身体の動き」と定義されています．身体活動により消費されるエネルギーは，通常，1日の消費エネルギーの3割程度になります．このなかで生活活動により消費されるエネルギーをnon-exercise activity thermogenesis (NEAT) とよぶこともあります．太った人では立位や歩行よりも座位で消費するNEATが多いという報告もあります．

　食事誘導性熱産生diet induced thermogenesis (DIT) とは，食事をとった後に，額から汗が吹き出したり，体温が上昇してからだがほてったりする生理現象のことです．この現象は，食事に含まれる栄養素を消化吸収するために使われるエネルギーと考えられていましたが，近年の研究から，食後に自律神経を介して起こる熱産生であることがわかりました．摂取した食事の質と量により異なりますが，食事誘導性熱産生は摂取したエネルギーの約5～10%にも及び，食後4～5時間ほど続くこともあります．

　一般に，基礎代謝は子どものときに一番活発で，その後は年とともに低下してきます（表3－1）．しかも中高年になると，これに拍車をかけるかたちで，日常の身体活動によって消費される活動代謝も低下してくるので，自分でも気がつかないうちに慢性的な運動不足に陥っていることが多いものです．それにもかかわらず，若い頃と同じような食事をとっていると，相対的に食べすぎになり，太りやすい条件がそろってしまうのです．中年太りとよばれる人には，実はこのタイプの肥満がとても多いことが知られています．

■日本人の平均歩数と運動習慣

　平成21年国民健康・栄養調査によると，日本人成人の1日の平均歩数は男性7,214歩，女性が6,352歩で，加齢とともに減少する傾向がみられています（図3－3）．

表3－1　年齢・性別の基礎代謝基準値

年齢（歳）	基礎代謝基準値（kcal/kg/日）	
	男性	女性
15～17	27.0	25.3
18～29	24.0	23.6
30～49	22.3	21.7
50～69	21.5	20.7
70以上	21.5	20.7

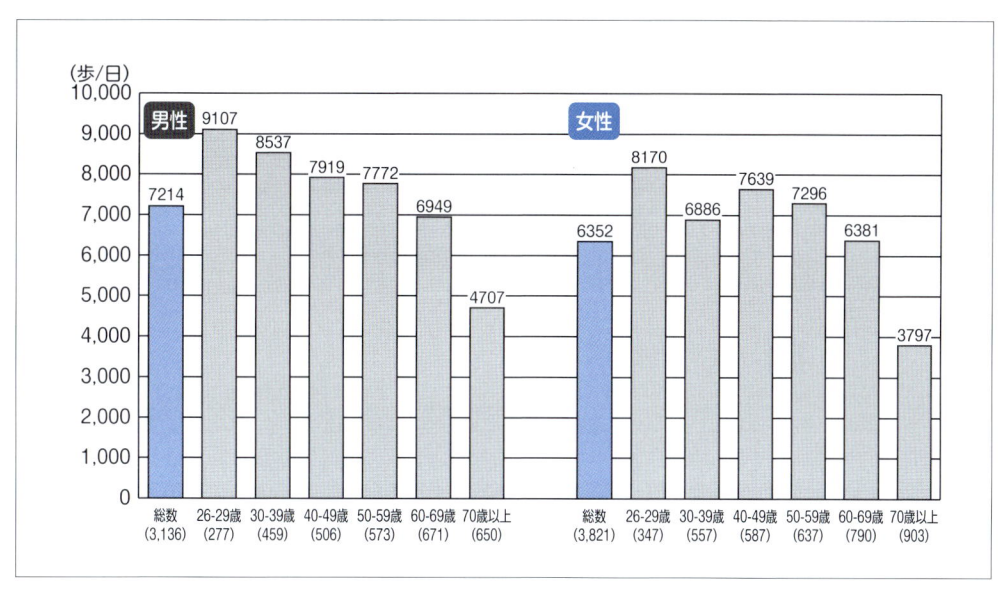

図3-3 日本人成人の1日の平均歩数（平成21年国民健康・栄養調査より）

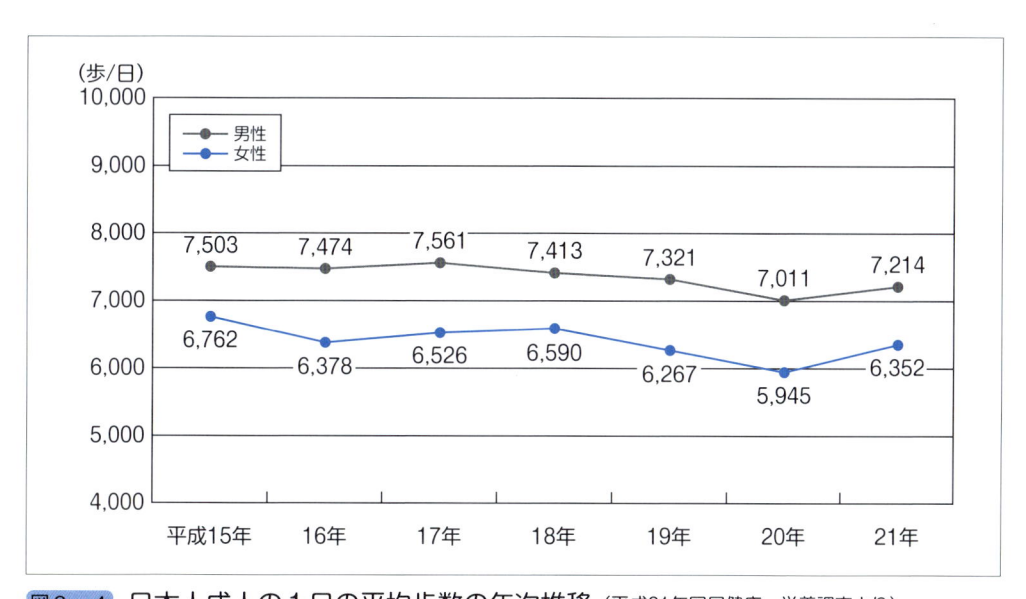

図3-4 日本人成人の1日の平均歩数の年次推移（平成21年国民健康・栄養調査より）

また，歩数の平均値の年次推移（図3-4）をみてみると，男女とも年々少しずつ減少傾向にあることがわかりました．
(http://www.mhlw.go.jp/stf/houdou/2r9852000000xtwq.html)

なお，健康日本21では日常生活における歩数の目標値として，成人男性は1日9,200歩以上，女性は8,300歩以上に設定していいますが，この目標値を達成している者の割合は，男女ともに3割未満にすぎないことが，平成19年国民健康・栄養調

男 歩数の平均値　7,321歩

9,200歩未満　71.3%
9,200歩以上　28.7%

女 歩数の平均値　6,267歩

8,300歩未満　73.0%
8,300歩以上　27.0%

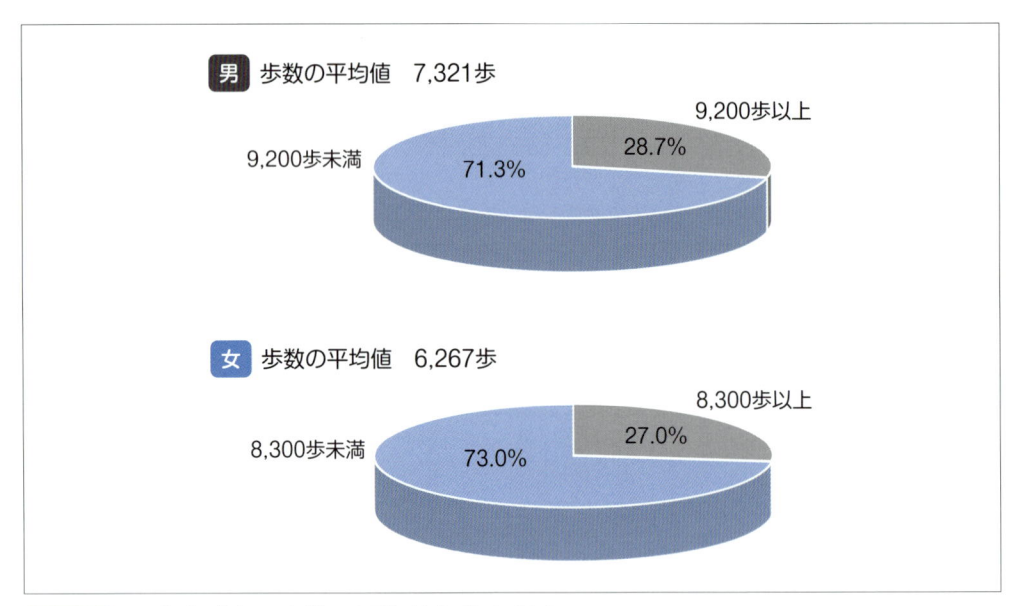

図3-5 日本人成人の歩数の平均値と分布割合（平成19年国民健康・栄養調査より）

査にて明らかにされています（図3-5）．
(http://www.mhlw.go.jp/bunya/kenkou/eiyou09/01.html)

　さて，平成21年国民健康・栄養調査によると，運動習慣のある者の割合は成人男女ともに3割前後にすぎず，ここ数年，ほとんど横ばい状態にあることが発表されています（図3-6）．ここでは，1回30分以上の運動を週2日以上実施し，1年以上継続している場合を，「運動習慣あり」と判定しています．運動習慣のある者の割合の年代別分布をみると，男女とも60歳以上の高齢者層で急激に増加していることがわかります（図3-7）．高齢になるにつれて，健康増進や疾病予防を心がけて意識的に運動に取り組むケースが増えている様子が推察されます．

　さて，日本人の1日の摂取エネルギーは戦後に急増し，1975年前後にピークに達し，その後は漸減していることが知られています．最近の国民健康・栄養調査によっても，この減少傾向が持続していることが確認されています（図3-8）．それでも，肥満者の割合は年々増加しているわけですから，日本人成人の肥満の成因として，慢性的な運動不足と日常の消費エネルギーの減少が大きくかかわっていると考えられるのです．ただし，1日の摂取エネルギー量の「平均値」は徐々に減少してきていても，大食の者と小食の者の較差も広がってきているので，平均値のみで判断するのは適当ではないという意見もよく耳にします．確かに，脂肪からエネルギーを多くとる者の割合は年々増加してきており（図3-9），この傾向は20～30歳代の若年層でとくに顕著になってきています．

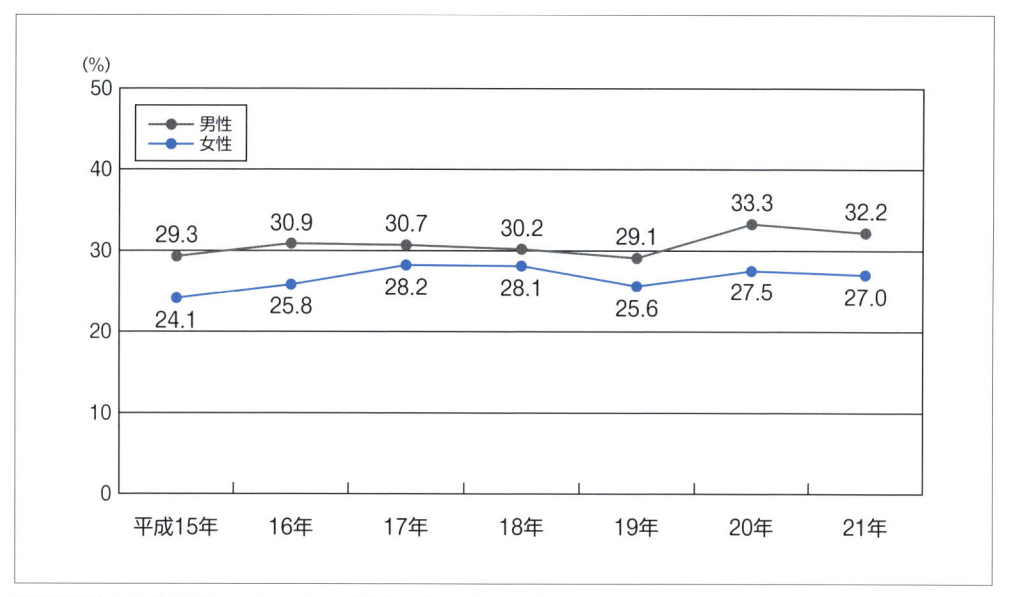

図3-6 運動習慣のある者の割合（20歳以上）の年次推移（平成21年国民健康・栄養調査より）

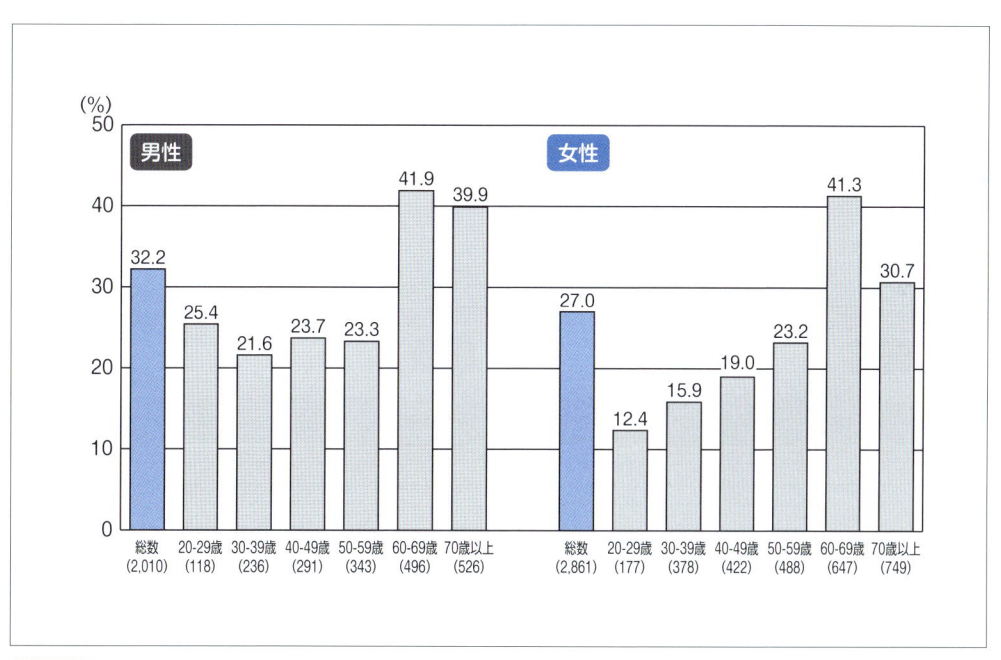

図3-7 運動習慣のある者の割合（20歳以上）の年代別分布（平成21年国民健康・栄養調査より）

第3章 肥満の成り立ち〜体脂肪蓄積のメカニズム〜

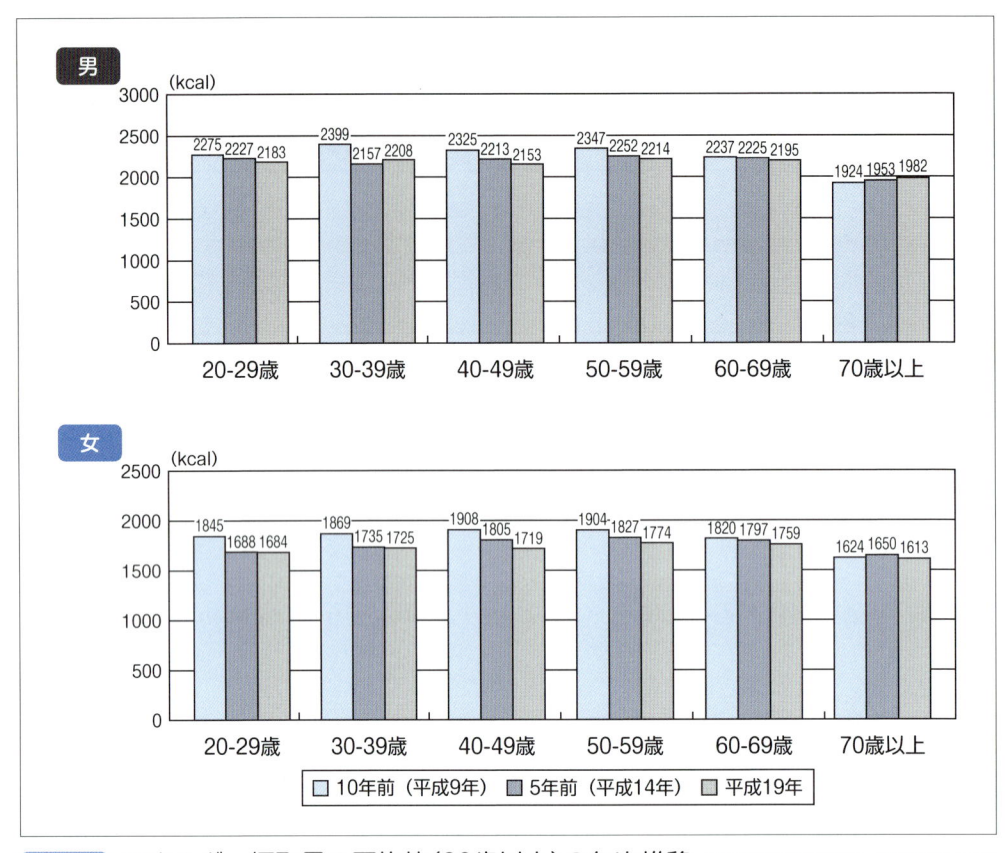

図3-8 エネルギー摂取量の平均値（20歳以上）の年次推移（平成19年国民健康・栄養調査より）

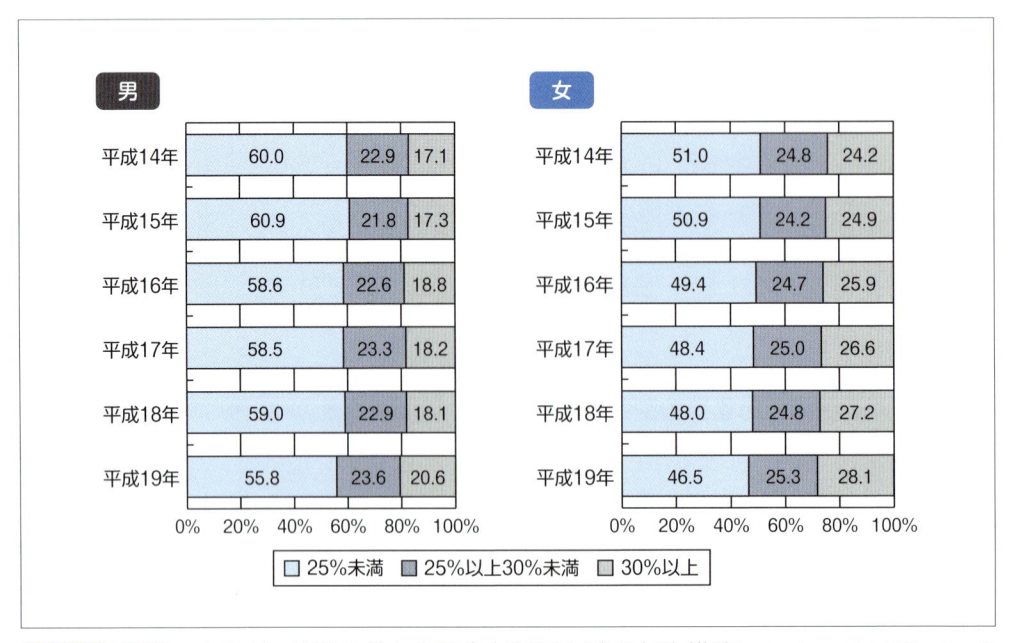

男

年齢	10年前（平成9年）	5年前（平成14年）	平成19年
20-29歳	2275	2227	2183
30-39歳	2399	2157	2208
40-49歳	2325	2213	2153
50-59歳	2347	2252	2214
60-69歳	2237	2225	2195
70歳以上	1924	1953	1982

女

年齢	10年前（平成9年）	5年前（平成14年）	平成19年
20-29歳	1845	1688	1684
30-39歳	1869	1735	1725
40-49歳	1908	1805	1719
50-59歳	1904	1827	1774
60-69歳	1820	1797	1759
70歳以上	1624	1650	1613

図3-9 脂肪エネルギー比率の分布の割合（20歳以上）の年次推移（平成19年国民健康・栄養調査より）

男（25%未満 / 25%以上30%未満 / 30%以上）

年	25%未満	25%以上30%未満	30%以上
平成14年	60.0	22.9	17.1
平成15年	60.9	21.8	17.3
平成16年	58.6	22.6	18.8
平成17年	58.5	23.3	18.2
平成18年	59.0	22.9	18.1
平成19年	55.8	23.6	20.6

女

年	25%未満	25%以上30%未満	30%以上
平成14年	51.0	24.8	24.2
平成15年	50.9	24.2	24.9
平成16年	49.4	24.7	25.9
平成17年	48.4	25.0	26.6
平成18年	48.0	24.8	27.2
平成19年	46.5	25.3	28.1

■太った人の食事量に関する調査

米国で行われた，太った男性の食事量に関する調査（図3−10）では，絶対的にたくさん食べている大食漢（高食性）は，肥満者全体の約3割にすぎませんでした．そして，残りの肥満者の食事量（摂取エネルギー）は，ふつうの人たちと同等かそれ以下（正食性，低食性）であったといいます．ですから，太った人の3人に2人は，大食ではないのに太っているというわけで，この背景には，日頃の運動不足が深くかかわっていると考えられます．

この人たちがやせるためには，食事を減らすことよりも，むしろ毎日の活動量を増やすことが大切になります．しかし，太った人は運動が苦手であることが多く，しかも運動不足の人が突然運動を始めるとケガや障害をきたす危険もあるため，簡単には運動不足を解消しえないという悩みがついて回ります．

もちろん，突然，ジョギングなど特別な運動を始めるのはおすすめできませんが，毎日の日常生活のなかで，よく足を使い，ちょこまかからだを動かすように心がけ，活動的な生活習慣を身につけることが重要な第一ステップになります．なぜなら，運動終了後には，最大48時間後まで酸素摂取量が増加することも知られており，これ

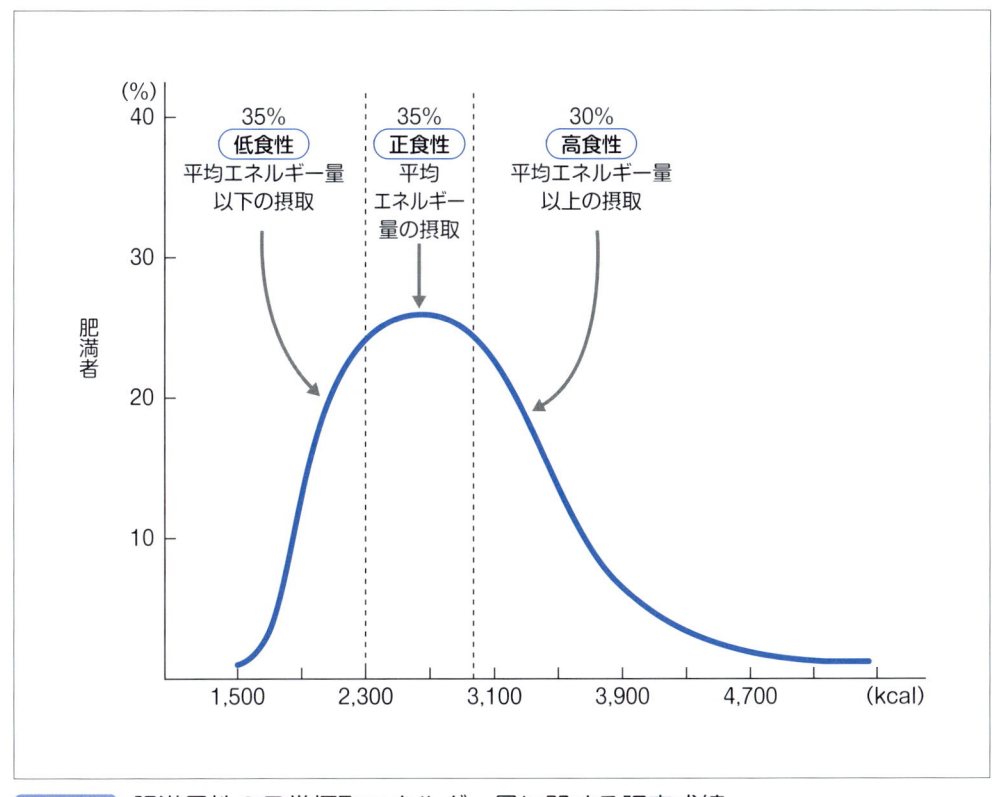

図3−10 肥満男性の日常摂取エネルギー量に関する調査成績

は運動後過剰酸素消費excess post-exercise oxygen consumption（EPOC）とよばれていますが，ちょこまか体を動かしてEPOCを高めれば，"チリも積もれば"式に安静時代謝も高まる可能性があるからです．

　さて，この調査結果から，もうひとつ考えねばならない問題点は，摂取した食品のもつエネルギーのうち，体内へ吸収されて利用されたエネルギーがどのくらいか？という疑問です．もちろん，食品のもつエネルギーの100％が，体内へ取り込まれて利用されているわけではありません．おおよそ，その1〜2割程度は利用されていないだろうと考えられていますが，その詳細はまだベールに包まれており，はっきりとはわかっていないのです．どうやら，体重が増加して，肥満体がつくられる時期には，大食（絶対的な多食）が必要なのですが，いったん肥満体が完成してしまうと，大食をしなくともそのからだを維持することができるということを確認した実験結果が多数発表されています．

　たとえば，強制的に無理やり餌を食べさせて標準体重の2倍まで太らせたネズミを，自由に餌が食べられる環境に戻してやったところ，ふつうの体重のネズミよりも少ない餌しか食べなかったという有名な実験結果が，すでに30年以上も昔に報告されています．そして，その後に行われたサルやヒトに対する実験でも，体脂肪が増加すると逆に食欲が低下するという事実が確認されているのです．

　たとえば，男性の被験者に1日当たり1,000kcal多く過食させた実験では，3週間で平均1.6kg前後の体重増加しかみられなかったといいます．後（第4章，71頁）で詳しく解説しますが，体脂肪1kgには約7,000kcalのエネルギーが蓄積されています．もし，過食した1,000kcalがすべて体脂肪に変わったとすれば，計算上は1週間で1kg，3週間では3kgほど体重が増えるはずなのですが，実際にはその約半分程度しか体脂肪が増加しなかったことになるのです．それでは，とりすぎたエネルギーの残りはどこへ消えてしまったのでしょうか？　それは，全くの謎です．そして，被験者たちを自由に食事ができる環境に戻してあげたところ，ネズミやサルの実験と同じように，通常よりも約500kcalも少ない食事しかとらなかったといいます．これにはレプチンの働きが一役買っていると考えられています．

　ですから，摂取エネルギーと消費エネルギーのバランス計算は，机上の概念であり，実際の生体内では，必ずしも計算どおりに答が出るほど単純ではないという一面も指摘できるでしょう．事実，私たち人間は20歳頃までに成人して，その後は60歳くらいまでの間ほぼ一定の体重を保ち，1年に平均250g，4〜5年で約1kg前後のゆっくりしたペースで体重が増加し，その後は少しずつ減少に転じるのがふつうといわれています．しかし，1年に体脂肪を250g増加させるのに必要なエネルギーは約

1,700kcal前後にすぎません．もし1日に200kcal（小さいケーキや菓子パン1個）だけ過食したとすれば，これはたった8〜9日前後で達成されてしまう計算になります．だれでも，1年間には，もっとたくさん間食をしているはずなのですが？

　女性でも宴会やパーティーに参加すれば，3,000kcalくらい食べてしまうことは簡単です．ですから，体脂肪を250g増やすことなど，1〜2回宴会やパーティーに参加して，たらふく食べれば簡単に達成できる計算になります．実際，だれでも年に少なくとも1〜2回以上は宴会やパーティーに参加しているはずです．

　そう考えると，もっと体脂肪が増加してよいはずなのに，不思議なことになぜかふつうは1年に平均250g前後しか増加しないのです．この人体の不思議はまだ解明されていません．

2　セットポイント仮説とレプチン

　人間の体重は遺伝因子によって，生まれつきある一定のレベルにセットされているという「セットポイント仮説」が，昔から提唱されていました．すなわち，食事や運動によって一時的に体重が減っても，セットポイントは変化しないので，またもとの体重へ戻っていくという現象が起こるわけです．そして，第2章31頁で説明したように，肥満関連遺伝子のいくつかやそれによって脂肪細胞から分泌されるレプチンは，この仮説を裏づける有力な要因になりうると考えられています．

　飢餓を乗り越えるためのエネルギーの貯蔵庫，車でいえば単なるガソリンタンクにすぎないと考えられていた脂肪組織が，タンク内のガソリンの量をあらかじめ定められたレベル（タンクの容量）に合わせて，自らホルモンを分泌して自動的に調節しているという見方もできるのです．

■人間はレプチンがあっても太る？

　人間でも第7染色体上に，このob遺伝子が発見されましたが，ネズミと同じように，ob遺伝子の異常に起因するレプチンの欠損が原因で肥満している家系は，全世界でまだほんの数例しか発見されていません．むしろ，人間の肥満者では，レプチンは非肥満者よりもたくさん分泌されていることが多いのです．しかし，なぜかこのホルモンの作用が十分に発揮されないまま，食欲にブレーキがかからず，太ってしまうようです．

　このように，レプチンがたくさん分泌されているのに，そのはたらきが十分に発揮されない状態は「レプチン抵抗性」とよばれています．第2章32頁で解説したように，太った人ではインスリンがたくさん出ているのに，そのはたらきが十分に発揮さ

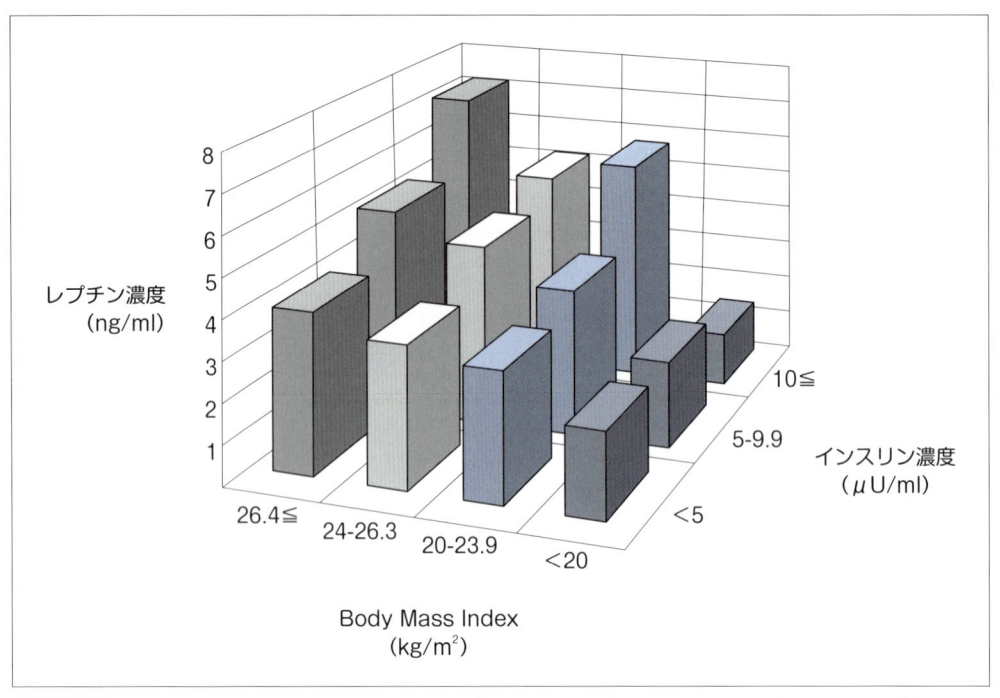

図3-11 Body Mass Indexと血中レプチンならびにインスリン濃度との関係

れない「インスリン抵抗性」の状態が古くから知られていましたが、レプチンについても同じような状態が確認されたわけです（図3-11）．インスリン抵抗性と同じように、レプチン抵抗性では受容体に結合した後の反応に問題があると考えられています．

　一般に、体脂肪の量が増えるとレプチンも高値を示すことが多く、さらに女性のほうが男性よりも高値を示すという特徴があります．また、人間の血液中のレプチンのレベルには日内変動があり、一般に深夜2時頃が最高で、その後徐々に減少して、午後2時頃に最低になります．しかし、人間の場合、体重や体脂肪量を決めるメカニズムはきわめて複雑で、ob遺伝子以外にも、おそらく50種類以上もの肥満関連遺伝子が関与しているのではないかと考えられています．

3　中性脂肪がたまる仕組み

■甘いものをとりすぎると太る

　一般に、大人の体内の脂肪組織に含まれる白色脂肪細胞は、約300〜600億個程度といわれます．この一つひとつに脂肪球という中性脂肪の白い粒子が詰め込まれています．この脂肪球こそが飢餓に備えた重要なエネルギー源であり、これが増えすぎた

状態が肥満ということになります．

　私たちが食事として食べたものは，胃や腸で消化されて栄養素として体内にとり込まれ，肝臓や脂肪細胞で中性脂肪になって蓄えられます．甘い食品に含まれる糖質は，ブドウ糖になって体内に吸収されます．ブドウ糖からできるグリセロールは，脂肪からできた遊離脂肪酸と結合すると中性脂肪になります．このため，甘いもの（糖質），アルコール，脂肪などをとりすぎると，脂肪球が増えて，肥満につながることになります．これが，「甘いものをとりすぎると太る」という現象の仕組みです．

　したがって，健康診断などで血液中の中性脂肪が多いと言われた人は，食事から摂取する脂肪を減らすだけでは不十分ということになります．甘いものやアルコールも減らす必要があり，さらに太っていれば，全体の食事摂取量を減らして体重調整も欠かせません．特に，よく運動すると血中の中性脂肪は目に見えて低下します．

　また，甘いものに多く含まれる砂糖や果糖などの単純糖質には，速やかに吸収されやすい特徴があります．単純糖質を摂取すると，体内では急激にブドウ糖（血糖）が増加し，これを処理するために，膵臓からインスリンが大量に分泌されます．インスリンには，肝臓や脂肪細胞での中性脂肪の合成を促進し，その分解を抑制するはたらきがあります．ですから，インスリンがたくさん分泌されると，脂肪球の増加にいっそう拍車がかかり，太りやすい態勢が整ってしまうことになります（図3-12）．

■エネルギーの備蓄タンクとしての脂肪細胞

　肝臓で合成された中性脂肪は，血液中を運ばれて，血管の壁にあるリポタンパクリパーゼ lipoprotein lipase（LPL）という酵素による分解を受け，脂肪細胞にとり込まれて，再び中性脂肪となって備蓄されます．脂肪細胞に蓄えられた中性脂肪は，ホルモン感受性リパーゼという酵素のはたらきによって，必要に応じて遊離脂肪酸とグリセロールに分解され，血液中を運ばれてエネルギーとして利用され，余った分は再び中性脂肪になって蓄えられてしまいます．

　ですから，脂肪細胞をエネルギーの備蓄タンクと見立てると，LPLはタンクの流入口のバルブの役目を果たし，ホルモン感受性リパーゼはタンクの放出口のバルブの役目をしていることになります．そして，インスリンはタンクの流入口のバルブを開き，放出口のバルブを狭めることにより，中性脂肪の合成を促進して，脂肪球の備蓄を促進させるのです（図3-12）．

　太った人の血液中にはインスリンが増えていることが多いので，一度肥満体が完成して，このようなホルモンバランスになってしまうと，特に大食ではなくとも太りやすく，やせにくいからだになってしまうわけです．こうなると，これを誤解して「水を飲んでも太る」などと表現する人もいます．もちろん，水のエネルギーはゼロなの

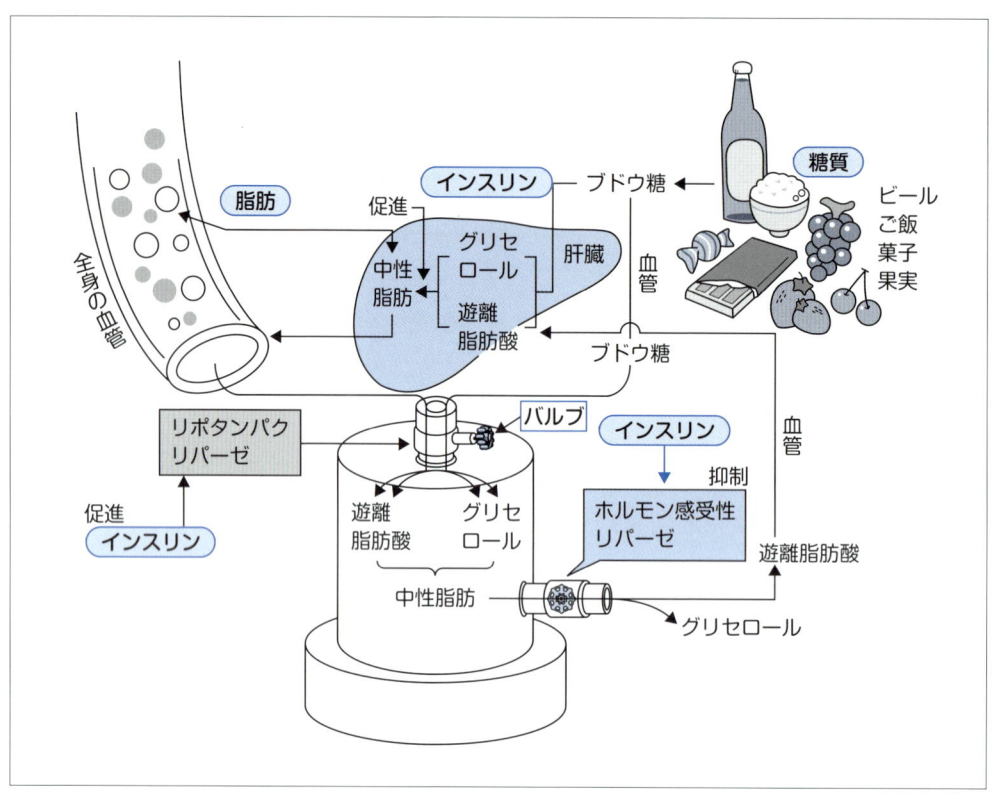

図3-12 肝臓と脂肪細胞における中性脂肪合成のメカニズム

で水を飲みすぎても太ることはありません．飲んだ水の重量分，一時的に体重は増えても体脂肪が増えることはないわけですが，本人にしてみれば，あまり食べていないのになかなか体重が減らないので，こう感じてしまうのでしょう．

4 からだの中の脂肪細胞

　私たちのからだの中に存在する脂肪細胞には，エネルギーの貯蔵庫としての役目を担っている白色脂肪細胞と体熱産生を行う褐色脂肪細胞の二つがあります．人体を自動車にたとえれば，前者はガソリンタンクで，後者はちょうどラジエーターに相当します．食事からとりすぎた栄養素は，体内では中性脂肪というガソリンになり，脂肪球というかたちで白色脂肪細胞の中に蓄えられてしまいます．一方，褐色脂肪細胞は，低温下における体温の維持や食事誘導性熱産生にかかわっています．褐色脂肪細胞のはたらきが活発だと，食事からとったエネルギーが体温として利用されてしまう割合が増え，その分だけ消費エネルギーが増えるので，太りにくいからだになると考えられます．

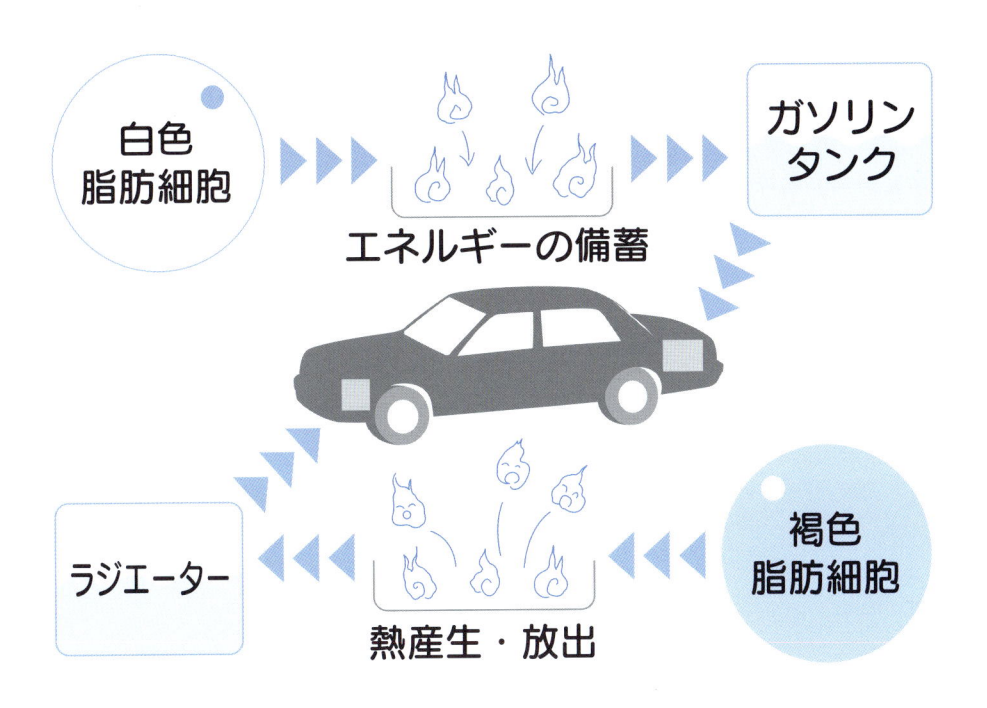

■白色脂肪細胞のはたらき

　一般に成人では体内に約300億個前後の白色脂肪細胞が存在するといわれていますが，肥満者では400〜600億個に達することもあるといわれます．これは，人体を構成しているすべての細胞の数である約60兆個からみれば，そのわずか0.5〜1％程度にすぎません．しかし重量からみると，体脂肪率は体重の約15〜30％程度がふつうですから，白色脂肪細胞は，からだのほかの細胞と比べるときわめて大型の細胞ということになります．

　直径は70〜90μm程度のものが多く，これ以上大きいものはまれですが，時には200μmにまで達するものもあるといわれています．逆に，直径10〜30μm前後の小型の細胞も散見されるようです．白色脂肪細胞は，通常，単房性の脂肪滴を蓄えており，脂肪滴の中では，成分である中性脂肪の合成と分解が同時に進んでいます．ここで，合成が分解を上回れば，細胞のサイズが肥大化していくことになります（図3−13）．

　脂肪細胞は筋肉や骨と同一の起源である中胚葉性幹細胞から生まれて，前駆脂肪細胞を経て増殖し，成熟脂肪細胞になり，中性脂肪を蓄えて肥大します（図3−14）．脂肪細胞を培養してみると，直径20〜30μm程度の白色脂肪細胞が直径80〜90μm程度にまで肥大化する現象はよく観察されるといいます．こうして，直径が3〜4倍になれば体積は27〜64倍にまで膨れあがる計算になり，大量の脂肪滴（中性脂肪）

を蓄えることが可能になるわけです．しかし，直径が70〜90μmにまで成熟した脂肪細胞では，その後，サイズは約1.3倍，体積は約2.2倍程度にまでしか肥大化できません．サイズが大きくなるのにもおのずと限界があるのです．そこで，さらに多量の中性脂肪を蓄えねばならない状況に追い込まれると，ついには細胞が増殖して細胞数が増加するものと考えられています．

　人の一生のうち脂肪細胞の数が増えるのは，妊娠末期の3カ月間（胎児期），ミル

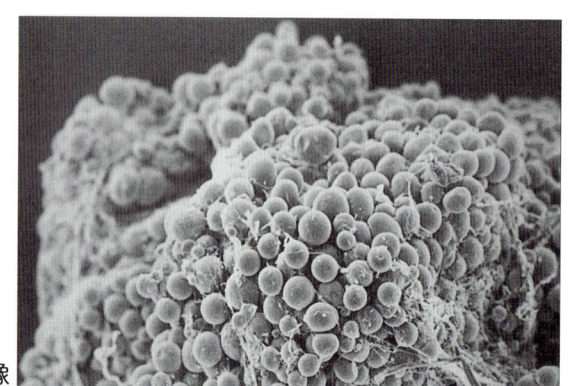

白色脂肪組織(ラット)の走査電顕像

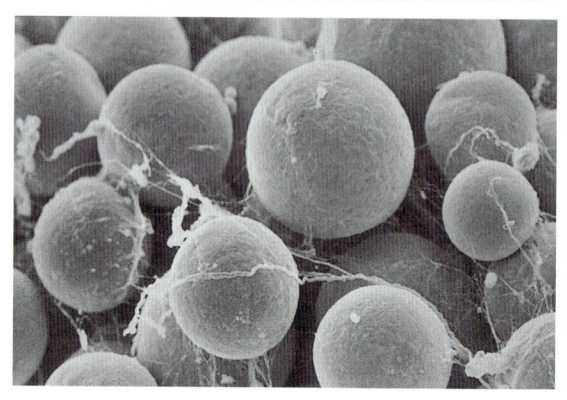

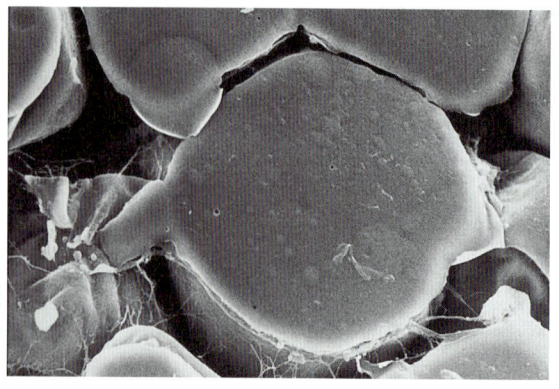

成熟単胞性脂肪細胞（ラット）の割断面胞質は大型1個の脂肪滴で占められている

図3-13　白色脂肪組織(ラット)の走査電顕像 （佐賀大学（医学部）杉原　甫　名誉教授のご厚意により掲載）

```
決定 ──→ 増殖 ──→ 終末分化 ──→ 肥大 ──→ 死
      (clonal expansion)
```

中胚葉性幹細胞　　前駆脂肪細胞　　　成熟脂肪細胞

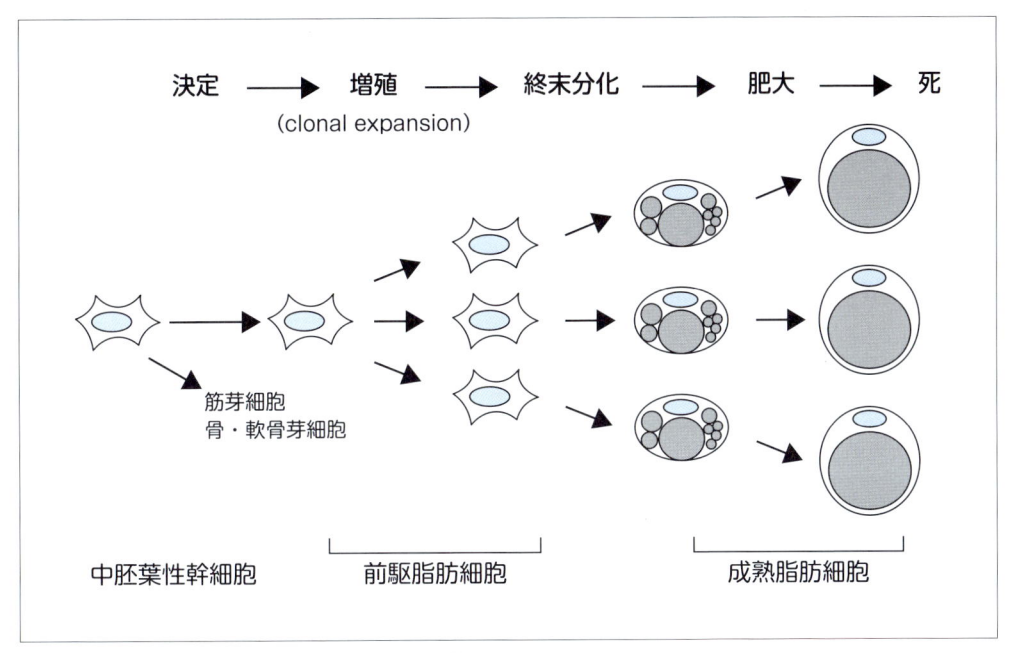

筋芽細胞
骨・軟骨芽細胞

図3-14　脂肪細胞の増殖と分化の過程

クを飲んで育つ乳児期，そして思春期の三つの時期に集中しています．そこで従来から，妊娠末期に母親が栄養をとりすぎたり乳児期にミルクを与えすぎると，脂肪細胞の数が著しく増加してしまい，一生太りやすい素因をつくってしまうといわれてきました．しかし，その後の研究では，むしろ否定的な意見が多く発表されています．最近では，新生児や乳幼児期の肥満よりも，幼児期や学童期の頃の肥満のほうが，大人になってからの肥満とより関係が深いといわれています．

以前は，小児肥満の約8割は成人肥満に移行するという意見もありましたが，最近の研究では，小児肥満のうち，大人になっても肥満が続いているのは約3人に1人程度といわれます．また，脂肪細胞の数は人生のうち，先に述べた3回の時期に集中的に増えて，その後は一生変化しないと長年にわたって信じられてきましたが，大人になってからも脂肪細胞の数が増える場合のあることが明らかになってきました．

そこで，このような知見を集積していくと，肥満は白色脂肪組織の形態から，肥大優勢型，肥大・増殖型，増殖優勢型の3つのタイプに分類することができるといわれます（図3-15）．

日本人の場合，肥満1度（BMI 25～30）では肥大優勢型，肥満2度（BMI 30～35）では肥大・増殖型（図3-16）が多く，BMI 35以上の肥満3ないし4度になると増殖優勢型（図3-17）が多くみられるといいます．

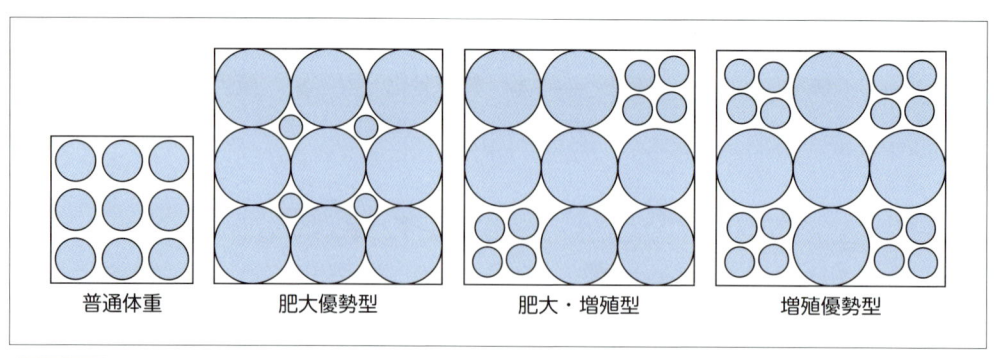

図3-15 脂肪細胞の形態からみた肥満のタイプ（佐賀大学（医学部）杉原 甫 名誉教授による）

普通体重　　肥大優勢型　　肥大・増殖型　　増殖優勢型

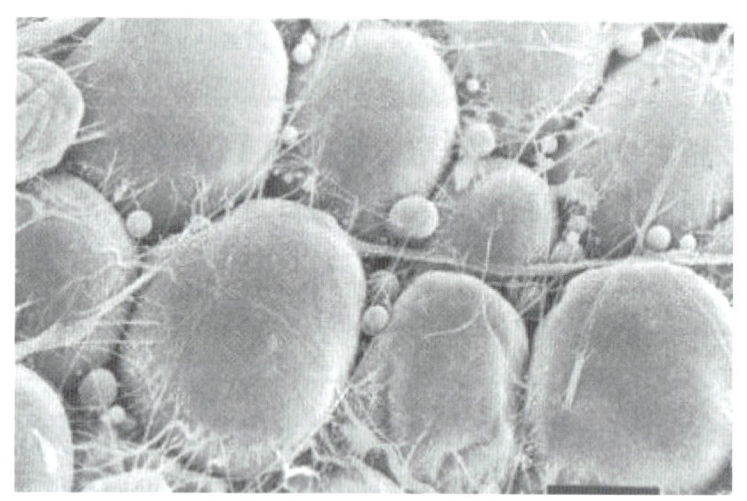

図3-16 肥大・増殖型の白色脂肪組織の走査電顕像（肥満2度）
（佐賀大学（医学部）杉原 甫 名誉教授のご厚意により掲載）

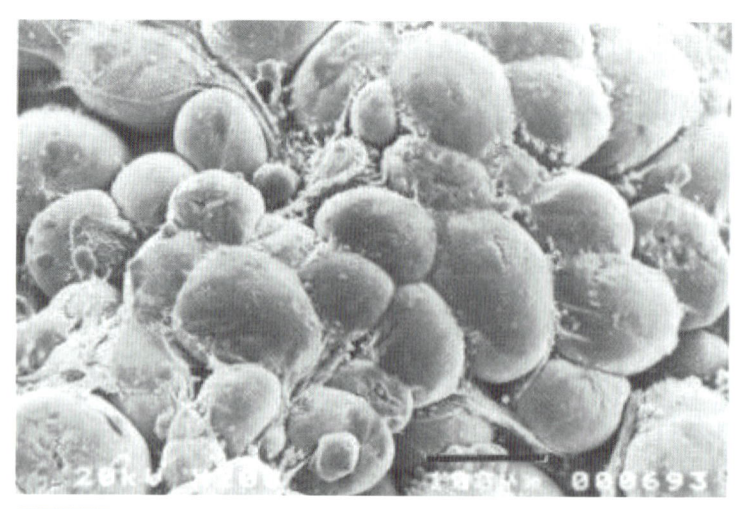

図3-17 増殖優勢型の白色脂肪組織の走査電顕像（肥満4度）
（佐賀大学（医学部）杉原 甫 名誉教授のご厚意により掲載）

■褐色脂肪細胞のはたらき

　褐色脂肪細胞（図3-18）は，直径20～40μm程度の小型の細胞で，脂肪滴は多房性に分かれ，ミトコンドリアが多数存在しています．通常，ネズミやリスなど冬眠をする動物の首，肩，脇，腰などのまわりに多く存在し，低温下における体温の維持や食事誘導性熱産生にかかわっています．人間でも，生まれたばかりの赤ちゃんの首や肩のまわりには，約100g程度の褐色脂肪細胞が，まるで赤ちゃんを守るマフラー

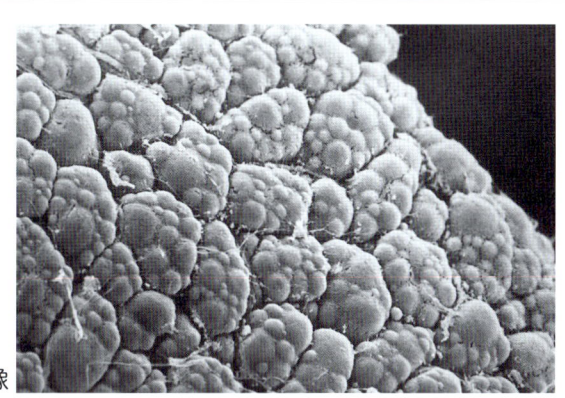

褐色脂肪組織(ラット)の走査電顕像

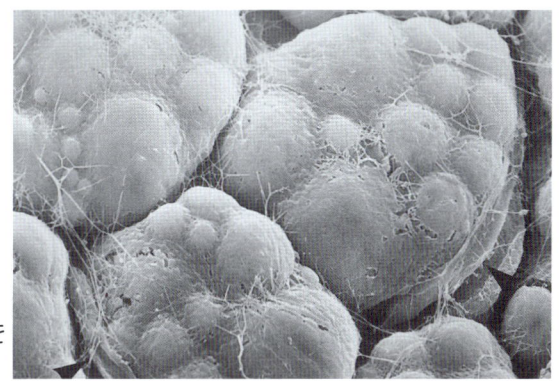

粗大結節状の表層は内部の脂肪滴をうかがわせる血管に富む

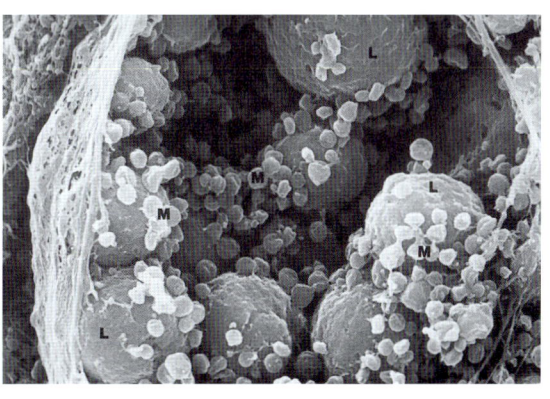

図3-18　褐色脂肪組織(ラット)の走査電顕像（佐賀大学（医学部）杉原　甫　名誉教授のご厚意により掲載）

のような形で存在していることが確認されています．しかし，大人になるにつれ約40g程度に減少してしまい，どのような役割を果たしているのか定かではありません．

　褐色脂肪細胞が熱を産生するのは，細胞内のミトコンドリアの内膜に存在する「脱共役タンパク」uncoupling protein（UCP）という特殊な膜タンパクの働きによることが知られています．褐色脂肪細胞には，白色脂肪細胞の1,000倍近いミトコンドリアが存在し，UCPのはたらきによってエネルギーを効率よく熱に変えています．寒いときにからだがガタガタ震えて体温を上昇させるのは，筋肉がさかんに収縮することによって熱を出す「震え熱産生」とよばれています．これに対して，褐色脂肪細胞から産生される熱は震えとは関係なく，ラジエーターから静かに熱が発生するように産生されてくるので「非震え熱産生」とよばれています（図3−19）．

　私たちのからだの細胞の中にあるミトコンドリアという器官は，細胞が生きていくために必要なエネルギーをつくり出す「エネルギー発生炉」のような役割を果たしています．からだの細胞では，食事からとった栄養素を分解して，エネルギーを産出しています．たとえば，糖質が分解される過程ではピルビン酸が生じ，脂肪が分解されると遊離脂肪酸が生じます．両者はミトコンドリアに運ばれて，アセチルCoAがつくられ，これがTCA回路（クエン酸回路）で酸化されるときに，NADHから高エネルギー電子が生成されます．この高エネルギー電子は分子状酸素と結合してエネルギーを放出します．

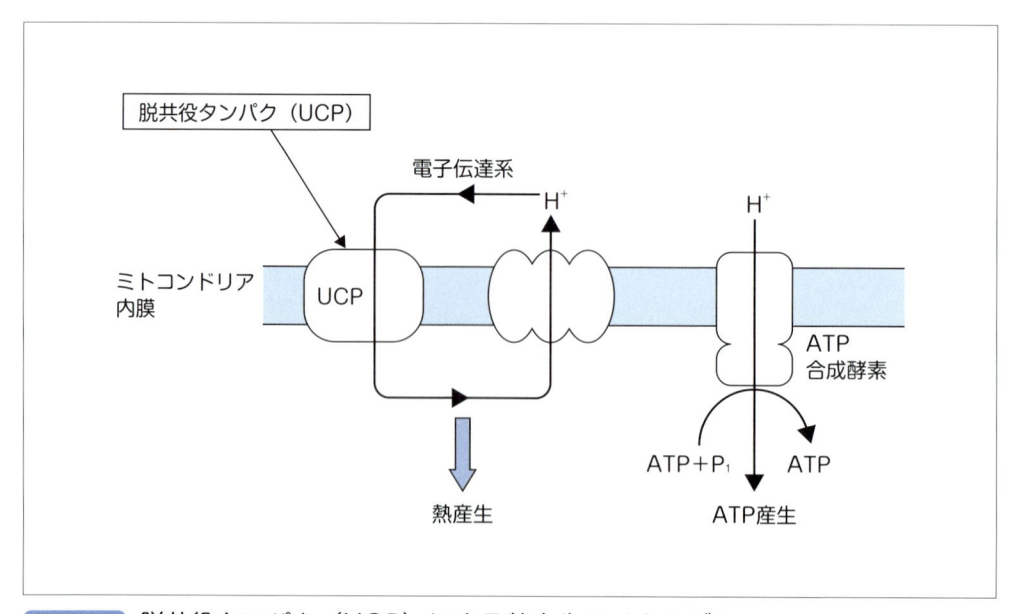

図3−19 脱共役タンパク（UCP）による熱産生のメカニズム

私たちのからだの中でエネルギー源となっている分子は，ATPとよばれるアデノシン3リン酸です．ミトコンドリアには，内膜と外膜という2つの膜構造があります．内膜にはATPを合成する酵素が存在していて，ADP（アデノシン2リン酸）とリン酸からATPをつくり出します．そして，このATPが再びADPとリン酸に分解されるときにはエネルギーが発生しますが，私たちのからだの細胞はこのエネルギーを使って活動し，生きているわけです．

　しかし，褐色脂肪細胞のミトコンドリアの内膜には，からだのほかの細胞と違ってUCPが存在しています．そして，このUCPのはたらきでATPの代わりに熱を産生しています．しかも，ふつうの細胞のミトコンドリアでは，脂肪を直接エネルギー産生の原料として使うことはできないのですが，褐色脂肪細胞では直接脂肪を分解して，すばやく熱に変えることができるのです．

　この脱共役タンパク（UCP）は褐色脂肪細胞だけではなく，筋肉細胞や白色脂肪細胞，肺，心臓，脾臓，骨髄などにも広く存在していることも明らかになりました．そこで，褐色脂肪細胞に存在する脱共役タンパクをUCP1とよび，白色脂肪細胞，肺，心臓，脾臓などに存在している脱共役タンパクをUCP2，骨格筋に存在するそれをUCP3とよびます．

　UCP1は約300個のアミノ酸からなり，分子量32,000のタンパクです．UCP2やUCP3のはたらきはまだ未知の部分も多いのですが，もしUCP1と同じようなはたらきをしているとすれば，褐色脂肪細胞の機能低下による消費エネルギーの減少だけでは説明がつかなかった人間の肥満の一因として，UCP2やUCP3などの異常による「省エネ体質」の人が存在する可能性が大きくクローズアップされ，現在，研究が進行しています．なぜなら，褐色脂肪細胞は体内にほんのわずかしか存在していませんが，UCP2やUCP3が存在する白色脂肪細胞や骨格筋は私たちのからだのかなりの部分を占めているので，UCP2やUCP3が熱産生を介して消費エネルギーに大きな影響を与える可能性があるからです．しかし，脱共役タンパクの異常が人間の肥満の成因にどの程度関与しているのかについては，今のところまだ確かな証拠は得られていません．

5　交感神経とエネルギー代謝

■交感神経とモナリザ症候群

　モナリザ症候群とは"Most Obesity kNown Are Low In Sympathetic Activity"という文章を構成する単語の頭文字を並べたものです．この文章を日本語に訳すと，

「肥満者の大多数は交感神経のはたらきが低下している」となります．

　私たちのからだを支配している自律神経は，交感神経と副交感神経からなっています．昼間は交感神経のはたらきが活発で，エネルギーを消費しますが，夜間は副交感神経の活動が優位になり，エネルギー消費は節約されます．しかし，長年，不活発な生活を送っていると交感神経のはたらきが鈍り，消費エネルギーも低下して，余ったエネルギーは体脂肪として蓄えられ，太りやすくなってしまいます．これが，モナリザ症候群です．ですから肥満予防には，日頃から活動的な生活を送り，交感神経のはたらきを活発にしておくことが大切なのです．

■ β_3アドレナリン受容体の遺伝子変異

　交感神経のはたらきが活発になると，アドレナリンというホルモンが分泌されます．交感神経系のアドレナリン受容体には，αとβの2系統があります．α受容体は血管系に，β受容体は心臓や気管支に存在します．よく，緊張すると胸がドキドキしますが，これは，交感神経のβの系統の活動が活発化しているためです．

　このβアドレナリン受容体はさらに三つに分かれます．心臓にあるβ_1受容体にアドレナリンが結合すると心拍数が増加し，β_2受容体に結合すると気管支が拡がります．アドレナリンが褐色脂肪細胞の表面にあるβ_3受容体に結合すると，体内で熱を発生させ，消費エネルギーを増加させます．また，白色脂肪細胞の表面にあるβ_3受

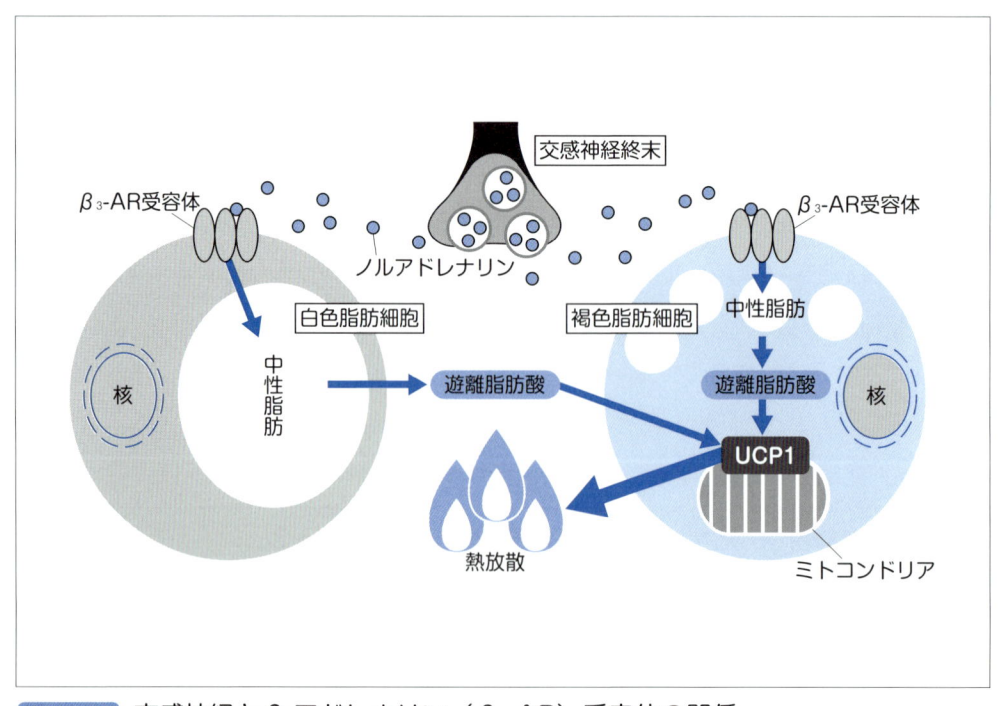

図3-20　交感神経とβ_3アドレナリン（β_3-AR）受容体の関係

容体にアドレナリンが結合すると，細胞内に蓄えられていた中性脂肪の分解が進み体脂肪が減ります．ですから交感神経の働きが活発だと，太りにくくやせやすくなるわけです（図3-20）．

ところで，β_3アドレナリン受容体の遺伝子変異は，第1章13頁で紹介した倹約遺伝子の一つとしてよく知られています．β_3アドレナリン受容体は408個のアミノ酸から構成されていますが，このうちの64番目に位置するトリプトファンがアルギニンに置き換わっているタイプです．この遺伝子変異があると，アドレナリンが分泌されても，熱産生は低く，基礎代謝は200kcalほど低下し，体脂肪が分解されにくく，太りやすい「省エネ体質」になることが知られています．しかも，この変異をもつ人には，肥満，インスリン抵抗性，糖尿病，高血圧などの生活習慣病が合併しやすいことも明らかになりました．この変異をもつ人では，ふつうの人よりも約7年早く糖尿病が発病し，基礎代謝が約200kcal低いという研究成績も報告されています．

この遺伝子変異は，白人では約10人に1人，ピマ・インディアンでは約2人に1人に認められ，日本人でも約3人に1人の割合で発見されています．そこで，モンゴル系民族の肥満に関係する重要な遺伝子変異のひとつとして注目されています．

■省エネ体質と倹約遺伝子

日本人の肥満者では，欧米人ほど高度な肥満体を呈することはまれです．にもかかわらず，糖尿病，高血圧症，脂質異常症，心臓病などに代表される生活習慣病が急増している背景に，このβ_3受容体の遺伝子変異の保有率の高いことが関与しているのではないかと目されています．β_3受容体は内臓脂肪に多く分布しているため，それだけおなかの脂肪が気になる中年太りや生活習慣病と深いかかわりがあるのかもしれません．しかし現在までのところ，このβ_3受容体の遺伝子変異単独による影響はさほど大きくなく，この変異のほかに何種類かの遺伝子変異（表3-2）が加わって，消費エネルギーが通常の人より少なくても生存できる「省エネ体質」の人や，いろい

表3-2 肥満にみられる遺伝子変異

1) NPYとNPY受容体遺伝子
2) CCK-A受容体遺伝子
3) β_3アドレナリン受容体遺伝子
4) UCPファミリー遺伝子
5) PPARγ遺伝子
6) アディポネクチン遺伝子

ろな生活習慣病の発症が促されるのではないかと考えられています．太った人に多くみられる遺伝子変異（表3-2）は，いずれもエネルギー節約に役立つ「倹約遺伝子」と考えられます．

今後，この分野の研究が進めば，遺伝的に太りやすい「省エネ体質」や日本人における生活習慣病発症の実態解明がさらに進むでしょう．β_3アドレナリン受容体の遺伝子変異などは，まるで孫悟空のように，毛髪1本を分析するだけで簡単に検査できるのです．

6 肥満型食事スタイルとは

■まとめ食い，夜間の過食は肥満のもと

一般に，太っている人には，まとめ食いが多いといわれます．ネズミを使った実験では，1日に与える餌が同じ場合，それを1回で食べさせてしまうケースと，6回に分けて食べさせた場合とでは，前者のほうが明らかに多くの体脂肪を蓄積する，すなわち太るという結果が報告されています．

朝食抜きで昼まで働き，昼食も大したものを食べずに，夕食から夜にかけてアルコールを友にたっぷり食べるという食習慣を続けていると，1日の総量としてはそれほど大食ではなくとも太ってしまう可能性があるわけです．

さて，肥満者のまとめ食いは，特に夜間に集中して食べるパターンが多いといわれています．これは，「夜食症候群」night eating syndrome とよばれ，夜間の過食，不眠，朝の食欲不振を三大徴候として，女性に多くみられます．一般に生体では，昼間は交感神経のはたらきが優位なため，胃の運動が活発で消化吸収が進みます．一方，夜間は副交感神経の活動が優位で，腸の運動が亢進し，栄養素を吸収して体内に蓄積するよう，生体リズムが形成されています．特に，食後すぐに横になると，胃腸への血液の流れが多くなり，消化吸収が進みます．このため，夜間の過食は肥満のもとになると考えられています．

最近では，この夜食症候群はより広い意味に解釈され，都市生活者の食形態が夕食重点主義になっている傾向と関連づけて注目されています．また，仕事の緊張から解放された週末に，集中的にまとめ食いをする「週末過食症」というケースも増えているといわれます．

■肥満者の摂食行動の特徴

一般に，太っている人の摂食行動には，次のような特徴があるといわれています．
①摂食速度が早いので，満腹感を覚える以前に，必要以上に食べすぎてしまう．

②テレビを見ながら，人と話しながらというように，無意識のうちに過食をしている．
③ライオンのように一度にまとめて食べて，あとは食事を抜く（欠食）ことも多い．
④よく噛まないで，呑み込んでしまう．
⑤食物の臭いや見た目にそそられて，つい手が出てしまう．

　このように「早食い，ながら食い，まとめ食い」に代表される，肥満者によくみられる摂食パターンは「肥満型食事スタイル」obese eating styleとよばれています．もちろん，このような食べ方をしている人が，みな太っているわけではなく，遺伝的に体脂肪をたくさん蓄えることができる省エネ体質の人が，このような食べ方をすると太りやすいというわけです．先に述べた，やせの大食いのように，いくら大食をしてもあまり体脂肪を蓄えることができない人が存在するのも事実です．

　食事をとると，胃や腸で栄養素が消化吸収されて，食後15分くらいたつと血液中に血糖（ブドウ糖）が増加してきます．すると，からだの細胞が血糖を利用して，エネルギーを得るために，膵臓からインスリンが分泌されます．この血糖とインスリンが血液中に増加してくると，脳の視床下部にある満腹中枢（腹内側核）の活動が亢進し，そのすぐそばにある摂食中枢（外側視床下野）の活動は抑制され，満腹感を覚えて食事をやめることになります．ですから，15分にも満たないスピードで食事をとると，十分に満腹感を覚える以前に，必要以上に食べすぎてしまい，過食につながると考えられています．

　よく，食事中に電話がかかってきて，2～3分話した後で，食卓に戻り，食事を再開したところ，なんとなくおなかが一杯になって，あまり食が進まなかったという経験はだれにでもあるものです．電話で話している間に，満腹中枢が十分に刺激されたため起きた現象ですが，おかわりをするときに2～3分，間をおくように工夫してみると，食事のスピードが遅くなって，少ない食事量でもしっかり満足できるようになるものです．とくに，一口30回くらいよく噛むと，脳内ヒスタミンが分泌されて，満腹中枢がしっかり刺激されることはよく知られています．

　また，ながら食いが習慣になると，食事そのものへの集中力が低下するため，自分が食べた量や満腹感をしっかり把握できず，ついつい必要以上に食べすぎてしまいがちです．居間や自分の部屋などに食べ物を置かないようにすることが大切です．そして，間食も含めて，ものを口に入れる場合には，食卓などいつも決まった場所で食べるよう配慮します．とくに，口にものを入れる前に，本当に空腹なのかどうかを自問自答しながら，しっかり意識をして口にものを入れることが大切です．

平成21年国民健康・栄養調査では，男女ともに肥満（BMI 25以上）の人たちでは，やせ（BMI 18.5未満）の人たちとくらべて，食べる速度が速いと回答した人の割合が多く，食べる速度が遅いと回答した人の割合が少ないことが報告されています（図3－21）．なお，自分にとって適切な食事の内容や量を知っていると回答した者の割合は，平成16年の調査結果よりも若干増加傾向にあり，男女とも75％を超えたといいます（図3－22）．すなわち，日本人の成人の約4人に3人は自分では食べ過ぎていないと思っているのにもかかわらず，肥満者の割合は少しずつ増加しており，この傾向はとくに中高年男性で顕著であるという現状が明らかになったわけです．

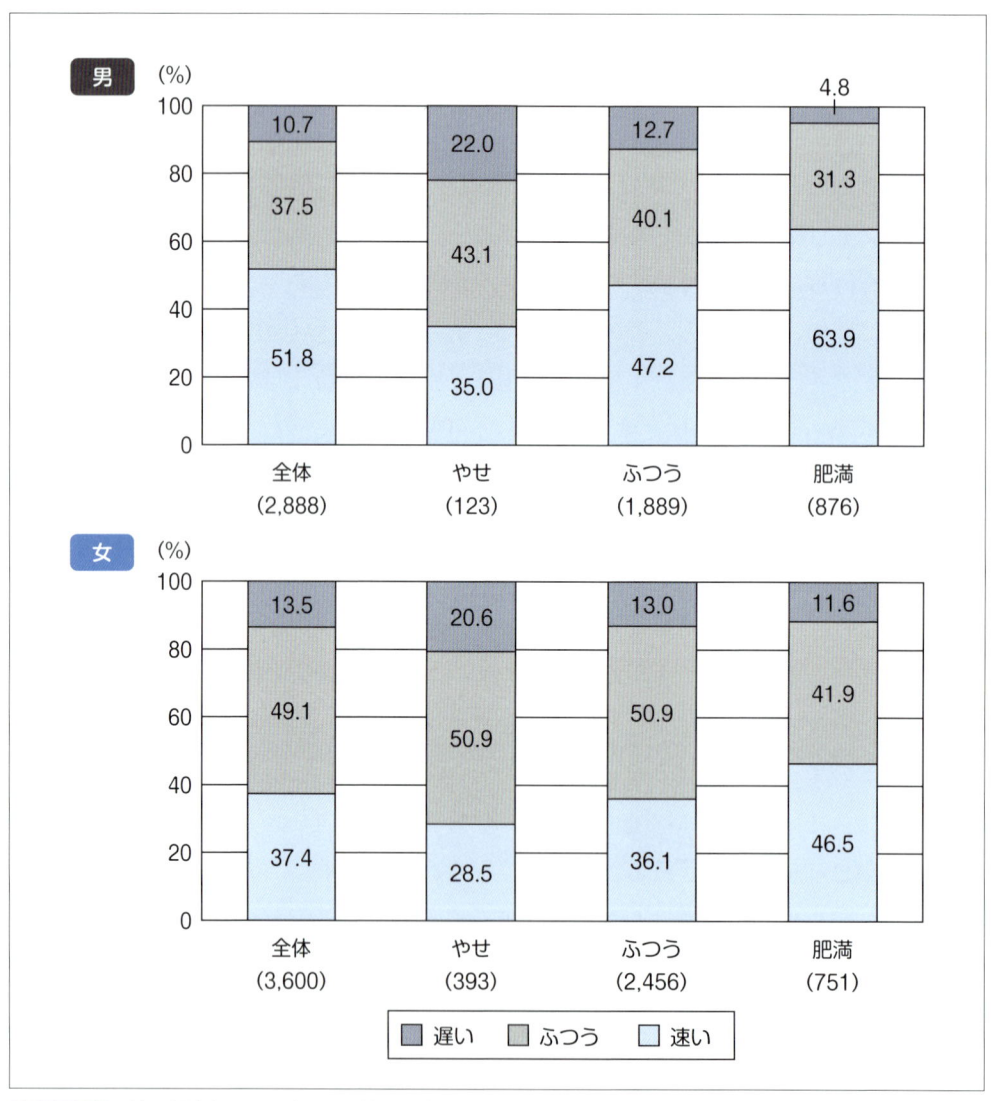

男 (%)

	全体(2,888)	やせ(123)	ふつう(1,889)	肥満(876)
遅い	10.7	22.0	12.7	4.8
ふつう	37.5	43.1	40.1	31.3
速い	51.8	35.0	47.2	63.9

女 (%)

	全体(3,600)	やせ(393)	ふつう(2,456)	肥満(751)
遅い	13.5	20.6	13.0	11.6
ふつう	49.1	50.9	50.9	41.9
速い	37.4	28.5	36.1	46.5

■遅い ■ふつう □速い

図3－21　体型別食べる速さの状況（20歳以上）（平成21年国民健康・栄養調査より）

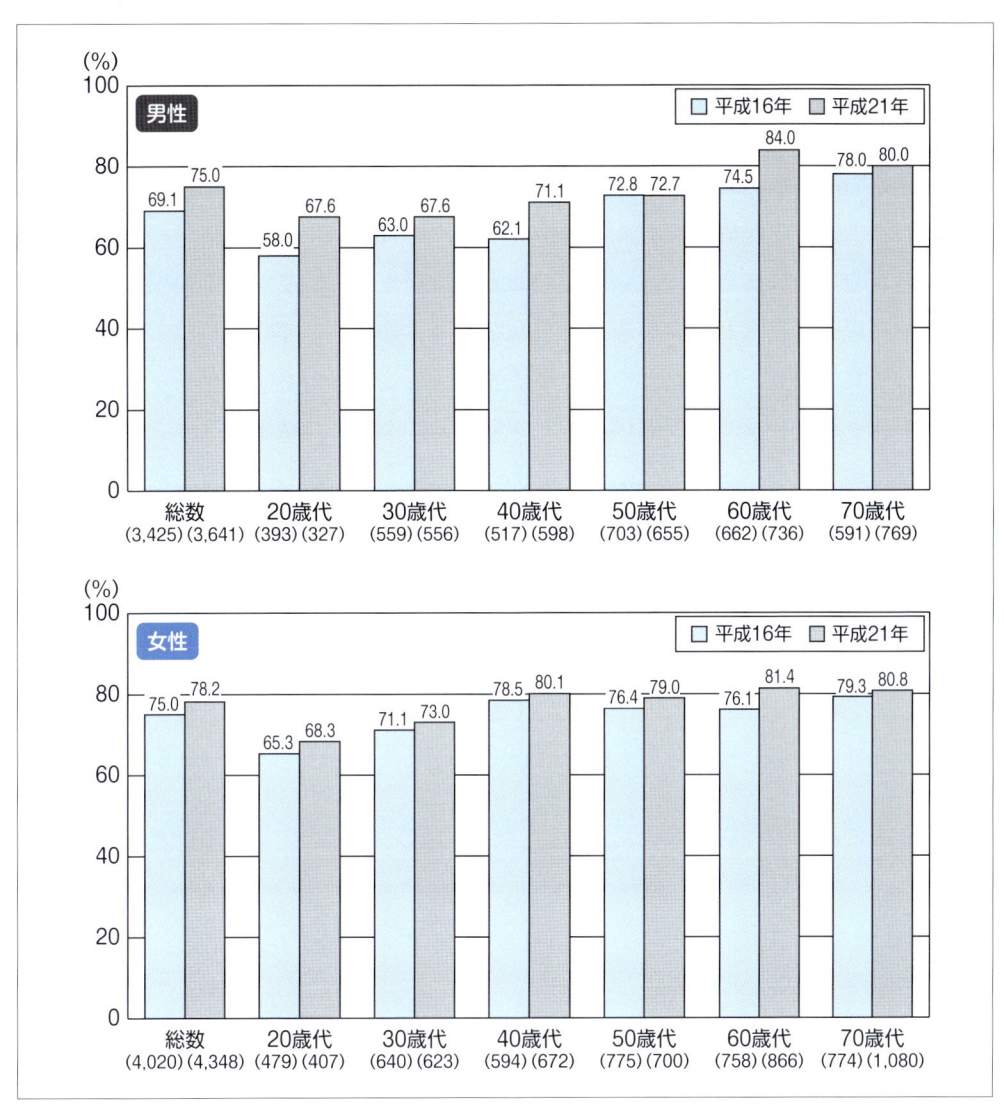

図3-22 自分にとって適切な食事内容・量を知っていると回答した者の割合（20歳以上，平成16年と21年の比較）（平成21年国民健康・栄養調査より）

7 気分，情緒と食欲をつなぐネットワーク

　空腹時には体脂肪から分解された遊離脂肪酸が血液中に増加します．これにともなって，満腹中枢のはたらきは抑制され，摂食中枢の活動が亢進して，摂食を開始します．ネズミを使った実験などで，この満腹中枢を破壊してしまうと，いくら食べても食欲にブレーキがかからず，極端に太ってしまいます．逆に，摂食中枢を破壊してしまうと，極端に食欲が低下して，どんどんやせてしまいます．

　ところで，先に紹介したレプチンは，視床下部の満腹中枢に存在するレプチン受容

体に結合して，満腹中枢の活動を亢進させて，食欲を低下させます．視床下部のこの二つの食欲制御中枢を刺激あるいは抑制しながら，食欲の調節に関与している因子には，このほかにも神経回路，神経伝達物質，消化管ホルモンなど実に多彩な要因が明らかにされています（表3-3）．

人間の食欲全体を制御している最高指令部は，満腹中枢や摂食中枢が存在する視床下部よりさらに上位にある，大脳皮質の前頭葉に存在しています．この場所は，人間の精神や意志，情緒などのきわめて高次元な精神活動を営んでいる部位です．ここには視覚，味覚，嗅覚，聴覚などの重要な情報を伝える神経のネットワーク（認知調節系）が形成されています．周囲のムードや雰囲気により，食欲が大きく影響されるのは，実はこのネットワークのはたらきによるのです．したがって，意志薄弱な人が過食に走ったり，精神的に不安定なときに，やけ食いや気晴らし食いによって，欲求不満を解消することになります．特に，若い女性では，やけ食いや気晴らし食いが高じて，ついには肥満につながるケースも多いので注意が必要です（図3-23）．

近年，テクノストレスに代表される機械化文明と，社会構造の複雑化に伴う精神的ストレスの増加は著しいものです．このような変化を背景に，摂食行動異常をきたし

表3-3 主な食欲調節因子

調節物質の種類	抑制因子	促進因子
モノアミン	ヒスタミン ドーパミン セロトニン	ノルアドレナリン
ホルモン，ペプチド	インスリン グルカゴン ボンベシン コルチコトロピン放出ホルモン（CRH） 甲状腺刺激ホルモン放出ホルモン（TRH） コレチストキニン（CCK） メラニン細胞刺激ホルモン（MSH） カフェイン・アンフェタミン調節転写因子 グルカゴン様ペプチド1（GLP-1） ニューロテンシン ソマトスタチン カルシトニン エストロゲン テストステロン	神経ペプチド（NPY） グルココルチコイド β-エンドルフィン ガラニン 成長ホルモン放出ホルモン（GHRH） グレリン プロラクチン メラニン濃縮ホルモン（MCH） アグーチー関連蛋白（Agrp） オレキシンA，B
成長因子，サイトカイン	線維芽細胞成長因子（FGF） 腫瘍壊死因子α（TNF-α） インターロイキン1β（IL-1β） インターフェロン レプチン	
代謝物質 その他	グルコース ケトン体（3-HBA） ヒスチジン 短鎖有機酸（C4）	遊離脂肪酸 短鎖有機酸（C5）

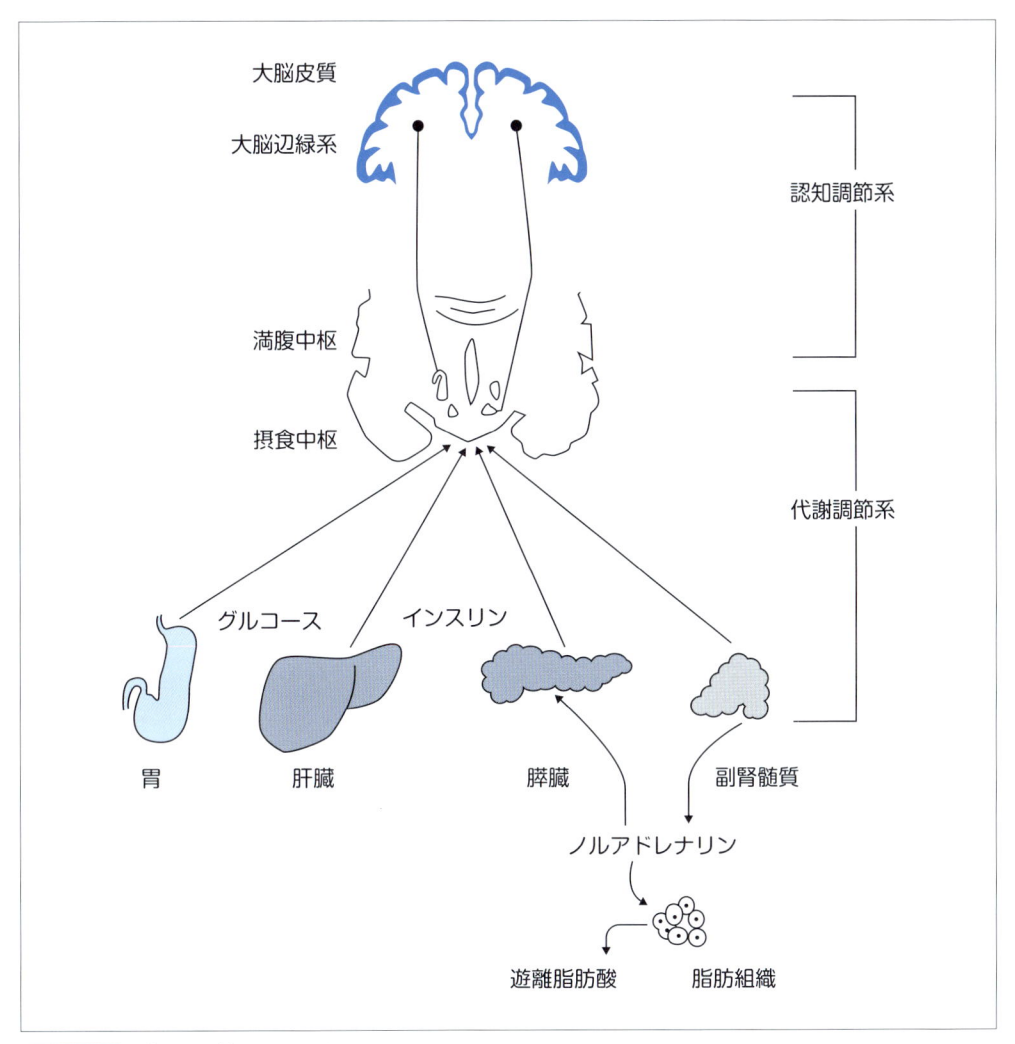

図3-23 食欲調節のネットワーク　　　　　　　　　　（大分医科大学　坂田利家　名誉教授による）

た，拒食症，過食症，神経性食欲不振症などの増加が問題視されてきています．実際，ネズミを使った実験でも，ネズミの尻尾を痛痒いくらいに針で刺して刺激を与え続けると，痛みのストレスで過食になり，急に太ってしまい，この刺激を止めると，食欲も低下することが知られています．

　ところで，女性が気晴し食いをするときには，スナック菓子，甘味類，清涼飲料など，高糖質性の食品を好んでとることが多いといわれます．このような人たちは，「甘味狂」とか「炭水化物狂」carbohydrate cravors などとよばれ，3時のおやつや夕食のときに，元気が出るという理由から，ちょくちょく高糖質性の間食をとることが多いのです．糖質性の間食も少量ですめば問題ないのですが，だんだんに量や回数が増えてきて，ついには肥満につながるというケースも後を絶ちません．また，衝動

的に大食をして，後で自分で嘔吐する人もいます．

　糖質をとると間接的に，脳内にセロトニンの濃度が上昇しますが，セロトニンには情緒を安定させる効果があるところから，そのかかわり合いが注目されています．

8　社会環境要因と肥満

　肥満関連遺伝子のひとつであるob遺伝子が発見され，肥満にかかわる遺伝の影響が徐々に解明されつつあります．しかし，遺伝するのは，肥満体という体型ではなく，体脂肪を蓄える能力です．人並みはずれてたくさん体脂肪を蓄えられるという，すぐれたサバイバル能力をもって生まれてきても，飢餓状態の環境下で生活している限り，そう簡単に太れるはずはありません．やはり，すぐれた能力に加えて，それを十二分に花開かせることができる環境にどっぷりとつかり，5年，10年かかって，徐々に肥満体が完成してくるわけです．ですから，人間の肥満の成立には，遺伝と環境の双方の要因の関与が必要不可欠であることは言うまでもありません．

　日本人は，元来肥満者が少ない民族ですが，ハワイあるいは米国本土へ移住した日系人をみると，日本から離れて東へ移住していくにつれ，肥満者の割合が増加することが，疫学調査で明らかにされています．日本人と日系人の遺伝的背景は同じですから，この差はやはり環境因子の違いに起因すると考えられます．

　高脂肪・高タンパクの欧米型食生活に起因する過食と，近代化社会における慢性的な運動不足が，その引き金になっていることに異論はありません．さらに，24時間営業しているコンビニやファーストフード店の増加，自動販売機，家庭用冷凍冷蔵庫と調理済み食品の普及，そして冷蔵庫から食べものを取り出して四六時中食べることにこと欠かない欧米型ライフスタイルがその元凶と目されています．

　かつて，私が指導を受けたStunkard教授が，ニューヨークのマンハッタンに住む白人11万人を代表する各層の1,660人を対象に，社会・経済的地位と肥満の頻度につ

表3-4　社会経済的地位と肥満　（Stunkardらの調査）

		社会的経済的地位		
		低	中	高
男	肥満	31 (%)	27 (%)	15 (%)
	正常体重	59	64	73
	やせ	10	9	12
女	肥満	30	16	05
	正常体重	61	65	58
	やせ	9	19	37

いて調査した研究があります（表3-4）．各人の社会・経済的地位を，学歴，職業，年収，家賃などの要因から算定してみると，地位の低い層では高い層と比べて，男性で2倍，女性では6倍もの高頻度で，肥満者が多く存在することが明らかになりました．このことから，人間の肥満の成因として，社会・環境的要因の影響はきわめて強大であるということができましょう．さらにまた，「物質文明は肥満者を増加させ，精神文明はそれを減少させる」という極端な意見を提唱する学者もいるほどです．

古くから，米国のエグゼクティブのあいだでは，「肥満者は自己管理能力に劣っている」という見方が定着していました．しかし，1994年のob遺伝子の発見以降，このような極端な意見は鳴りをひそめるようになり，肥満者を悪者扱いする行きすぎた風潮は一段落しました．しかし，体脂肪を蓄える能力に優れた人ほど環境要因の影響も受けやすいわけですから，肥満症は「生活習慣病」や「ライフスタイル病」の一員であると考えられているのです．

9 肥満要因チェック表

肥満に対する研究成績から浮き彫りにされた太りやすい条件の主なものを整理して，肥満要因チェック表としてとりまとめてみました（表3-5）．各項目をチェックして，合計点が5点を超える人は，太りやすい条件をかねそなえているといえます．幸いまだ太っていない人は，今こそ太りにくいライフスタイルへ方向転換をはかるべき時といえましょう．

表3-5 肥満要因チェック表

1. 両親あるいはそのいずれかが太っている	2点
2. 幼児期や子供の頃に太っていた	2点
3. 歩くことが少ない，車をよく利用する	2点
4. 日常的に運動を行っていない	2点
5. 脂っこいものや油を使った料理が好き	2点
6. お菓子やジュース等甘いものを毎日とる	1点
7. 毎日お酒を飲む	1点
8. 早食い，ドカ食い，ながら食いが多い	1点
9. 夜食または間食をすることが多い	1点
10. 飲む，食べることでストレスを発散する	1点
合　計	点

太りやすい要因
今のところ少ない　0～4点
やや多い　5～8点
とても多い　9～12点

第4章 ヘルシーダイエットの基本戦略

1 肥満解消の基本原則と治療法

　肥満症に対する治療法の主なものを表4-1にとりまとめてみました．肥満治療の原則は，まず体内のエネルギーバランスをマイナスに保つことです．これにより，白色脂肪細胞内に蓄積されている中性脂肪をエネルギー源として転換利用させ，減量をはかります．人体の脂肪組織は，純粋な脂肪約80％と水分ほかの成分約20％から構

表4-1　肥満症に対する主な治療法

Ⅰ. 食事療法		
	1. 減食療法	1,200～1,800kcal
	2. 超低カロリー食（VLCD）	200～600kcal
	3. 絶食療法	
Ⅱ. 運動療法		
	1. 有酸素運動	
	2. レジスタンス運動（筋力トレーニングなど）	
Ⅲ. 行動修正療法		
Ⅳ. 薬物療法		
	1. 食欲抑制剤	
	①中枢性アドレナリン作動薬	マジンドール（サノレックス®）
	②中枢性セロトニン作動薬	*シブトラミン（メリディア®）（リダクティル®）
	③ペプチドホルモン系薬	NPY拮抗薬
	2. 消化吸収阻害剤	
	①脂質吸収阻害薬	リパーゼ阻害薬：オルリスタット（ゼニカル®）
	②糖質消化吸収阻害薬	α-グルコシダーゼ阻害薬：ボグリボース（ベイスン®）
		アカルボース（グルコバイ®）
	3. 熱代謝促進剤	
	①アドレナリン作動薬	エフェドリン−カフェイン（防風通聖散®）
	②$β_3$-アドレナリン受容体作動薬	BRL, CL316243　など
	③PPARγ拮抗薬	
	4. 食欲抑制ホルモン剤	レプチン
Ⅴ. 外科療法		
	1. 胃形成術	
	2. 胃バイパス術（腹腔鏡下）	
	3. 腹腔鏡下胃緊縛法（ラップバンド®）	

*シブトラミンは2010年10月に日本国内での医薬品製造販売承認申請が取り下げられ，開発中止が発表された．

成されています．中性脂肪1gのもつエネルギーは9kcalですから，体脂肪1kgを燃焼させるためには，9×1,000×0.8＝7,200kcalの負のエネルギーバランスを維持すればよいという計算になります．そこで，1日当たり1,000kcalのエネルギー不足状態をつくれば，週に1kg，月に4kgの体重減少（体脂肪燃焼）が得られる計算になります．

もちろん，このように単純な机上の計算どおりに減量が進むわけではありませんが，まず食事療法を徹底・実践し，これに補助的に運動療法を併用して効率的に体脂肪の燃焼をはかるというのがヘルシーダイエットの原則になります．そして，最も重要な課題は，減った体重の逆戻り（リバウンド）をできるだけ防止することです．このためには，行動修正療法などを駆使して，太りにくいライフスタイルをつくり上げることがきわめて重要であり，これなくして肥満の抜本的解消はありえません．

■有酸素運動で体脂肪がメラメラ燃える？

昔から，歩く，走るに代表される有酸素運動を30分ほど続けると体脂肪に火がつき，さらに継続すると体脂肪がメラメラ燃えるとよくいわれてきました．しかし，最近の研究から，このメラメラという表現は明らかに言いすぎであり，体力の限界近くまで無理して走ったところで，実は体脂肪はチビチビしか燃えないということがわかってきました．なぜなら，身体活動によって消費されるエネルギーは思いのほか少ないからです．

正しいダイエットの基本

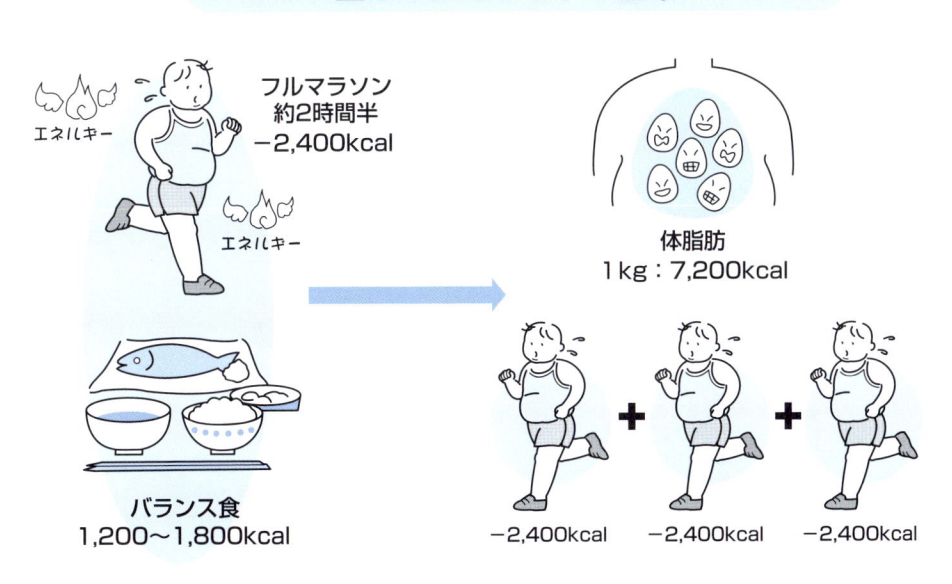

フルマラソン
約2時間半
−2,400kcal

エネルギー

バランス食
1,200〜1,800kcal

体脂肪
1kg：7,200kcal

−2,400kcal ＋ −2,400kcal ＋ −2,400kcal

飢餓との闘いに明け暮れた進化の歴史のなかで，私たちのからだにはきわめて少ないエネルギーで効率よく運動できる仕組みが完成されています．たとえば，フルマラソンを約2時間半で走破すると2,400kcal前後のエネルギーを消費しますが，体脂肪1kgの中には約7,200kcalのエネルギーが蓄えられています．そこで，もし食事を制限せずに，マラソンという代表的な有酸素運動だけで体脂肪を1kg燃焼させようとすれば，フルマラソンを3回も走らなければならない計算になってしまいます．

　もちろん，炎天下でフルマラソンを走破すれば，体重は1～2kgくらい簡単に減ってしまうでしょう．しかし，これはからだから水分が汗となって抜けたためで，体脂肪はせいぜい300g程度しか燃えていないという計算になります．つまり，有酸素運動だけで体脂肪を燃焼させることは，ほとんど不可能であり，まず食事をきちんと制限することが大前提というわけです．すなわち，「食事が主で運動が従」というのがヘルシーダイエットの大原則なのです．

　この際，理想的な減量食は低エネルギーバランス食であり，その代表は糖尿病治療食であることに異論はありません．しかし，食事療法のみを長期間実践すると，①基礎代謝が低下する，②インスリン感受性が低下する，③筋，骨などの除脂肪組織 lean body mass（LBM）が減少するなどの問題が浮上してきます．このような食事療法の欠点を補う目的で，運動療法の併用が必要になります．このためには，有酸素運動だけではなく，レジスタンス運動（筋力トレーニングなど）も欠かせません．

　さて，体重の逆戻りを防ぐという重要な目的のためには，行動修正療法などによって，生活習慣の変容をすすめ，太りにくいライフスタイルを身につけることが何にも増して大切です．前にも述べたように，先天的な遺伝因子と後天的な環境要因の両者がそろって，5年，10年かかって徐々に肥満体が完成するわけですから，肥満を醸成した日常の生活習慣を改革しなくては，抜本的な肥満解消はとうていおぼつきません．この重要な作業を忘れて，もとの生活へ戻れば，自然と体重もまたもとへ戻ってしまうことは当然の摂理といえましょう．肥満症治療を支える各治療法の臨床的意義のポイントについてまとめると，表4-2のようになります．

表4-2　肥満症治療を支える各治療法の臨床的意義

1. 低エネルギーバランス食	→	体脂肪の燃焼亢進
2. レジスタンス運動	→	除脂肪組織の維持
有酸素運動	→	基礎代謝の維持・亢進 インスリン感受性の改善
3. 行動修正療法	→	太った原因の解明 ライフスタイルの変容

■肥満症治療の特殊療法

　超低カロリー食療法very low calorie diet（VLCD），薬物療法や手術療法は，食事や運動を中心とした一般的な治療法では十分な成果がみられず，しかも病気の治療のためにどうしても急いで体重を減らさねばならないというような特殊なケースに対して，短期間に限って医療機関の監視下で慎重に施行されることがあります．これらの治療法はあくまでも肥満症に対する「特殊療法」であり，安易に実施することだけは，くれぐれも慎むことが肝要です．

　VLCD療法では，必須アミノ酸を含む蛋白質を50～60g／日，各種ビタミンとミネラルを十分量含有し，糖質と脂質は極力少なくしたフォーミュラー食を用います．フォーミュラー食には，オプチファースト®，オベキュア®，マイクロダイエット®などが商品化されています．いずれも，1袋160～180kcalの粉末を水に溶かし，1日3回服用すると総摂取エネルギーは480～540kcal／日程度になりますが，このような過激な治療法はからだにかかる負担も大きいため，必ず医療機関に入院して行うことが大原則です．

　専門の医療機関に入院して実施すれば，1か月で5～10kg程度の減量は可能ですが，問題は普通の食事に戻す時の体調管理が難しく，さらに退院後に食事療法を徹底しないと体重の逆戻り（リバウンド）もかなり大きいことが知られています．

　すなわち，VLCDも薬物療法も期間の限られた「短期療法」にすぎないので，一時的に短期急速減量が得られても，そこから離脱して体重を維持することが難しいという事実を忘れてはなりません．通常の食事療法と運動療法で根気よく時間をかけて少しずつ体重を減らしたほうが，結局，数年先の長期成績ははるかによいとする研究報告が多数発表されています．

　図4－1は，1990年に神戸で開催された第6回国際肥満学会で筆者らが発表した研究成績ですが，VLCD単独療法では，1カ月の入院治療で平均8.6kgの減量が得られたものの，1年後には平均3.3kg，3年後には平均5.7kgの体重の逆戻りがみられ，2／3の症例では初期治療で得られた減量の半分を超える体重のリバウンドが確認されました．これに対して，行動修正療法では3カ月間の外来治療で平均4.9kgの減量が得られ，3年後でも体重が大きくリバウンドした症例は1割弱に止まっていました．なお，VLCDに行動修正療法を併用すると体重の逆戻りはかなり低減することも明らかになりました．ですから，目先の短期的な減量効果に惑わされず，3年，5年先の長期治療成績をしっかりと見据えて減量に取り組むことがきわめて重要であるということがよくわかります．

　ガンに対する治療成績を評価するさいに，5年後の生存率が極めて重要なポイント

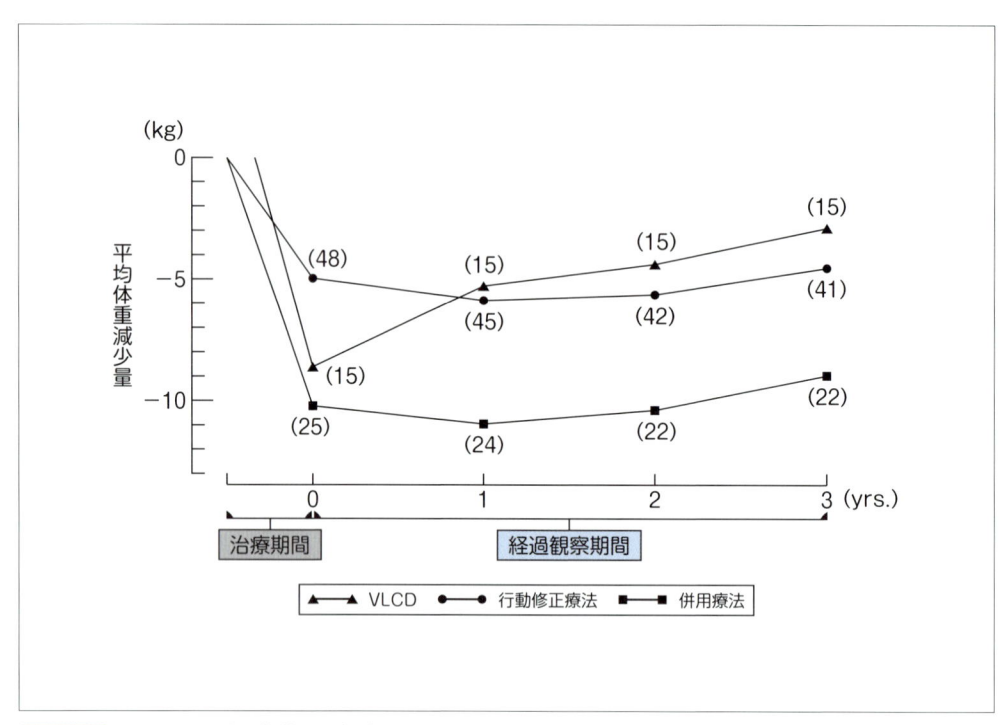

図4-1 VLCD, 行動修正療法と両者の併用療法の長期減量効果 (Progress in Obesity Research 1990, John Libbey & Co.Ltd., pp.523より)

　になるのと同じように，肥満症に対する治療成績も，少なくとも5年以上の長期減量効果を基準に評価すべきであるといえましょう．なぜなら，一時的に体重が減ったとしても，それが長期間に渡って維持されなければ，減量にかけた治療費（コスト）は結局無駄になってしまうわけであり，それなら初めから減量しなかったほうがよかったとさえ言うこともできるからです．

　さて，本格的なVLCDはからだに負担がかかる上に，長期的な減量効果も期待薄なため，実際のフィールドでは，心臓病，脳血管障害などの重い病気がなく，精神的にも健康な中等度以上の肥満者に対して，1日1回だけ食事の代わりにフォーミュラー食1袋で置き換えるという方法がよく行われています．この方法だと大体1カ月で2～3kgの減量が可能です．しかし，どのような使い方にせよ，フォーミュラー食は普通食によるダイエット食を身につけるまでの一時的な代用品にすぎないことに変わりはありません．一生，フォーミュラー食を続けるわけにもいきませんし，食品ですから健康保険も効かないので，コストが高くつく欠点も無視できないからです．

　さて，VLCDと同様に薬物療法も「短期療法」にすぎません．代表的な食欲抑制剤であるマジンドール（サノレックス®）は，日本ではBMI 35以上の高度肥満者に対して3カ月以内に限って使用が認められていることはよく知られています．

欧米で使用されていたもう一つの食欲抑制剤であるシブトラミンは，日本ではBMI 25以上の内臓脂肪蓄積を伴い2型糖尿病および脂質代謝異常を有する肥満症で，食事・運動療法を行っても十分な効果が得られないケースに対して臨床治験が終了して，オベスケア® という商品名で医薬品製造販売承認申請が出されていましたが，心血管系に対するリスクなどから欧州において本剤の販売中止が決まったことを受けて，2010年10月に日本におけるシブトラミンの製造販売承認申請の取り下げと開発の中止が発表されました．
(http://www.eisai.co.jp/news/news201057.html)

　肥満症に対する手術療法は，脂肪吸引などとは異なり，決して美容を目的としたものではなく，肥満に伴う合併疾患を改善して生命予後と生活の質を向上させるために行うものです．ですから，手術の対象になるのは，現状のままだと命にかかわる危険性のある病的肥満ということになります．

　アジア太平洋肥満外科会議は，2005年2月の会議においてアジア人の手術適応を次のように規定しました．
①BMIが32以上で，糖尿病またはそれ以外の2つの合併症をもつ人
②BMIが37以上の人
※上記の適応を満たし，内科的治療で効果がなかった人

　肥満症に対する手術療法は術後の体重のリバウンドは少なく，長期治療成績もかなり良くなってきており，最近では開腹せずに腹腔鏡下で行う手術が主流になってきています．ですから，減量の最後の切り札として手術療法を検討する意義は大きくなってきています．ただし，これは楽をしてやせるための手術ではなく，手術後も長期にわたり食事療法，運動療法，外来通院が必要であることを十分に認識した上で，手術例を多く持つ熟練した外科医と十二分に話し合った上で手術を受けるかどうか決めることが重要です．

2　治療法選択のためのガイドライン

　肥満者に対する減量指導のスタートラインでは，BMIとへそ周りの程度および合併症の有無とその程度などの要因について分析し，その状況に従って，その個人に適した治療手段（減量方法）を模索していきます．表4-3は2000年2月にWHO西太平洋地域事務所から発表された「肥満に対する治療法選択のためのガイドライン-アジア人用」（WHO国際肥満対策委員会編）をもとに，著者が自らの臨床経験に基づき若干の修正を加えて作成したガイドラインです．

表4-3 肥満の治療ガイドライン2000-アジア人用

		食事	運動	行動	薬物	VLCD	手術
①	BMI 23-25						
	健康リスク なし	○	◎	◎			
	腹囲増大 ＊	○	◎	◎			
	合併症 あり	◎	○	○			
②	BMI 25-30						
	健康リスク なし	◎	◎	◎			
	腹囲増大	◎	◎	◎	△	△	
	合併症 あり	◎	○	◎	△	△	
②	BMI ≧ 30						
	健康リスク なし	◎	○	◎	△	△	
	腹囲増大	◎	△	◎	○	○	
	合併症 あり	◎	△	◎	○	○	○

食事：食事療法　　運動：運動療法　　行動：行動修正療法　　薬物：薬物療法
VLCD：超低カロリー食　　手術：手術療法
◎：適用　　○：考慮　　△：慎重に考慮
＊腹囲増大：男性　90cm以上，女性　80cm以上

(WHO国際肥満対策委員会報告—2000年2月　より一部改変)

　この委員会では各国とも，アジア人の場合BMI 25以上を肥満と判定することで合意しました．しかし，香港などで行われた疫学調査からアジア人の場合，BMI 23を超えるあたりより合併症の有病率が上昇するため，アジア人ではBMI 23以上をoverweight（過体重）と判定し，男性で腹囲90cm以上，女性で80cm以上を腹囲増大とみなすのが望ましいとの提案がなされました．

①BMI 23以上，25未満の場合

　この段階は肥満ではないものの過体重と考えられますが，合併症がなければ原則的に減量する必要はなく，現在の体重より太らないよう注意すればよいことになります．そこで，合併症がなければ，本格的な食事療法を行う必要はなく，運動療法と行動修正療法を主体に肥満の予防に努めます．しかし，合併症がある場合には，病気の療養のために数kgでも体重を減らしたほうがよいかどうか，よく主治医と相談してみます．そして，主治医の指示に従って，必要であれば本格的な食事療法を開始します．合併症の状態によっては，あまり積極的な運動療法は行えない場合もありますので，勝手に激しい運動を始めたりしないで，主治医とよく相談して慎重に対処することが大切です．

②BMI 25以上，30未満の場合

　実際の日常臨床で最も遭遇することの多い対象であり，先に述べたように生活習慣

病の合併率も高くなってくる集団なので，慎重に対処する必要があります．

　まず，合併症の有無について入念に診察と検査を行います．この結果，合併症がみられなければ，食事，運動，行動修正療法の3本柱を中心とした治療を開始します．しかし，合併症が発見されたケースでは，あまり積極的な運動療法をすすめられない場合もあります．心肺機能について入念にメディカルチェックを行い，無理にならない程度から慎重に運動処方を作成するのがふつうです．なお，合併症がなくとも腹囲が大きい「ハイリスク肥満」は，肥満症と診断されるので，予防的意味も含めて積極的な減量指導が必要となる対象と考えられます．

　さて，当初の治療を6〜12カ月実施したところで，5kg以上の減量ないし治療前の体重の5％以上に相当する減量が得られなかった場合には，十分な治療効果が得られなかったと判断して，今後の治療法について主治医とよく相談しながら再検討してみることになります．

　ここで，BMIが27以下へ低下しており，しかも何ら合併症もみられなければ，あまり心配はありません．しかし，BMIがまだ27以上であり，しかも何らかの合併症がみられ，その治療のためにもう一息の減量が必要と判断されたときには，VLCDや薬物療法などの特殊療法を，1〜3カ月程度の短期間に限って慎重に併用する場合もあります．しかし，これらの特殊療法を併用するにあたっては，いろいろと細かい適応基準が定められているので，決して勝手に自己判断をせずに，必ず主治医と十二分に相談のうえ，くれぐれも慎重に実施する必要があります．

③BMI 30以上の場合

　日本人の場合，BMIが30を超える人は，成人の2〜3％程度しかいないといわれているので，日常臨床で遭遇することは比較的まれな対象ですが，ほとんどのケースに合併症がみつかるのがふつうなので，とりわけ慎重に対処せねばなりません．特に，このクラスの肥満体では，重い体重をひきずって無理やり運動を始めると，負担がかかりすぎて関節や筋肉の障害や心臓発作などが誘発される危険が高くなるので，積極的な運動療法はすすめられないのがふつうです．その分，最初は食事療法をきちんと実践して，ある程度減量が進んだ段階で徐々に運動療法を強化していくことになります．

　そして，やはり6〜12カ月の時点で，当初の治療効果について再評価を行い，必要であればVLCDや薬物療法などの特殊療法を検討する場合もあります．手術療法の適応は，一般的にはBMI 37以上といわれていますが，BMIが32以上でも重篤な合併症を併発しており，その治療のためにどうしても大幅な減量が必要と判断されるケースでは，慎重に手術療法を検討する場合があります．

3 肥満に対する減量指導の進め方

　減量指導に際しては，標準体重など到底到達不可能で無理な目標を設定し，安易に押しつけているような介入風景をよく目にします．また，減量する側もこれを指導する側も，単に体重の減少量やその速度だけで治療成果を評価し，自己満足に浸っていることも多々あるようです．たとえば，体重は変わらなくとも，体脂肪が減り，筋肉量が増えたような場合には，努力と成果を大きく評価する必要があります．そこで，減量目標の設定や治療経過を正しく評価するには，身体組成分析を欠かすことができません．

　また，標準体重などから逆算して画一的に摂取エネルギー量を設定するような，個体特性を軽視した減量指導を押しつけている限り，長期実践と治療の成功はおぼつきません．その個人が，実際の日常生活の中で何をなしうるのか，できることから少しずつ実践し，それを前向きに評価することが，減量に対する動機を高めるうえで効果的です．減量指導は決して画一的なスタイルになってはならないという視点から，実際の減量計画の立て方と戦略について解説します．

■やせるのとやつれるのは違う！

　健康体重は，先に述べたようにBMI 22前後といわれています．実は，まさにこの健康体重にぴったりで，女性の健康美の象徴として有名なのが，約500年前ルネッサンス期のイタリアでボッティチェリが描いたあの名画，「ヴィーナス誕生」の絵のなかのヴィーナス（モデルになったシモネッタさんの身長158cm，体重52kg，BMI 21）といわれています．

　私のクリニックでは，このヴィーナスの絵を健康美のモデルとして貼ってあります．特に女性の患者さんが初めて来院されたときには，必ずこの絵を見ていただいて「この女神よりも細くなりたいですか？」と質問します．すると，大多数の方は「もっと細くなりたい」と答えます．つまり，女性にはこの女神は太っていると見える人が多いようです．しかし，この女神を見て，かなり太っているとか，あるいは逆にかなりやせているというふうに感じる人は，自分自身の体型に対するボディーイメージが歪んできている可能性があるので要注意といわれています．

　健康美の象徴といわれる女神像よりもさらに細くなりたいという，世の男性の目から見ればいささか過激とも映る「やせ願望」を，なぜ多くの女性が抱くようになってしまったのでしょうか？　それは一つには，女優さんたちのBMIが19，モデルさんたちになると18前後しかないという現状が関係しているといわれています．つまり，若い女性のなかには，これらのタレントさんたちを目標に短期間に過激な方法で，無

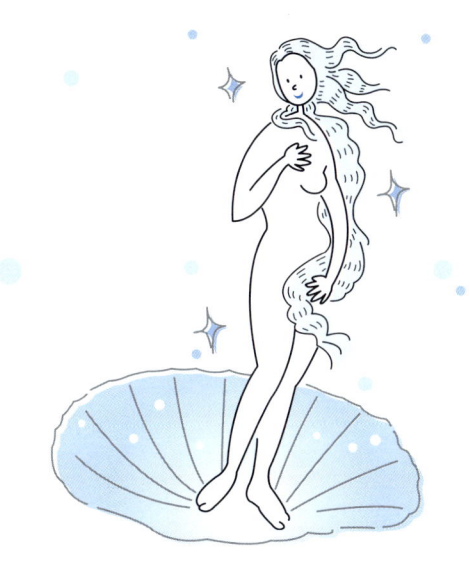

身長：158cm　体重：52kg　BMI：21

理やり体重を減らす人が多く，これが行き過ぎたダイエットに陥る一つの誘因になっていると考えられるのです．事実，日本人の20歳代の女性の約4～5人に1人は「低体重」であるという現状こそが，大きな社会問題であるといえましょう．

　人間本来の美しさは，内面に培った健康な心とからだを基盤にして初めて獲得できるものです．ですから，安易な方法で一時しのぎに外見だけを美しく装うのではなく，内面から湧き上がるゆるぎない健康美をしっかりとつくり上げるという発想が大切なのです．そのためには，まず健康体重を目標にダイエットに取り組み，どんなことがあってもBMI 20以下には体重を減らさないと強く決心することが，ヘルシーダイエットの最も重要な第一歩となります．

　平成20年国民健康・栄養調査によると，日本人の成人男女が理想と考えているBMIについて調査したところ，図4－2に示したような結果が得られたといいます．30歳代以上の成人男性が考えている理想のBMIの平均値は，健康体重であるBMI 22前後であり，この傾向は10年前の調査結果とほぼ同じでした．これに対して，20歳代，30歳代の成人女性が考えている理想のBMIの平均値は何と 20未満であり，50歳代以上になってやっとBMI 21以上を理想とする結果が得られました．しかも，各年齢層の成人女性が理想と考えるBMIの平均値は10年前と比べてさらに低下する傾向にあり，日本人成人女性における「やせ指向」はこの10年間で確実に進行していることが明らかになっているのです．
(http://www.mhlw.go.jp/houdou/2009/11/h1109-1.html)

第4章　ヘルシーダイエットの基本戦略

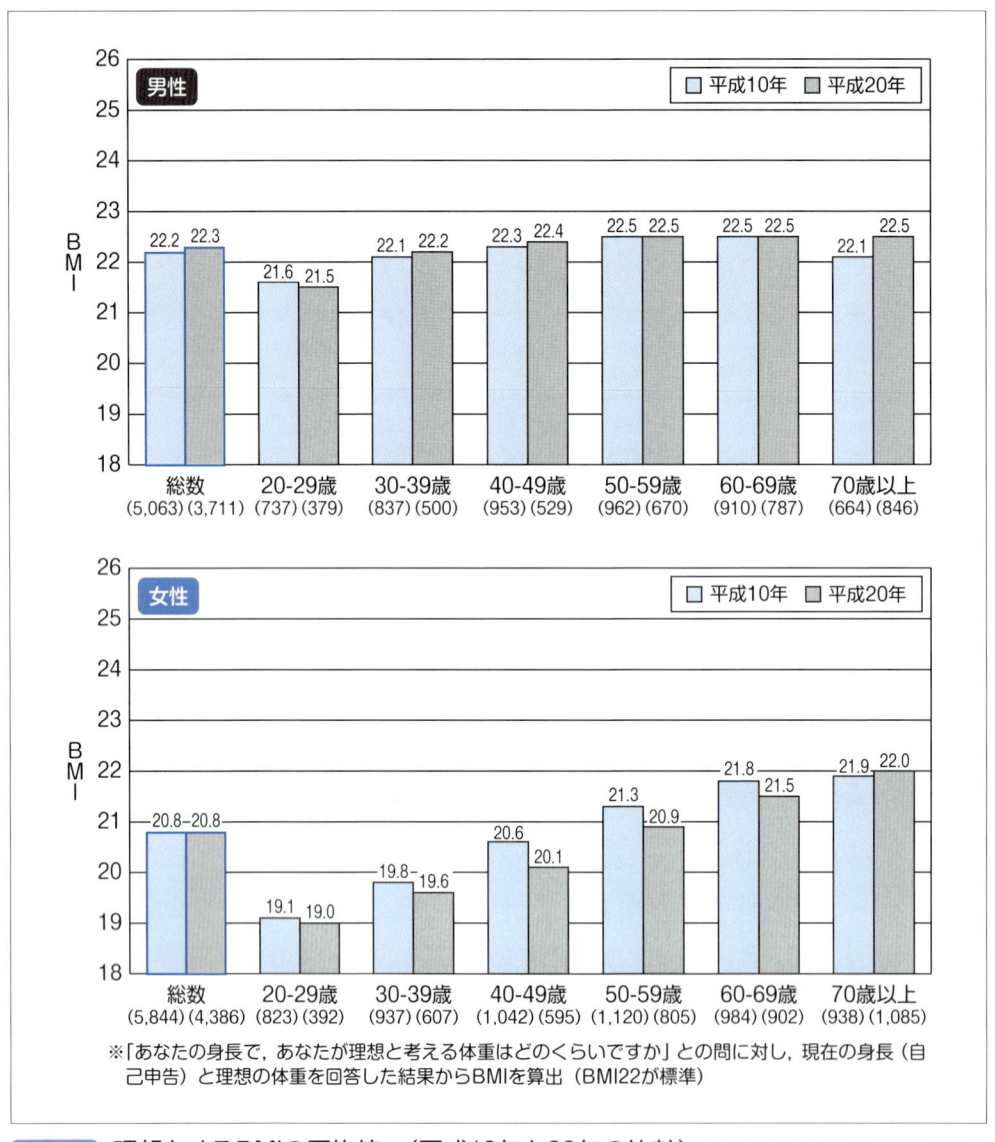

図4－2　理想とするBMIの平均値　（平成10年と20年の比較）（平成20年国民健康・栄養調査より）

男性　□ 平成10年　■ 平成20年

	総数	20-29歳	30-39歳	40-49歳	50-59歳	60-69歳	70歳以上
平成10年	22.2	21.6	22.1	22.3	22.5	22.5	22.1
平成20年	22.3	21.5	22.2	22.4	22.5	22.5	22.5
(n)	(5,063)(3,711)	(737)(379)	(837)(500)	(953)(529)	(962)(670)	(910)(787)	(664)(846)

女性　□ 平成10年　■ 平成20年

	総数	20-29歳	30-39歳	40-49歳	50-59歳	60-69歳	70歳以上
平成10年	20.8	19.1	19.8	20.6	21.3	21.8	21.9
平成20年	20.8	19.0	19.6	20.1	20.9	21.5	22.0
(n)	(5,844)(4,386)	(823)(392)	(937)(607)	(1,042)(595)	(1,120)(805)	(984)(902)	(938)(1,085)

※「あなたの身長で，あなたが理想と考える体重はどのくらいですか」との問に対し，現在の身長（自己申告）と理想の体重を回答した結果からBMIを算出（BMI22が標準）

　さらにまた，平成20年国民健康・栄養調査によると，成人男性の40.5％，女性の51.6％が体重を減らそうと考え，食事や運動に注意を払っていると回答したそうです．しかし，これを体型別にみてみると，BMI 25以上の肥満男性の約3割は体重を減らそうと考えていないのに対して，BMI 18.5未満の低体重（やせ）の女性の約1割以上，普通体重の女性の約半数が体重を減らそうと考えるという実態が明らかにされています．

　巷には，過激な方法で急激に体重を減らすダイエット法がたくさん宣伝されています．ご飯しか食べてはいけないとか，グレープフルーツしか食べてはいけない，卵し

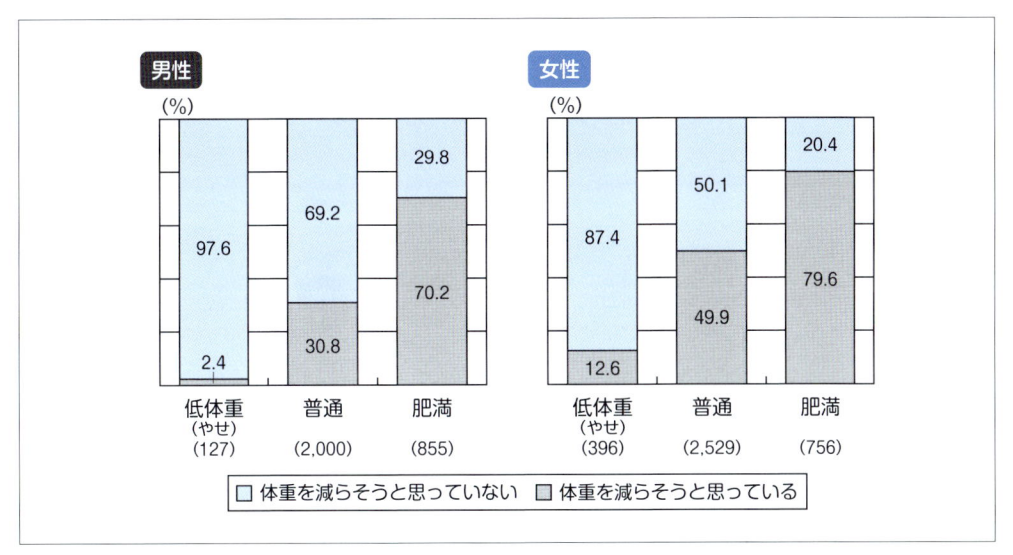

```
男性                                    女性
(%)                                    (%)
                    29.8                              20.4
        69.2                    50.1
97.6                    87.4
                    70.2                    79.6
                                            49.9
        30.8
2.4                    12.6
低体重   普通    肥満         低体重   普通    肥満
(やせ)                        (やせ)
(127) (2,000) (855)        (396) (2,529) (756)
□ 体重を減らそうと思っていない  ■ 体重を減らそうと思っている
```

図4-3　体型別　体重を減らそうとする者の割合（20歳以上）（平成20年国民健康・栄養調査より）

か食べてはいけないというような，俗に「単品ダイエット」とよばれるダイエット法や，あれもこれも食べてはいけないというように，摂取できる食品の種類を極端に制限した，「偏食ダイエット」などがよくみられます．このような過激なダイエットは辛いので，大多数の人は1〜2週間で音をあげて放り出してしまいます．この段階でやめてしまえば，大きな健康上のトラブルに巻き込まれることは少ないのですが，なかには真面目に辛抱強く数カ月も継続してがんばる人がおり，このようなケースではいろいろな健康障害をきたして体調を崩すことになります．

　まず，1カ月ほど続けていると肌あれや脱毛といったトラブルが起こってきます．2〜3カ月もすると，貧血になって，めまい，立ちくらみ，動悸，息切れなどが起こってきます．この段階で，医療機関を受診すれば，治療により回復できるのですが，3〜6カ月もすると生理不順や無月経などになるケースが増えてきます．こうなったら，何が何でも医療機関を受診せねばなりません．もう，からだがSOSを発している状態だからです．そして，この段階でも，過激なダイエットをやめずにガンバリ続けると，次には骨粗鬆症になって，骨折しやすくなります．そして，最後には拒食症になって，痩せ衰えて死に至る場合もあります．

　このようなトラブルは，1〜2カ月前後の短期間のうちに，月に4〜5kg以上のハイペースで減量した人に圧倒的に多くみられます．体調を崩さずに安全に減量を進めるペースは月に1〜2kgが目安です．それ以上のハイペースで減量すると，体脂肪のほかに大切な筋肉や骨まで減ってしまい，「やせた」というより「やつれた」という状態になって，健康を損なう危険が大きくなります．

過激なダイエットの弊害

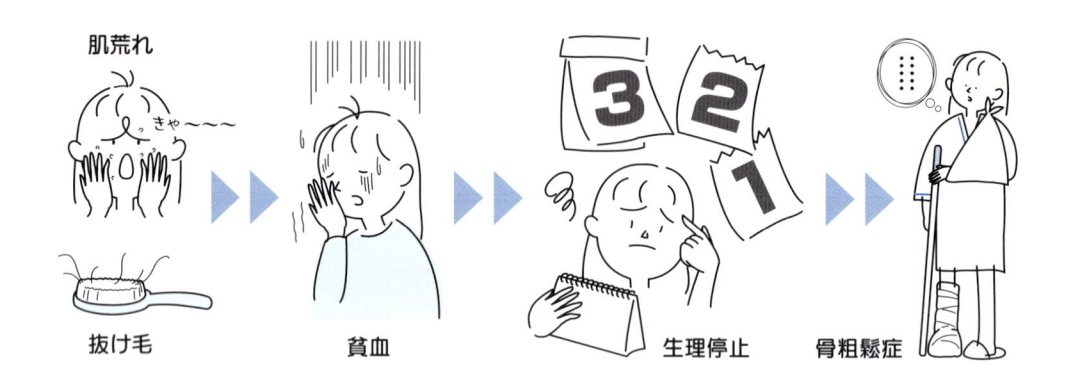

肌荒れ　抜け毛　▶▶　貧血　▶▶　生理停止　▶▶　骨粗鬆症

　健康美を獲得するコツは，余分な体脂肪だけを減らして，大切な筋肉や骨までは減らさないということです．したがって，体重計の針の動きだけに一喜一憂していないで，からだの中の何が変化しているのかについて考えをめぐらせておくことが大切です．このためにも，ダイエット中には定期的に体脂肪をチェックしながら，常に健康的に体重が減っているかどうかを確認しておくことが，美しく健康的にやせるための「キーポイント」になるのです．

■治療（減量）対象の選定

　治療（減量）が必要かを決めるにあたっては，事前に真に減量が必要か否か，減量が必要とすればそれは容易か否かなどの点について十分に検討し，慎重に対象を選定する必要があります．減量する側も指導する側も安易な気持ちで減量に取り組むと，結局は失敗して体重がリバウンドしてしまい，費用（医療費も含む）の無駄遣いにつながりますし，リバウンドすると，かえって健康を害したり，やせにくい体質に移行してしまうなどの問題もあるからです．

　1994年8月，カナダのトロント市で開催された第7回国際肥満学会の教育講演で米国のBlackburn教授は，肥満に伴う健康障害を是正するために積極的な治療（減量）を必要とするタイプの肥満者の特徴は，表4－4のAのようになると報告しました．すなわち，成人発症，青壮年，BMI 30以上の男性型（上半身）肥満で，体重の増加が続いており，体重の影響を受ける疾病異常を合併しているか，その家族歴を有する者ということです．

表4−4 治療（減量）すべき肥満とそうでないものの鑑別

A．積極的な治療（減量）が必要なもの
1．成人発症の青壮年肥満者
2．BMI≧30kg/m²
3．男性型（上半身）肥満
4．体重増加持続例
5．肥満に起因ないし関連する疾病異常を合併するか，その家族歴がある

B．治療（減量）に抵抗することが多く，しかも難治性のことが多いもの
1．小児期からの肥満者
2．長期間体重が安定しているもの
3．摂取エネルギーの絶対量が多くないもの
4．ウエイトサイクリングを反復しているもの
5．精神的問題に起因する摂食行動異常

C．治療（減量）が健康上悪影響を及ぼす危険のあるもの
1．スリム指向の強い非肥満若年女性
2．中等度以下の女性型（下半身）肥満
3．過激なダイエットによる短期急速減量
4．精神神経疾患を治療中のもの，精神的に不安定なもの
5．心身の成長期にあるもの

(Blackburn, G.L., 7th ICO, Tronto, 1994)

　これに対して，治療に対する抵抗性が高い難治性の症例であることが多いため，慎重に症例を選定し，根気よく減量指導を進めねばならないタイプは，体重が安定している若年発症の肥満者，摂取エネルギーの絶対量が多くない者，ウエイトサイクリングを繰り返しているいわゆるダイエッター，精神的問題に起因する摂食行動異常などであるといいます（表4−4のB）．さらに，減量がむしろ健康上悪影響を及ぼす危険性のある場合として，非肥満の若年女性，中等度以下の女性型肥満，過激なダイエット，精神的に不安定な者などをあげました（表4−4のC）．これらのタイプに無理な減量を強いると，筋肉や骨まで減少して重大な健康障害に陥ったり，うつ状態に悩まされる，社会復帰ができない，過食や拒食を反復するなどの心身のトラブルを引き起こす危険が大きいので注意が必要です．

■減量計画の立て方

　身長別の標準体重は，多数例に対する断面的な疫学調査などに基づいて作成されているため，多数例を対象とした一次スクリーニングの指標には適していますが，個人の「ベストウエイト（至適体重）」とはかけ離れていることが多いものです．そこで，減量目標を設定するさいには，身体組成分析を欠かすことはできません．身体組成や体重歴（20代前半の頃の体重，体重増加のきっかけ）などの個人特有のデータを加味して，至適体重を検索していきます．

初期の減量目標は現実的なレベルへ設定します．減量の速度は月に1～2kg，半年～1年で5～10kg程度で十分であり，多くの場合，体重の5～10％の減量で医学的治療効果は達成されるといわれています．やみくもに，標準体重まで減量する必要は全くありません．しかし，確実に体脂肪を月に1～2kgずつ減らしていきます．この際，当然，大切な筋肉や骨などの除脂肪組織 lean body mass（LBM）まで減らしてしまわないよう，定期的にチェックしておくことを忘れてはなりません．

　また，体脂肪と一緒に必ず腹囲やへそ周りを測定して，内臓脂肪が減ったかどうかチェックすることも大切です．この際，体重の変化よりも身体組成の変化や体脂肪の分布の変化に注目し，標準値や正常値と比較するのではなく，個人のデータが経時的にどのように変化したかについて，把握しておくことが一番重要です．

　治療（減量）が始まって6～12ヵ月経った時点で，体重の変化だけではなく身体組成や体脂肪分布の変化，生活習慣の変化，検査データの改善度など多面的な視点から治療効果について評価してみます．ここで，最初の体重の5％以上の減量が得られていなかったり，BMIがまだ27以上である場合には，さらに治療（減量）を継続します．合併症などの状態から，さらに大幅な減量が必要と判断されるケースでは，特殊療法の併用を検討する場合もあります．最終的には，5～10年かけて最初のBMIを2前後減らすことを目標に治療（減量）を続けます．決して成人してからの最低体重以下へ減量してはなりません．

　長期的な減量目標は，過剰体重の半分を減らすか，BMI 22～25に戻すことです．過剰体重の50％に相当する減量が得られれば，医学的治療目標および疾病予防と健康増進効果の75～90％を達成することができるといわれています．このために，主治医が留意すべき点をまとめると，表4－5のようになります．

　減量中のみならず減量後も医学的監視を続けることはとても大切です．治療の最終目標は，ウエイトサイクリングを防ぐことにあるからです．治療効果は，決して減量の速度や度合で評価すべきではありません．身体組成や体脂肪分布の変化，生活習慣

表4－5　減量作戦を成功に導くために主治医が留意すべき点

1．	体重の10％前後の減量で満足する
2．	コメディカルスタッフと密な協力を
3．	治療脱落者が増えても放棄しない
4．	最終目標はライフスタイル変容に
5．	マスメディアによる健康教育に参加

（Blackburn, G.L., 7th ICO,Tronto, 1994）

の変化，検査データの変化などをもとに，個体特性を重視した評価を行うことが大切です．重要なことは，減った体重をいかに長期間維持しているかという点を最も高く評価することでしょう．このためには，行動修正療法などを加味して，生活習慣全般の改革をすすめる姿勢が肝要ということになります．

■最終目標は自分のベスト体重

　ダイエットの最終目標に標準体重をかかげて，一生懸命がんばっている人をよく見かけます．しかし，日本では古くから何種類もの標準体重が使われており，どれが標準なのかよくわからないという問題があります．たとえば，身長が160cmの人の場合，厳しい標準体重算定式を使うと標準体重は51kgくらいになりますが，甘い算定式を使うと57kgくらいになり，何と6kg前後もの差が出てくるのです．一番よく使われている（身長−100）×0.9の算定式を使うと，この人の標準体重は54kgになりますが，この算定式は，身長155cm以下の人には厳しく，180cm以上の人には甘くなるという欠点を抱えています．

　そもそも標準体重とは，その人にとって一番最適な体重，すなわち「ベストウエイト（至適体重）」を考えてつくられた指標ではありません．なぜなら，身長が同じでも，体格や体型は百人百様ですから，身長をもとに算出される標準体重自体，最初から個人差を考慮していない物差しにすぎないのです．そこで，健康体重はベスト体重を考えるうえで，ひとつの目安にはなりますが，これにいろいろな要素を加味して，自分自身のベスト体重を割り出す必要があります．

　ベスト体重を考えるうえで，特に重要視されているのが，「身体活動能力」です．身体活動能力とは，簡単にいえば，よく動いていかに活動的な毎日を送ることができるかという能力のことです．米国で行われた研究で，太っていても身体活動能力の高い人は，標準体重で身体活動能力の低い人に比べて，死亡率が低いという結果（図4−4）が発表されてから，有名になった言葉です．日本でも昔から，よく「病は足から」などといわれてきましたが，体重が多かろうが少なかろうが，人間，活発に動き回れなくなったら終わりという側面を指摘することができます．

　ですから，ベスト体重とは，一言でいえば，まず健康であり，そして最も活発に活動できる体重ということになります．体重が標準でも，ごろごろ怠惰な毎日を送っていては，健康長寿はおぼつかないのです．また，先の「かくれ肥満」のように，体重は標準でも体脂肪率が多いようでは，やはり問題です．そこで，体脂肪率や生まれてから今までの体重歴，健康診断のデータなどいろいろな情報を考え合わせて，自分にとって最適なベスト体重を割り出してみましょう．ちなみに，総合健診医学会の発表によると，20代前半の頃の体重より7kg以上体重が増加すると，生活習慣病を合併

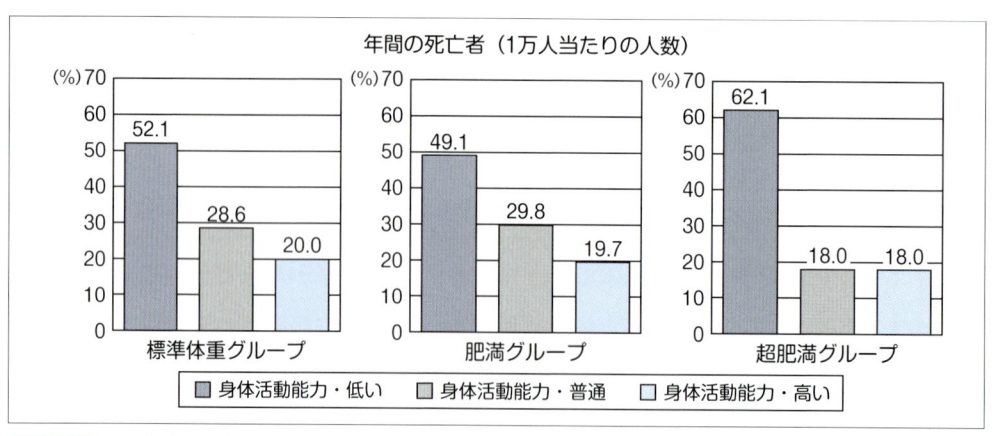

年間の死亡者（1万人当たりの人数）

標準体重グループ
- 身体活動能力・低い: 52.1
- 身体活動能力・普通: 28.6
- 身体活動能力・高い: 20.0

肥満グループ
- 身体活動能力・低い: 49.1
- 身体活動能力・普通: 29.8
- 身体活動能力・高い: 19.7

超肥満グループ
- 身体活動能力・低い: 62.1
- 身体活動能力・普通: 18.0
- 身体活動能力・高い: 18.0

図4-4 死亡率を決めるのは身体活動能力（対象：成人男性25,000人）

男性 （時々している／いつもしている、平成15年／平成20年）

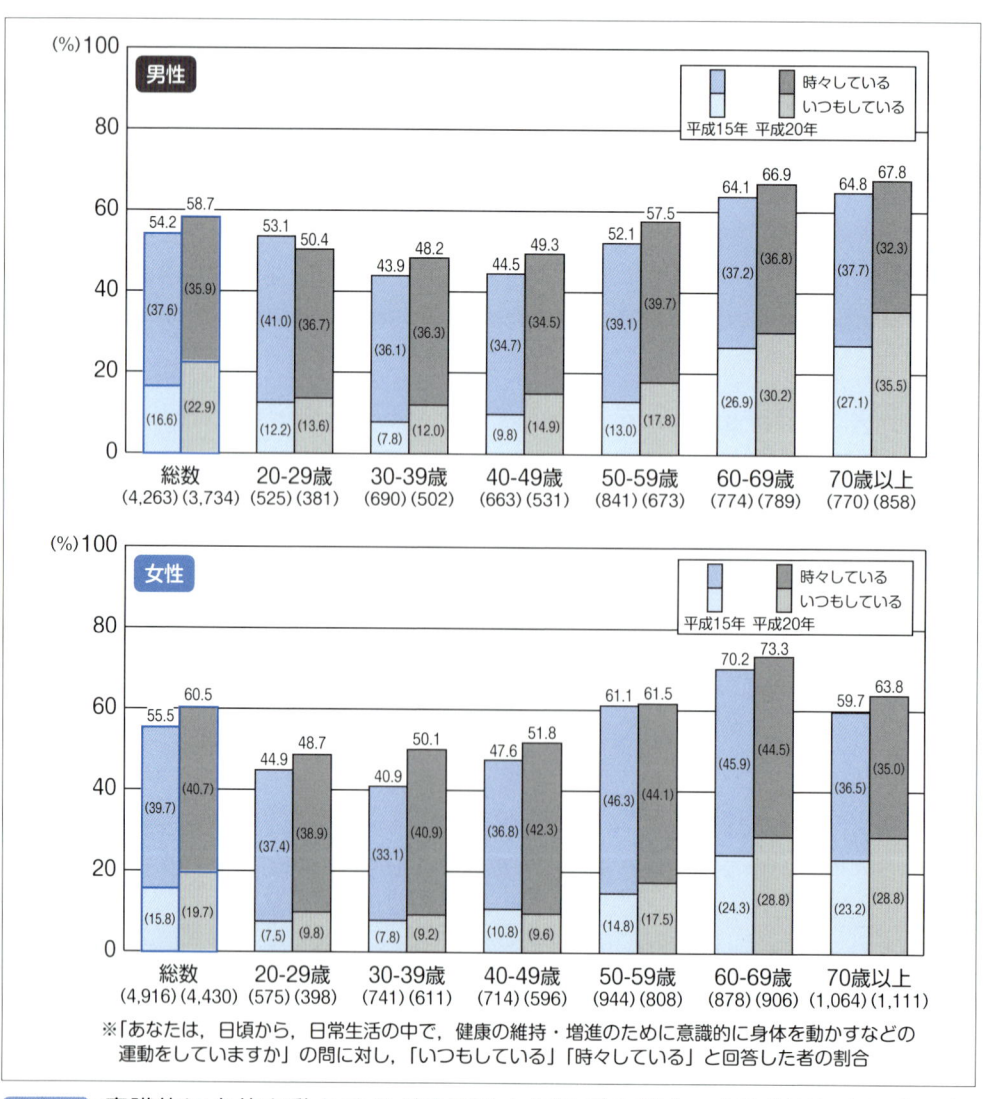

区分	平成15年	平成20年
総数 (4,263)(3,734)	54.2 (37.6)(16.6)	58.7 (35.9)(22.9)
20-29歳 (525)(381)	53.1 (41.0)(12.2)	50.4 (36.7)(13.6)
30-39歳 (690)(502)	43.9 (36.1)(7.8)	48.2 (36.3)(12.0)
40-49歳 (663)(531)	44.5 (34.7)(9.8)	49.3 (34.5)(14.9)
50-59歳 (841)(673)	52.1 (39.1)(13.0)	57.5 (39.7)(17.8)
60-69歳 (774)(789)	64.1 (37.2)(26.9)	66.9 (36.8)(30.2)
70歳以上 (770)(858)	64.8 (37.7)(27.1)	67.8 (32.3)(35.5)

女性

区分	平成15年	平成20年
総数 (4,916)(4,430)	55.5 (39.7)(15.8)	60.5 (40.7)(19.7)
20-29歳 (575)(398)	44.9 (37.4)(7.5)	48.7 (38.9)(9.8)
30-39歳 (741)(611)	40.9 (33.1)(7.8)	50.1 (40.9)(9.2)
40-49歳 (714)(596)	47.6 (36.8)(10.8)	51.8 (42.3)(9.6)
50-59歳 (944)(808)	61.1 (46.3)(14.8)	61.5 (44.1)(17.5)
60-69歳 (878)(906)	70.2 (45.9)(24.3)	73.3 (44.5)(28.8)
70歳以上 (1,064)(1,111)	59.7 (36.5)(23.2)	63.8 (35.0)(28.8)

※「あなたは、日頃から、日常生活の中で、健康の維持・増進のために意識的に身体を動かすなどの運動をしていますか」の問に対し、「いつもしている」「時々している」と回答した者の割合

図4-5 意識的に身体を動かすなどの運動を行う者の割合 （平成15年と20年の比較）（平成20年国民健康・栄養調査より）

しやすくなるというので注意を要します．

　平成20年国民健康・栄養調査によると，日常生活のなかで，健康維持・増進のために意識的に身体を動かすなどの運動している者の割合は，5年前の調査結果よりも増加傾向にあり，成人男女とも約6割前後に達していることが報告されています．そして，この傾向は男女とも，とくに50歳代以上の中高年者で顕著であることが明らかになりました（図4-5）．

■ウエイトサイクリングの危険性

　さて，苦労して減量に成功しても，半年も経たないうちに「元の木阿弥」という話をよく耳にします．体重の減少と逆戻りを何度も繰り返すことを，以前は「ヨーヨー現象」とよびましたが，最近は「ウエイトサイクリング」とよぶようになってきました．しかも，この現象を反復していると，回を重ねるごとに，からだの中身や仕組みが変化して，徐々に太りやすくやせにくいからだになってしまうことがわかり，近年，特に問題視されています．

　一般に食事療法のみに頼って減量すると，体脂肪だけではなく筋肉や骨などの除脂肪組織も減少してしまいます．特に，摂取エネルギーを極端に制限した食事療法や栄養素のバランスが崩れた食事療法など，過激な減量を何カ月にもわたって実践した場合，この現象は顕著にあらわれてきます．一方，体重が逆戻りするときは，主に体脂肪だけが増加し，筋肉はほとんど増加しません．ですから，もとの体重に戻っても，

これがウエイトサイクリング

AとEでは，体重は同じ100kgですが，体脂肪は30kg→40kgと10kgも増加しています

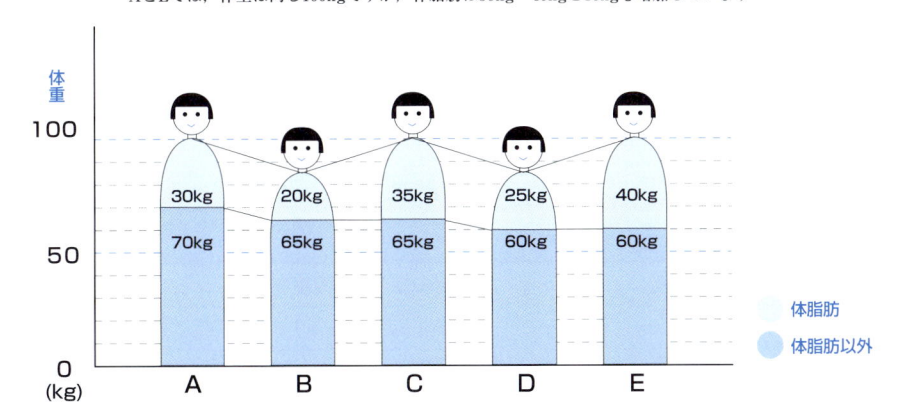

	A	B	C	D	E
体脂肪	30kg	20kg	35kg	25kg	40kg
体脂肪以外	70kg	65kg	65kg	60kg	60kg

からだの中身は変わってしまうことになります．

　そこで，これを反復していると，回数を重ねるごとに筋肉が減り，その分は体脂肪に置き換わり，脂肪ばかりの締まりのないからだになってしまうのです．しかも，プロポーションが悪くなってしまうだけではなく，からだをつくっている筋肉の量が減少すると基礎代謝量も減少してしまう点が大きな問題です．こうなると，消費エネルギーが低下して，からだの仕組みはますますやせにくく，太りやすい方向へ変化してしまうことになります．また，元来，減量する必要のない人がいたずらに体重を減らし，ウエイトサイクリングを繰り返すと，体脂肪率が上昇して俗にいう「かくれ肥満」になってしまう可能性があります．

　私は以前，あるテレビ番組で，かくれ肥満の頻度を調査しました．東京の銀座の歩行者天国で，20歳代の一見細身の女性約300名について，体重と体脂肪率を測定してみました．その結果，約1割に当たる29人に隠れ肥満が見つかりました．この人たち全員に共通していたことは，ただ一つ，やる必要のないダイエットに何度も挑戦して，ウエイトサイクリングを繰り返していたことでした．

　ところで，ウエイトサイクリングの定義自体が明確ではないこともあり，ウエイトサイクリングに伴う体脂肪量，体脂肪分布，基礎代謝の変化や健康障害などについても，いろいろな研究結果が発表されています．この中で，米国で行われた有名なフラミンガム調査では，BMIの変動が大きい人では，男性で1.7倍，女性で1.3倍死亡率が高くなり，特に虚血性心疾患による死亡が高まることが確認されました．このように，ウエイトサイクリングに伴う弊害が次第に明らかになるにつれ，最近ではウエイトサイクリングをきたすくらいなら，むしろ初めから減量などしないほうがよいという意見すら聞かれるのが実情です．

　さて，日常臨床において，ウエイトサイクリングを誘発しうる要因のなかで，減量を指導する側の責任が大きいと考えられるものを，表4-6にとりまとめてみました．まず，対象の選定にあたっては，本来治療（減量）する必要のないケースに，無

表4-6 ウエイトサイクリングをきたす誘因と対策

誘因		対策
1．治療対象の選択ミス	→	減量の要否と難易度を検討
2．無理な減量目標設定	→	標準体重を押しつけず，現実的で達成可能な目標
3．治療成果の不当評価	→	身体組成分析にもとづく適正な評価と経過観察
4．画一的で安易な減量指導	→	個体特性を重視した現実的で実践可能な方法
5．減量後のケア不足	→	ライフスタイルの変容と長期間の経過観察

益な減量をすすめ，結果的に減量した体重の維持に失敗してしまうことがよくみられるようです．事前に真に減量が必要か否か，減量が必要とすればそれは容易か否かなどの点について十分に検討し，慎重に対象を選定する必要がありましょう．なぜなら，現在，減量を指導する側が手にしている治療手段はいずれも不完全なものばかりであり，恒久的な肥満解消という最終治療目標を達成しうる決め手はないからです．減量をする側も介入する側も，ウエイトサイクリングを完全に防ぐことができる「切り札」を手にしてはいないという現状をよく認識して，くれぐれも謙虚な姿勢を忘れずに，慎重かつ根気よく減量作戦を展開していくことを忘れてはならないのです．

4　特定健康診査と特定保健指導

　平成20（2008）年4月より，高齢者の医療の確保に関する法律（高齢者医療法）が施行され，国の定めた「標準的な健診・保健指導プログラム」（確定版）に基づき，40〜74歳の保険加入者（被保険者・被扶養者）を対象として，医療保険者（国民健康保険，被用者保険）により内臓脂肪に着目した特定健康診査（特定健診）と特定保健指導を実施することが義務付けられました．古くから，職場の健康診断は労働安全衛生法により，定期健康診査の実施が事業者に義務付けられてきましたが，これに加えて，40〜74歳の加入者に対しては特定健診の実施が医療保険者に対して義務付けられたわけです．この特定健診・特定保健指導は生活習慣病予防の徹底を図るためのもので，メタボリックシンドローム健診ともいえる新健診システムです．
(http://www.mhlw.go.jp/bunya/kenkou/seikatsu/index.html)

　特定健診の結果から内臓脂肪蓄積の程度とリスク要因の数に着目し，リスクの高さや年齢に応じ，レベル別（動機づけ支援・積極的支援）に保健指導を行うため対象者の選定と階層化を行います（表4−7）．このプログラムは，メタボリックシンドロームおよび他の動脈硬化疾患や冠疾患危険因子を念頭に置いて健診項目の重点化を図り，生活習慣病の予備群を確実に抽出することを目標としている点が特徴です．

■特定保健指導の対象選定と階層化

　保健指導の管理は医師・保健師・管理栄養士が行い，食生活と運動に関する実際の生活指導は，それぞれ管理栄養士，健康運動指導士などの専門的知識を有するものが行うとされています．従来，疾患ごとに別々に行われていた保健指導をメタボリックシンドローム中心に一本化し，個人の生活習慣の変容を目指した保健指導に重点が置かれています．さらに，腹囲，血液データの改善度や行動変容の達成度などにより保健指導の評価を行い，効率的かつ質の高い保健指導を実現するため，保健指導のアウ

表4-7 保健指導対象者の選定と階層化の方法

●ステップ1●
内臓脂肪蓄積に着目してリスクを判定
・腹囲男性≧85cm, 女性≧90cm → (1)
・腹囲男性＜85cm, 女性＜90cmかつBMI≧25 → (2)

●ステップ2●
①血糖　a 空腹時血糖100mg/dl以上またはb HbA1c (JDS)の場合5.2%以上またはc 薬剤治療を受けている場合（質問票より）
②脂質　a 中性脂肪150mg/dl以上またはb HDL-コレステロール40mg/dl未満またはc 薬剤治療を受けている場合（質問票より）
③血圧　a 収縮期130mmHg以上またはb 拡張期85mmHg以上またはc 薬剤治療を受けている場合（質問票より）
④質問票　喫煙歴あり（①～③のリスクが一つ以上の場合にのみカウント））

●ステップ3●
ステップ1, 2から保健指導対象者をグループ分け
(1)の場合①～③のリスクのうち
　追加リスクが　2以上の対象者は積極的支援レベル
　　　　　　　　1の対象者は動機づけ支援レベル
　　　　　　　　0の対象者は情報提供レベル
　　　　　　　　　　　　　　　　　　とする
(2)の場合①～③のリスクのうち
　追加リスクが　3以上の対象者は積極的支援レベル
　　　　　　　　1または2の対象者は動機づけ支援レベル
　　　　　　　　0の対象者は情報提供レベル
　　　　　　　　　　　　　　　　　　とする

●ステップ4●
　服薬中の者については，医療保険者による特定保健指導の対象としない

(理由)
　継続的に医療機関を受診しており，栄養，運動などを含めた必要な保健指導については，医療機関において継続的な医学的管理の一環として行われることが適当であるため

(参考)
　特定保健指導とは別に，医療保険者が生活習慣病の有病者・予備群を減少させるために，必要と判断した場合には，主治医の依頼または了解のもとに，保健指導を行うことができる．
　市町村の一般衛生部門においては，主治医の依頼または了解のもとに，医療保険者と連携し，健診データ，レセプトデータなどに基づき，必要に応じて服薬中の住民に対する保健指導を行う．
　前期高齢者（65歳以上75歳未満）については，積極的支援の対象となった場合でも動機づけ支援とする．

(理由)
①予防効果が多く期待できる65歳までに，特定保健指導がすでに行われてきていると考えられること
②日常生活動作能力，運動機能などを踏まえ，QOL (quality of life)の低下に配慮した生活習慣の改善が重要であることなど

トソーシングを行っていく方向性が示されています．

1) リスクの評価と対象の選定

　腹囲を測定して，①腹囲が85cm以上（男性）・90cm以上（女性）の者，または②腹囲が85cm未満（男性）・90cm未満（女性）の者でBMIが25以上の者を選定します．ここで，BMI 20未満の人では腹囲の測定を省略できます．また，BMI 22未満の人では自己申告も可とします．

　つぎに，血糖，脂質，血圧の検査成績が基準に該当するか否かを判断します．このなかで，空腹時血糖値の基準値は100mg/dL以上である点が，日本内科学会が発表したメタボリックシンドロームの診断基準（110mg/dL以上）と異なるので注意を要します．また，空腹時血糖値とは別にHbA1c（JDS）5.2%以上であれば基準に該当するとみなします．糖尿病，高血圧または脂質異常症の治療にかかわる薬物を服用している者もリスクの評価に加味されますが，ステップ4において，医療機関を受診している者は特定保健指導の対象者から除外されます．

2）保健指導の階層化

　リスクの多少，喫煙歴などにより特定保健指導の対象者は階層化され，動機づけ支援あるいは積極的支援の対象に分かれます．なお，服薬中の人については，特定保健指導は行いません．

①動機づけ支援

　対象者は，医師，保健師または管理栄養士の面接による指導のもとに行動計画を策定します．面接は原則1回ですが，指導を行った者が6カ月経過後に行動計画の実績評価を行います．具体的に，1人あたり20分以上の個別支援，または1グループ（1グループ8名以下）あたり80分以上のグループ支援を行います．

②積極的支援

　初回支援は，動機づけ支援と同じ形式で行い，行動計画を策定します．その後，3カ月以上の継続支援を行います．ここでは，面接，電話，ファックス，メールなどの手段で，食生活の改善指導もしくは運動指導といった生活習慣の改善のための取り組みに資する働きかけを継続して行います．そして，6カ月経過後に，指導を行った者が行動計画の実績評価を行います．ただし，前期高齢者（65歳以上，75歳未満）については，積極支援は行わず，動機づけ支援に止めます．

5　「自宅入院」という減量プログラム

　大きな病院の専門外来では，栄養士，健康運動指導士などをはじめ多彩な専門職のチームによる減量指導が可能であり，教育入院などのシステムも完備していますが，小さな病院や診療所の外来ではそのようなわけにはいきません．多くの場合，日本糖尿病学会の食品交換表などにもとづいて食事指導がすすめられますが，限られた診療時間の中で実効を上げることはなかなか困難なのも事実です．そこで，糖尿病治療食の宅配食システムを利用して，自宅にいながらにして教育入院に近い環境を体験してもらうシステムを考案し，筆者らはこの減量プログラムを「自宅入院」と命名して臨床応用しています．

■体験学習の教育用ツール

　食事は頭で食べるものではなく，目と口で食べるものです．したがって，難しいエネルギー計算や栄養素のバランスなど，理論の理解に主眼を置いた従来型の栄養教育よりも，まず目の前に出てきた治療食を実際に食べてみることにより，本人が五感で気づく「体験学習」がより効果的なことはいうまでもありません．とくに，1食約500kcalの食事の目安と味付けを体得してもらうことが成功の秘訣であり，実践・継

続のポイントになると思います．この目安を習得できれば，自宅での食事はもちろん，外食においても応用範囲が拡がるからです．

糖尿病治療食の宅配食や携帯食は，いずれも1食約800円前後であり，決して安価ではないとの意見も耳にしますが，栄養士が作成した本格治療食を自宅にまで宅配して，この値段であれば決して高価とはいえません．しかも，以前は病院へ入院しなければ体験できなかた食事を，自宅にいながらにして体験できるのですから，教育用ツールとしてのコストベネフィットは極めて優れており，これに加えて病院へ入院しないですむことによる経費節減効果はさらに大きいといえます．

自宅入院では細かいエネルギー設定は難しいので，女性には1日1,400kcal，男性には1,600kcalの糖尿病治療食を2〜4週間食べてみるようすすめます．宅配治療食を1日2食食べるやりかたが基本ですが，無理な場合には，夕食だけでも食べてもらうよう指導します．なお，自宅入院中には，宅配治療食以外の食事，間食および飲酒などは原則的には認められません．

この「自宅入院」を体験した肥満・糖尿病外来通院患者（男性12名，女性27名，平均年齢45±17歳）のデータをとりまとめると，1年間に2.4±1.6回の自宅入院によって，年間にBMIは1.8±0.9kg/m^{2}減少し，減量した体重のリバウンドも少ないことが確認されました（大野　誠：肥満診療の秘訣7　自宅入院のすすめ．Adiposcience 2（3）：312-3, 2005.）．

■メタボリックシンドロームとその予備群に対する特定保健指導への臨床応用

私たちは，メタボリックシンドロームおよびその予備群の中高年男性会社員17例（体重77.2±11.1kg，BMI 26.5±3.6kg/m^2，以下，摂取群）に対する特定保健指導にさいして，管理栄養士による個別支援に加えて，約320kcalの冷凍惣菜セットを夕食時の主菜および副菜として週に5回だけ食べてもらい，3カ月間経過を観察してみました．その結果，3カ月間の介入中に中途脱落した2例を除いた15例では，体重3.4±2.4kg，BMI 1.1±0.7kg/m^2，体脂肪量2.0±2.8kg，腹囲4.6±3.1cmの有意な減少がみられ，メタボリックシンドローム（MS）であった10例中4例が予備群に移行し，予備群の5例のうち3例はメタボからの脱出に成功したことが確認されたことを学会誌に報告しました．一方，管理栄養士による個別支援のみで介入した12例では，6例が中途脱落し，体重，BMI，体脂肪量，腹囲に有意な変化はみられませんでした．（大橋信行，大野　誠ほか：治療食宅配システムを利用した「自宅入院」のすすめ；第7回日本糖尿病情報学会論文誌，肥満と糖尿病，7（別冊）：19-27, 2008）

つぎに私たちは，メタボリックシンドロームおよびその予備群の中高年男性会社員67例（年齢49.0±6.6歳，BMI 27.4±3.2kg/m^2）に対して，管理栄養士による6カ月

間の個別支援を行い，介入前半の3カ月間に宅配食を摂取させた前半摂取群（n=25）と，後半の3カ月間に宅配食を摂取させた後半摂取群（n=24），および管理栄養士による介入のみの非摂取群（n=18）の3群について減量効果と健診成績の改善度を比較し，結果を論文にまとめて日本肥満学会誌に発表しました（大橋信行，大野　誠ほか：宅配治療食を併用した保健指導による減量効果と治療食を導入する時期との関係，肥満研究，15（2）：208-216，2009）．

研究に用いた宅配食は，糖尿病治療食をもとに作られた1食あたり320kcal以下の冷凍惣菜セット（気くばり御膳，（株）ニチレイフーズ製）で，週のうち任意に選んだ5日間の夕食の主菜および副菜として，3カ月間摂取してもらいました．この結果，表4-8に示したように，介入前半の3カ月間に，3群とも体重，BMI，体脂肪量，腹囲が有意に減少しましたが，前半摂取群では介入前半のこれらの指標の減少率が介入後半よりも有意に大きかったのに対して，後半摂取群では介入前半と後半の減少率に有意な差は認められませんでした．

前半摂取群では，介入3カ月後の健診で対象の56%，6カ月後の健診で52%がメタボリックシンドローム（MS）の診断基準のいずれの項目にも該当しない状態（非MS）へ移行しました．これに対して，後半摂取群と非摂取群における非MSへの移行率は，それぞれ33%，39%（3カ月後），45%，39%（6カ月後）でした（図4-6）．したがって，特定保健指導にさいして，介入の早期に宅配食を併用した「自宅入院」プログラムを導入して，週5日間の夕食の摂取エネルギー量をきちんと制限す

表4-8 介入前，3カ月および6カ月後における身長的特徴の変化

		介入前	3カ月後		6カ月後	
体重（kg）	前半摂取群（n=25）	78.8 ± 7.6	75.3 ± 7.7	***	74.0 ± 7.3	***
	後半摂取群（n=24）	82.0 ± 12.6	79.6 ± 11.4	***	77.0 ± 10.6	***
	非摂取群（n=18）	78.7 ± 10.3	76.6 ± 10.8	***	75.9 ± 11.3	***
BMI（kg/m²）	前半摂取群（n=25）	27.3 ± 2.9	26.1 ± 3.0	***	25.6 ± 2.8	***
	後半摂取群（n=24）	27.2 ± 3.6	26.5 ± 3.1	***	25.5 ± 3.0	***
	非摂取群（n=18）	27.9 ± 3.1	27.1 ± 3.3	***	26.9 ± 3.5	***
体脂肪量（kg）	前半摂取群（n=25）	20.6 ± 5.8	18.4 ± 5.9	***	17.8 ± 5.6	***
	後半摂取群（n=24）	21.6 ± 6.5	20.0 ± 5.8	***	18.8 ± 5.3	***
	非摂取群（n=18）	20.6 ± 5.1	19.0 ± 5.4	***	19.1 ± 5.8	**
腹囲（cm）	前半摂取群（n=25）	92.1 ± 4.9	87.9 ± 5.6	***	86.0 ± 5.6	***
	後半摂取群（n=24）	94.6 ± 8.5	92.0 ± 7.5	***	88.7 ± 6.4	***
	非摂取群（n=18）	93.0 ± 6.7	91.1 ± 7.9	*	89.7 ± 8.6	*

平均±標準偏差
介入前との群内比較　＊$p<0.05$　＊＊$p<0.01$　＊＊＊$p<0.001$

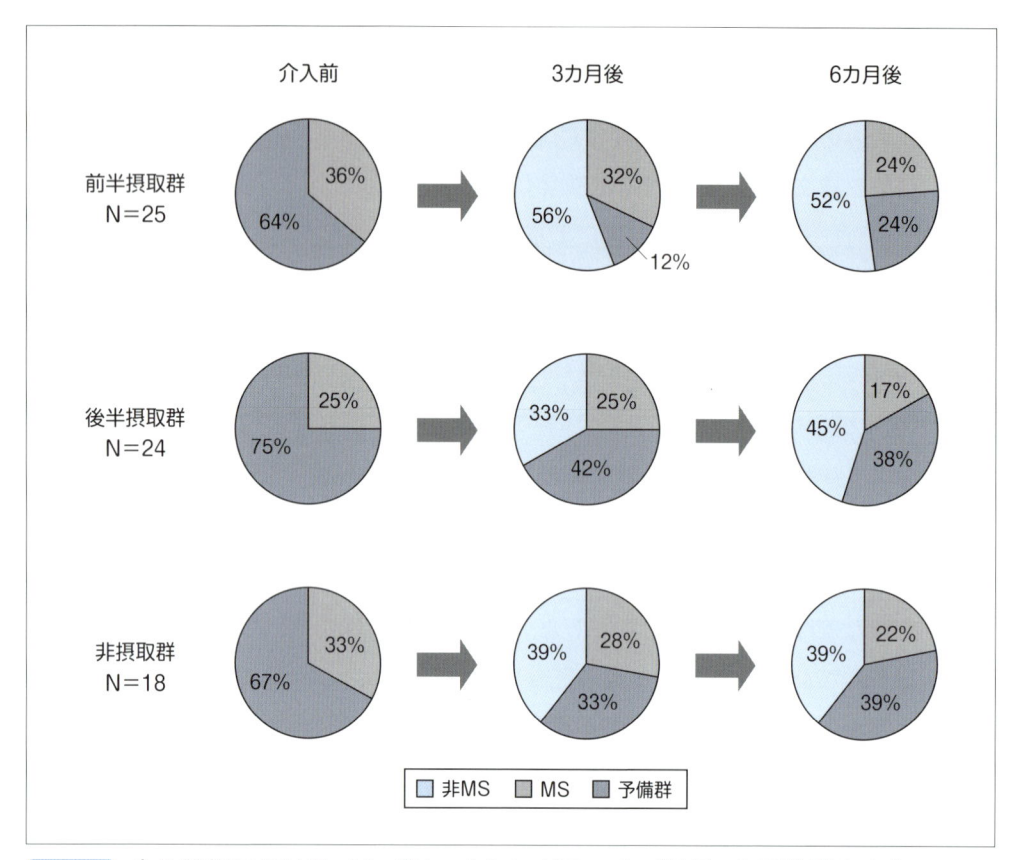

図4-6 介入前後におけるメタボリックシンドローム（MS）と予備群の変化

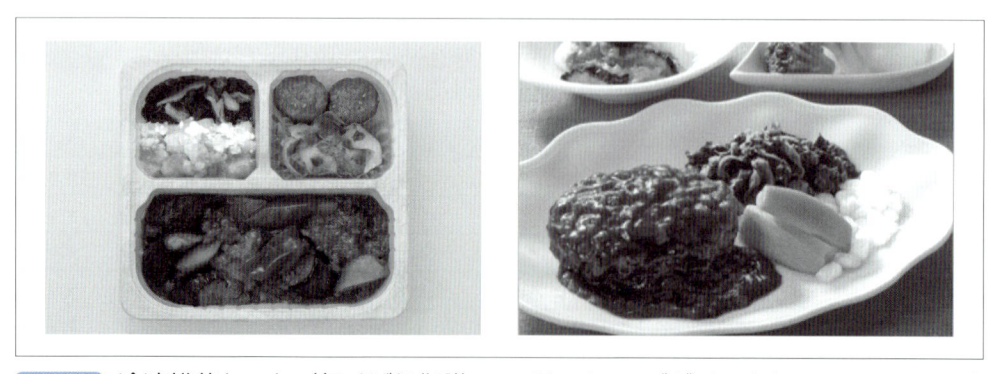

図4-7 冷凍総菜セット（気くばり御膳，ニチレイフーズダイレクト 0120-86-2101）

ることにより，より多大な減量効果が得られ，メタボリックシンドロームからの離脱率も向上することが明らかになりました．

■体験学習のコストベネフィット

　この研究で用いた冷凍惣菜セット（図4-7）は，1食あたり約700円程度で購入できます．これを週に5回用いると，1カ月（20食）の費用は14,000円，3カ月間

の総経費は約42,000円になります．これから逆算すると，前半摂取群では，体重1kgの減量に要した費用が約12,000円，腹囲1cmの減少に要した費用は約10,000円と算定されましたが，後半摂取群ではそれぞれ約16,000円，約13,000円であり，介入前半に宅配食を導入したほうが介入後半に導入するよりも，「自宅入院」プログラムにおける費用対効果が優れていることが確認されました．

行動変容を促すには，「知識」，「理解」，「実践」の3つの過程を踏まえる必要がありますが，栄養士による個別支援は，知識の理解という前半の過程に焦点が当たっており，これに宅配治療食を利用した「体験学習」を併用することによって，後半の重要な実践面への移行を促進することができるという一面を指摘することもできます．したがって，宅配治療食は実際の治療食を体験学習するための教育用ツールとして有用であり，コストベネフィットにも優れているため，これを併用した減量プログラム（自宅入院）は，特定保健指導において活用してみる価値のある減量システムの一つであるということができましょう．

6　健康づくりのための運動指針2006

厚生労働省が発表した「健康づくりのための運動指針2006」によると，身体活動とは，「安静にしている状態より多くのエネルギーを消費するすべての動き」と定義され，運動と生活活動から構成されています（図4-8）．運動は，「身体活動のうち，体力の維持・増進を目的として計画的・意図的に実施する身体の動き」と定義さ

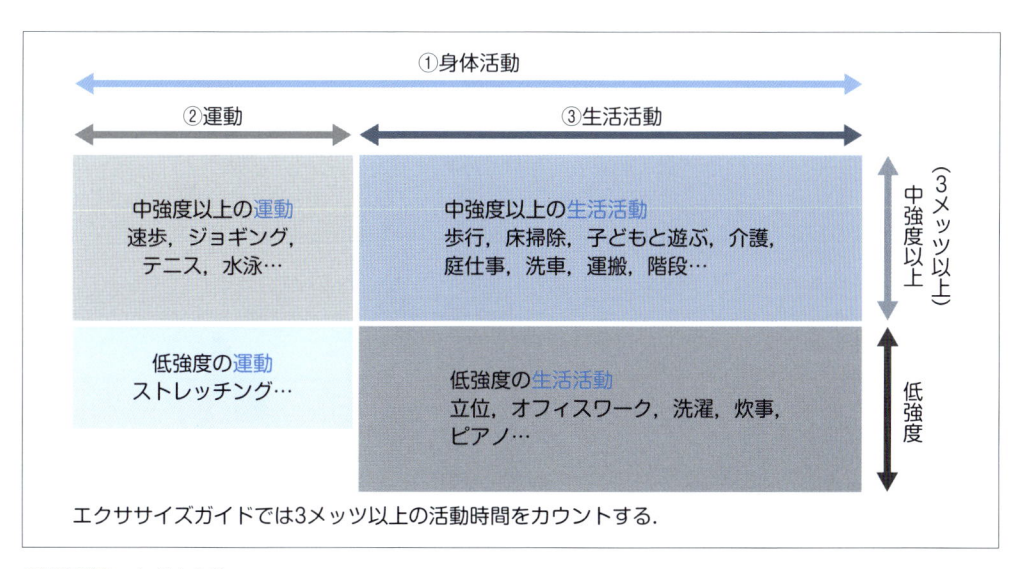

図4-8　身体活動

れています．

　身体活動を増やすことは様々な疾病の予防に役立つことはよく知られていますが，その礎として有名なのが英国のMorrisの研究です．これは，ロンドンの二階建てバスの運転手と車掌について心臓の冠動脈疾患の発症率を比較したところ，仕事中の身体活動量が多い車掌の方が冠動脈疾患の発症率が低いことを明らかにしたものです．さらに，その後の研究によって，運動強度が高強度でなくとも中強度の身体活動で，循環器疾患や脳血管疾患の発症予防に十分効果があることが明らかにされてきました．「中強度以上」の活発な身体活動とは，運動強度が3メッツ以上の身体活動のことですが，大規模な系統レビューにより，生活習慣病予防のために必要な身体活動量を示したガイドラインが，「健康づくりのための運動指針2006」です．

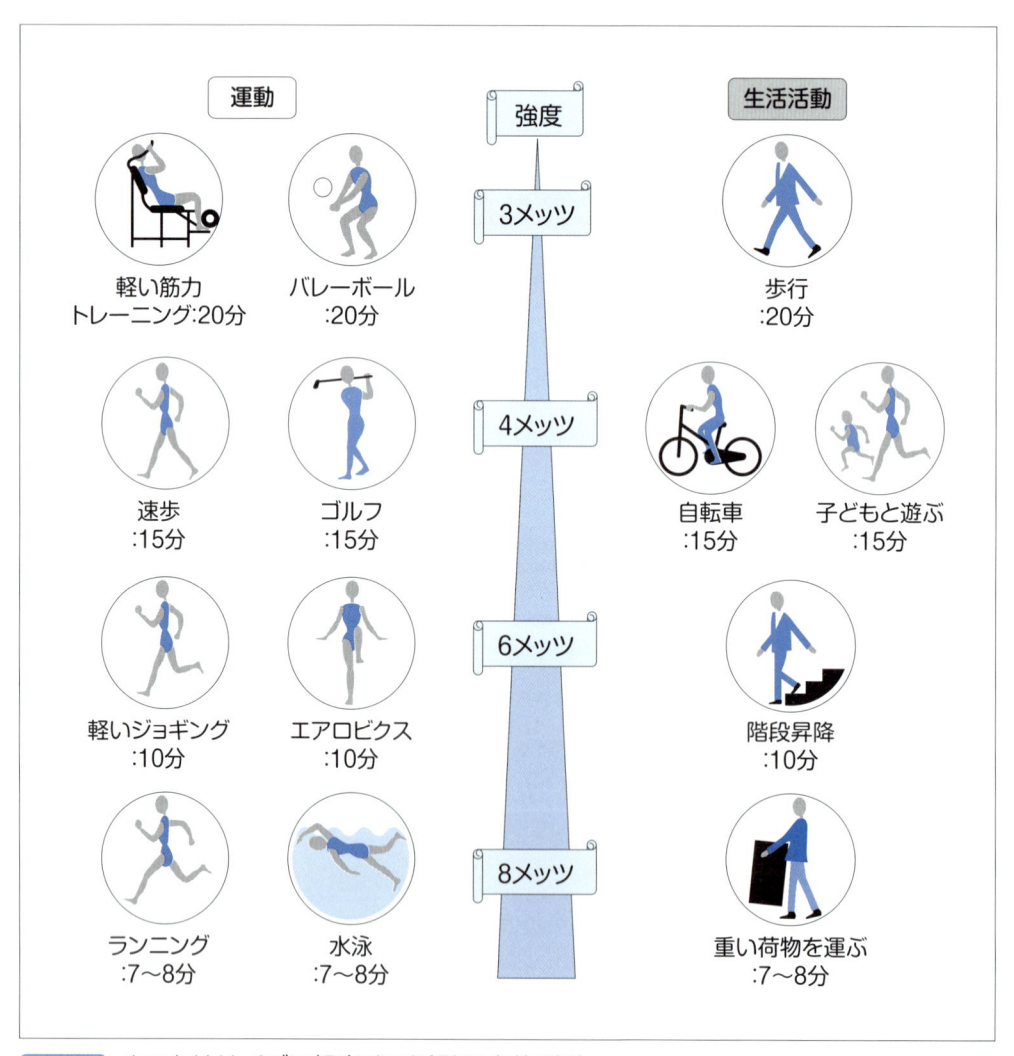

図4−9　1エクササイズに相当する活発な身体活動（厚生労働省:健康づくりのための運動指針2006より）

身体活動の強度を示す指標としては，古くからメッツ（METs：metabolic equivalence）＝活動時のエネルギー消費量／座位安静時代謝量がよく知られています．安静時の酸素摂取量の目安は通常，体重1kgあたり，1分間に3.5mLとされていますが，その何倍の酸素を摂取する必要がある強度の身体活動であるかを表す指標がメッツになります．安静時代謝量（RMR：resting metabolic rate）は通常，基礎代謝量（BMR：basal metabolic rate）より約10％ほど高いといわれます．なお，身体活動の度合いを示す身体活動レベル（PAL：physical activity level）は，

PAL＝総消費エネルギー量÷BMR

の式より求められます．一般にPAL 1.4～1.6は身体活動レベルⅠ（低い），1.6～1.9はⅡ（ふつう），1.9～2.2はⅢ（高い）と区分されます．

　健康づくりのための運動指針2006では，身体活動の強度（メッツ）に活動時間（時）を掛けて身体活動量を求め，これをエクササイズ（Ex）という単位で表現することが提案されました．1エクササイズ（Ex）に相当する活発な身体活動（運動，

表4-9　身体活動(活発な運動)のエクササイズ数表（厚生労働省：健康づくりのための運動指針2006より）

メッツ	活動内容	1エクササイズに相当する時間
3.0	自転車エルゴメーター：50ワット，とても軽い活動，ウェイトトレーニング（軽・中等度），ボーリング，フリスビー，バレーボール	20分
3.5	体操（家で，軽・中等度），ゴルフ（カートを使って，待ち時間を除く．注2参照）	18分
3.8	やや速歩（平地，やや速めに＝94m/分）	16分
4.0	速歩（平地，95～100m/分程度），水中運動，水中で柔軟体操，卓球，太極拳，アクアビクス，水中体操	15分
4.5	バドミントン，ゴルフ（クラブを自分で運ぶ，待ち時間を除く）	13分
4.8	バレエ，モダン，ツイスト，ジャズ，タップ	13分
5.0	ソフトボールまたは野球，子どもの遊び（石蹴り，ドッジボール，遊戯具，ビー玉遊びなど），かなり速歩（平地，速く＝107m/分）	12分
5.5	自転車エルゴメーター：100ワット，軽い活動	11分
6.0	ウェイトトレーニング（高強度，パワーリフティング，ボディビル），美容体操，ジャズダンス，ジョギングと歩行の組み合わせ（ジョギングは10分以下），バスケットボール，スイミング，ゆっくりしたストローク	10分
6.5	エアロビクス	9分
7.0	ジョギング，サッカー，テニス，水泳：背泳，スケート，スキー	9分
7.5	山を登る：約1～2kgの荷物を背負って	8分
8.0	サイクリング（約20km/時），ランニング：134m/分，水泳：クロール，ゆっくり（約45m/分），軽度～中強度	8分
10.0	ランニング：161m/分，柔道，柔術，空手，キックボクシング，テコンドー，ラグビー，水泳：平泳ぎ	6分
11.0	水泳：バタフライ，水泳：クロール，速い（約70m/分），活発な活動	5分
15.0	ランニング：階段を上がる	4分

注1）同一活動に複数の値が存在する場合は，競技ではなく余暇活動時の値とするなど，頻度が多いと考えられる値を掲載してある．
注2）それぞれの値は，当該活動中の値であり，休暇中などは含まない．例えば，カートを使ったゴルフの場合，4時間のうち2時間が待ち時間とすると，3.5メッツ×2時間＝7メッツ・時となる．

表4−10 身体活動(活発な生活活動)のエクササイズ数表 (厚生労働省:健康づくりのための運動指針2006より)

メッツ	活動内容	1エクササイズに相当する時間
3.0	普通歩行(平地,67m/分,幼い子ども・犬を連れて,買い物など),釣り(2.5〔船で座って〕〜6.0〔渓流フィッシング〕),屋内の掃除,家財道具の片付け,大工仕事,梱包,ギター:ロック(立位),車の荷物の積み下ろし,階段を下りる,子どもの世話(立位)	20分
3.3	歩行(平地,81m/分,通勤時など),カーペット敷き,フロア敷き	18分
3.5	モップ,掃除機,箱詰め作業,軽い荷物運び,電気関係の仕事:配管工事	17分
3.8	やや速歩(平地,やや速めに=94m/分),床磨き,風呂掃除	16分
4.0	速歩(平地,95〜100m/分程度),自転車に乗る:16km/時未満(レジャー,通勤,娯楽),子どもと遊ぶ・動物の世話(徒歩/走る,中強度),高齢者や障害者の介護,屋根の雪下ろし,ドラム,車椅子を押す,子どもと遊ぶ(歩く/走る,中強度)	15分
4.5	苗木の植栽,庭の草むしり,耕作,農作業:家畜に餌を与える	13分
5.0	子どもと遊ぶ・動物の世話(歩く/走る,活発に),かなり速歩(平地,速く=107m/分)	12分
5.5	芝刈り(電動芝刈り機を使って,歩きながら)	11分
6.0	家具・家財道具の移動・運搬,スコップで雪かきをする	10分
8.0	運搬(重い負荷),農作業:干し草をまとめる,納屋の掃除,鶏の世話,活発な活動,階段を上がる	8分
9.0	荷物を運ぶ:上の階へ運ぶ	7分

注1) 同一活動に複数の値が存在する場合は,競技ではなく余暇活動時の値とするなど,頻度が多いと考えられる値を掲載してある.
注2) それぞれの値は,当該活動の値であり,休憩中などは含まない

表4−11 3メッツ未満の身体活動 (厚生労働省:健康づくりのための運動指針2006より)

メッツ	活動内容
1.0	静かに座って(あるいは寝転がって)テレビ・音楽鑑賞,リクライニング,車に乗る
1.2	静かに立つ
1.3	本や新聞等を読む(座位)
1.5	座位での会話,電話,読書,食事,運転,軽いオフィスワーク,編み物・手芸,タイプ,動物の世話(座位,軽度),入浴(座位)
1.8	立位での会話,電話,読書,手芸
2.0	料理や食材の準備(立位,座位),洗濯物を洗う,しまう,荷造り(立位),ギター:クラシックやフォーク(座位),着替え,会話をしながら食事をする,または食事のみ(立位),身の回り(歯磨き,手洗い,髭剃りなど),シャワーを浴びる,タオルで拭く(立位),ゆっくりした歩行(平地,散歩または家の中,非常に遅い=54m/分未満)
2.3	皿洗い(立位),アイロンがけ,服・洗濯物の片付け,カジノ,ギャンブル,コピー(立位),立ち仕事(店員,工場など)
2.5	ストレッチング*,ヨガ*,掃除:軽い(ごみ掃除,整頓,リネンの交換,ごみ捨て),盛り付け,テーブルセッティング,料理や食材の準備・片付け(歩行),植物への水やり,子どもと遊ぶ(座位,軽い),子ども・動物の世話,ピアノ,オルガン,農作業:収穫機の運転,干し草の刈り取り,灌漑の仕事,軽い活動,キャッチボール*(フットボール,野球),スクーター,オートバイ,子どもを乗せたベビーカーを押すまたは子どもと歩く,ゆっくりした歩行(平地,遅い=54m/分)
2.8	子どもと遊ぶ(立位,軽度),動物の世話(軽度)

*印は運動に,その他の活動は身体活動に該当する.
注1:同一活動に複数の値が存在する場合は,競技より余暇活動時の値とするなど,頻度の多いと考えられる値を掲載している.
注2:それぞれの値は,当該活動中の値であり,休憩中などは含まない.

生活活動）は図4－9のごとくになります．ここで，活発な身体活動とは3メッツ以上の中強度以上の身体活動（表4－9，表4－10）を指しており，3メッツ未満の強度の身体活動（表4－11）は活発な身体活動には含まれません．したがって，3メッツ以上の中強度以上の身体活動を行った時間をもとに身体活動量を算出することになります．

　3メッツ以上の活発な運動のエクササイズ数表は表4－9，活発な生活活動のエクササイズ数表は表4－10のようになります．また，ある身体活動により消費されたエネルギーは，

$$消費エネルギー量（kcal）=1.05×Ex（メッツ・時）×体重（kg）$$

の式から求めることができます．例えば，体重70kgの人が1Exの身体活動を行うと，消費エネルギーは74kcalになります．しかし，体重100kgの人が同じ1Exの身体活動を行えば，消費エネルギーは105kcalになるわけです．

　「健康づくりのための運動指針2006」によると，生活習慣病予防に役立つ身体活動量の基準は，1週間に23Ex（メッツ・時）以上の身体活動量を維持し，このうち運動量は4Ex（メッツ・時）以上が目標とされています．また，内臓脂肪を確実に減少させるためには，食事療法を遵守した上で，週に10Ex（メッツ・時）以上の運動を行う必要があるとしています．

　このさい，「いつでも，どこでも，一人でも」比較的容易にできる中強度以上の運

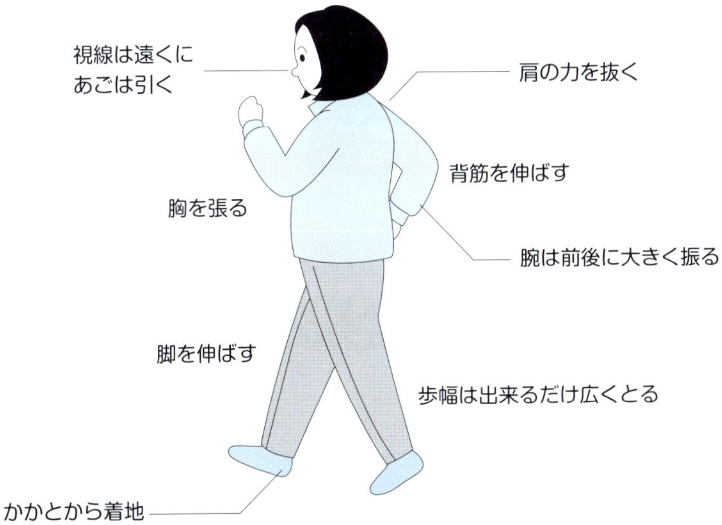

図4－10　速歩の理想的フォーム（厚生労働省：健康づくりのための運動指針2006より）

動の代表として，よく「速歩」（分速95〜100m）があげられます．1日に合計30分の速歩を行えば，2Exの運動になります．これを週に5回行えば10Exの運動という目標を達成することができるので，多忙で運動をする時間が作れないという向きには，1日合計30分以上，週に合計150分以上の速歩をお勧めしています．速歩の理想的なフォームは，図4－10のようになるといいます．ただし，メタボリックシンドロームやその予備群の人たちでは，第2章で解説したように，心筋梗塞や脳梗塞の発作が起こるリスクが著しく高いことを念頭に，慎重に歩行スピードを上げていくような配慮と指導が重要なことは言うまでもありません．

7　減量のステージ別に主役を決める

　私が肥満・糖尿病外来で勧めている「自宅入院ダイエット」では，「記録，食事，運動」の3本柱を基本にしています．体重と体脂肪量は第1章8頁で紹介した図1－4の形のグラフにまとめて，減量のペースと身体組成の変化を経時的に把握します．さらに，腹囲と歩数も記録しておくと効果的です．

　体重と体脂肪量の記録をつけていると，図4－11にみられるように，体重は直線的には減らず，細かい増減を反復しながら変化するのが普通です．どんなダイエット法でも，食事を減らすと最初は体内から余分な水分が多く減るので，体重は急速に減

自宅入院ダイエット

記録

食事

運動

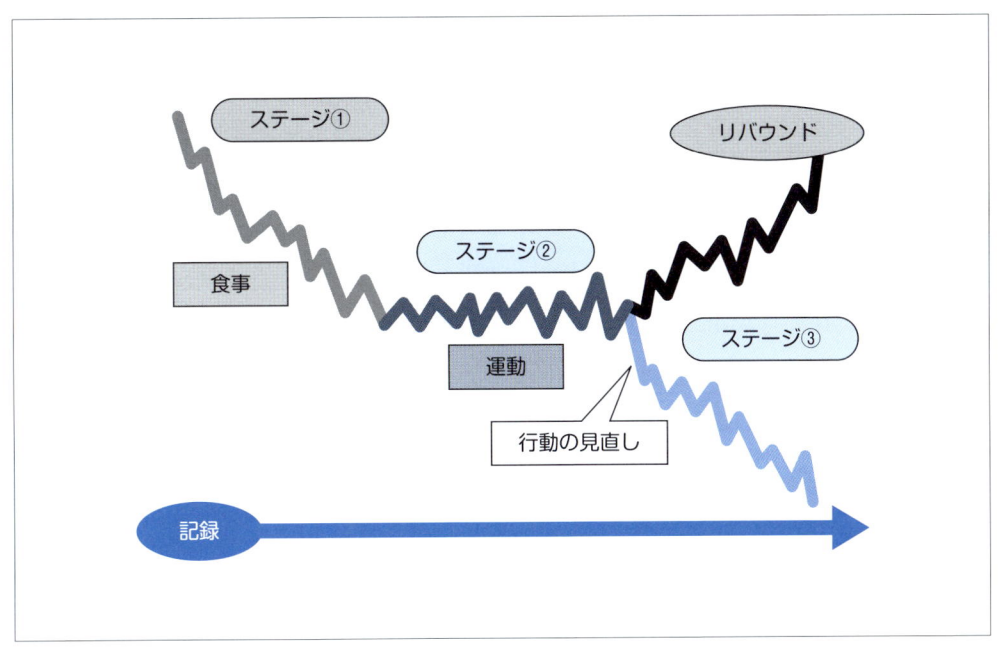

図4-11 ダイエット中の体重の推移

少します．この時期は，減量の第1ステージで，まず本格的な食事療法をしっかり励行し，自分にあった無理のない食事療法を体得することに専念します．すなわち，この時期は食事療法が主役になります．

　しばらくすると，体重がほとんど減らない停滞期に遭遇するはずです．多くの場合，ここを乗り越えることができず，ダイエットを放棄してしまい，体重がリバウンドしてしまうというケースがよくみられます．この時期は，少ない食事に対して，からだのほうが適応して基礎代謝も低下し，「省エネモード」になっていることが多いので，基礎代謝を高めることを目指して身体活動量をふやすことが重要です．すなわち，第2ステージ（停滞期）を乗り越える主役は運動療法というわけです．

　停滞期を乗り越えて再び体重が減り始めたら，第3ステージです．この時期には，肥満につながった日常の行動や習慣を見直して，少しずつ行動変容にとりかかります．すなわち，行動修正療法を主役に位置づけて，太りにくいライフスタイルへ移行することに専念します．しかし，長年身に付いた生活習慣を一朝一夕で変容させることはできないので，根気よく少しずつ行動変容を進めます．これがうまくいかないと，結局は体重がリバウンドしてしまい，「元の木阿弥」ということになってしまいます．一時的に何kg減量できたかではなく，減量した体重を3年後，5年後と，いかに長期にわたり維持できたかという点に的を絞って，減量プログラムを見据える視点がもっとも重要といえましょう．

なお，体重を減らすペースは，月に1〜2kgで十分です．これ以上早いペースで体重を減らすことも可能ですが，多くの場合，体内から水分が抜ける割合が増えるだけで，肝心な体脂肪はあまり減らないのが通例です．月に1〜2kgずつ確実に体脂肪を減らし，大切な筋肉や骨まで減らないよう注意することがポイントです．

減量の最終目標は，先に述べたように，標準体重ではなく，個人のベストウエイト（至適体重）に設定します．個人のベスト体重は簡単にはわかりませんが，まず最初の1年目は現在の体重を5〜10%減らすことに目標を定めます．この程度の減量が達成できれば，多くの場合，医学的な問題は解消されて健康体を取り戻せるといわれています．その上で，さらにその個人にとって一番身体活動能力を高く維持できる体重が，ベスト体重ということになります．個体特性に配慮せず，画一的に目標を設定することだけは避けたいものです．

8 できそうなところから行動変容に取り組む！

教育の3原則は，「知識，理解，実践」とよく言われます．減量指導の基本になる食事指導と運動指導においても，この原則は当てはまります．巷間にはダイエットに関する情報が洪水のように氾濫していますので，そのなかから正しい知識を選び出し，修得してもらうための支援をすることが重要です．従来の減量指導は，この「知識の理解」という部分に主眼がおかれて進められてきた傾向が強かったことは否めま

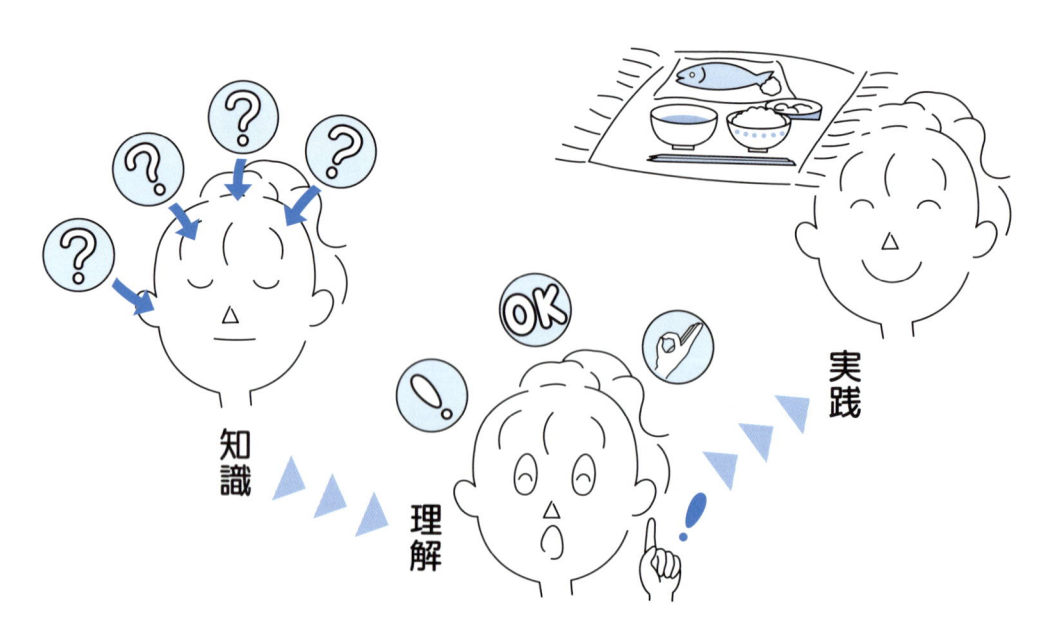

せん．しかし，重要なポイントは，正しい知識をいくつ身につけたかではなく，修得した知識を一つでも二つでも，実際の日常生活のなかでいかに実践できるかという点にあるはずです．しかし，修得した知識のうち，どの知識が実践しやすいのかについては，当の本人ですらなかなかわからないというのが実情です．ですから，できそうなものから試してみて，試行錯誤を繰り返しながら，自分なりのダイエット法を見出していくという姿勢が肝要です．

減量指導の現場では，個体特性を無視した画一的な減量指導ではなく，個人に最適な無理なく長続きのする減量法を見出すことが重要です．既製服のような「お仕着せダイエット」すなわち「レディーメイドダイエット」はなく，個体特性にマッチした仕立て服のような「オーダーメイドダイエット」を見出すことが成功の秘訣であり，そのために有効な治療法が第6章で紹介する行動修正療法 behaviour modification ということになります．

ここでは，できそうなところから行動変容に取り組み，見事にオーダーメイドダイエットに成功した1例について紹介します．

■オーダーメイドダイエットに成功した1例

Aさん（60歳，男性，身長165cm，体重85kg，BMI 31）は，定年前の健診で軽い糖尿病と高血圧を指摘されて，私のクリニックを受診しました．食事のエネルギー（カロリー）計算は苦手で，運動もあまり好きではない性格でしたので，行動修正療法をお勧めしました．毎月1回外来に通院して，1年後には体重が73kgになり，糖尿病も高血圧も全快してしまったケースです．

食事日記を分析してみて，Aさん自身が発見した肥満の原因は，晩酌に毎日欠かさずに飲んでいたビール大ビン2本でした．これに，ひいきのジャイアンツが勝った日には，さらにもう1本お祝いのビールを飲んでいたのです．

そこで，週に2日，野球の試合のない日には晩酌をやめて「休肝日」をつくるようにすすめましたが，大のビール好きでとても無理な相談であることがわかりました．そこで次に，毎日飲んでよいか

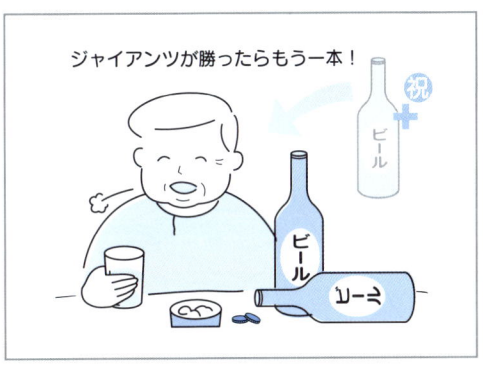

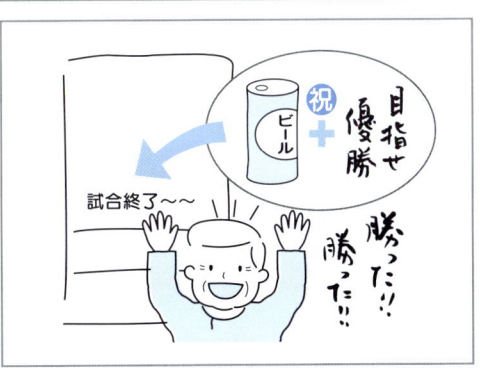

わりに，おいしいと感じる量だけをよく味わって飲んで，惰性で飲んでいる部分を減らせないか提案しました．この方法のほうが，Ａさんにとってはやりやすいようでした．

その結果，おいしい量はビール500mL（中ビン１本）と判明しました．そこで，冷蔵庫にビールを何本も同時に冷やしておくことをやめて，缶ビール500mLを１本だけ冷やして，毎日じっくり味わいながら飲むようにしました．今まで毎晩ビールを1.5L以上飲んでいた人が，その３分の１以下の量で苦もなく満足できるようになったのですから，大きな成果（行動変容）です．

ただし，毎日必ずビール１本までと厳密に決めたわけではなく，ジャイアンツが勝った日には，もう１本飲んでもよいことにしました．しかし今度は，祝勝用の１本は最初からではなく試合の終了間際に「冷凍庫」に入れて冷やすようにしました．この祝勝ビールが冷えるまでに

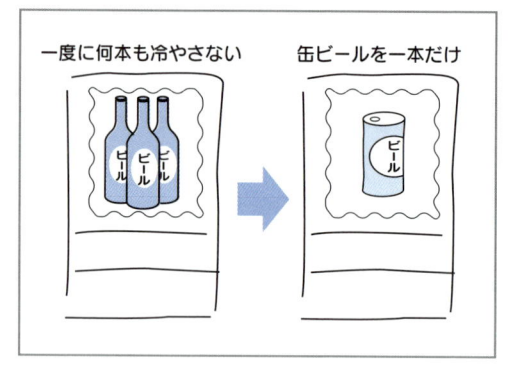

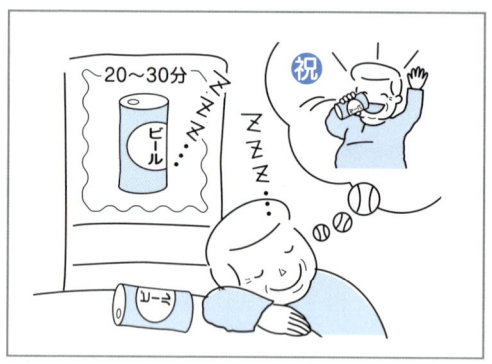

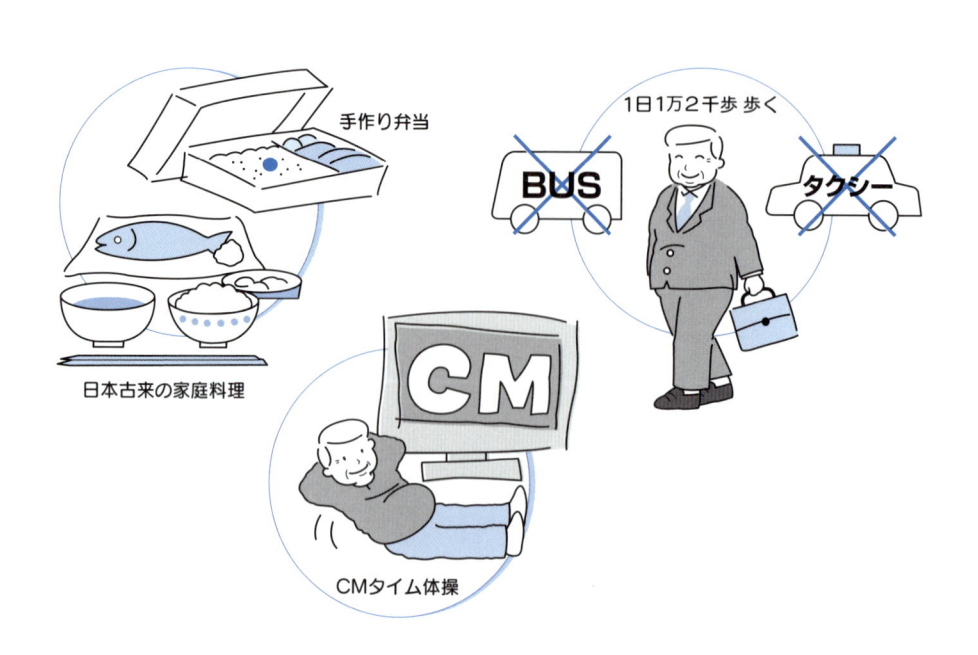

は20～30分間かかるのですが，この間に試合に勝った興奮がおさまって，寝込んでしまう日がけっこうあることに気づいたのです．これが，Aさんがダイエットに成功した一番大きなポイントです．

ビールの貯蔵法と飲み方に一工夫し，食事は「自宅入院プログラム」にしたがって週に5回の夕食を糖尿病食の宅配食（約500kcal）を体験してもらいました．しばらくすると，この宅配食を参考に奥さんが日本古来の家庭料理をつくり，昼食にはお弁当を持たせてくれるようになりました．運動はもともと苦手だったので，通勤のときに1駅手前から下車して，1日1万2千歩歩くことを心がけ，テレビの合間に毎日15分の「CMタイム体操」（第5章143頁）を実践しました．

図4－12はAさんが毎週記録した体重のグラフです．日常生活における行動変容のほかに特別なことは何もしませんでしたが，大好物のビールをやめなくても，1年に12kgの減量に成功しました．しかも，毎日のライフスタイルが確実に変化したため，その後5年以上を経過しても，70kg台前半のベスト体重を維持しています．

Aさんの例に倣って，まず冷蔵庫のなかをよく点検してみましょう．意志が強いとか弱いとかにかかわらず，あれば食べたくなるのが人情というものです．大好物ほど量を決めて大切によく味わって食べ，冷蔵庫や戸棚のなかに蓄えすぎないよう十分に注意を払って，食環境を整備することが大切なのです．

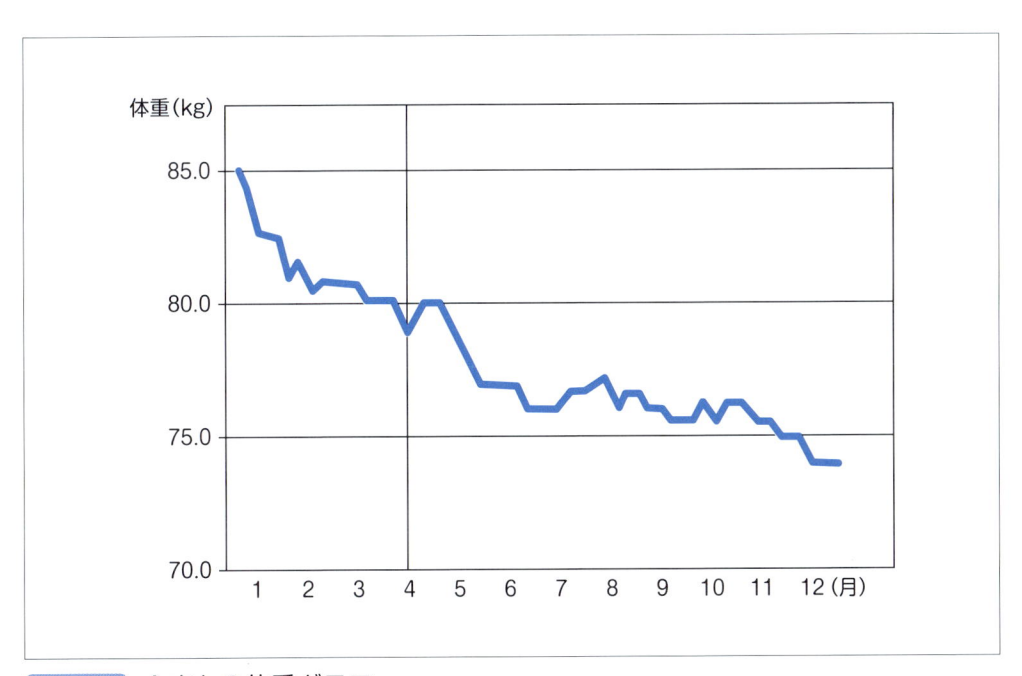

図4－12 Aさんの体重グラフ

第5章 食事療法と運動療法のノウハウと健全なライフスタイル

　肥満外来では患者さんからいろいろな質問を受けます．それらの質問を耳にするにつけ，ダイエットに関する誤った情報があまりにも氾濫していることに驚かされます．本章では，患者さんから実際に聞かれることの多い質問に対する回答を考えるなかから，正しいダイエット理論と効果的な食事および運動療法のノウハウ，さらにガンと動脈硬化を防ぐ健全なライフスタイルについて解説したいと思います．

1 食事療法の進め方

1）バランス食かアンバランス食か

　「単品ダイエット」や，「偏食ダイエット」は，いずれも長期間実践すると，やつれて体調を崩す危険が大きいので，特に要注意という話を第4章でしました．図5－1は，米国で流行した民間のダイエット法の主なものについて，三大栄養素のバランス

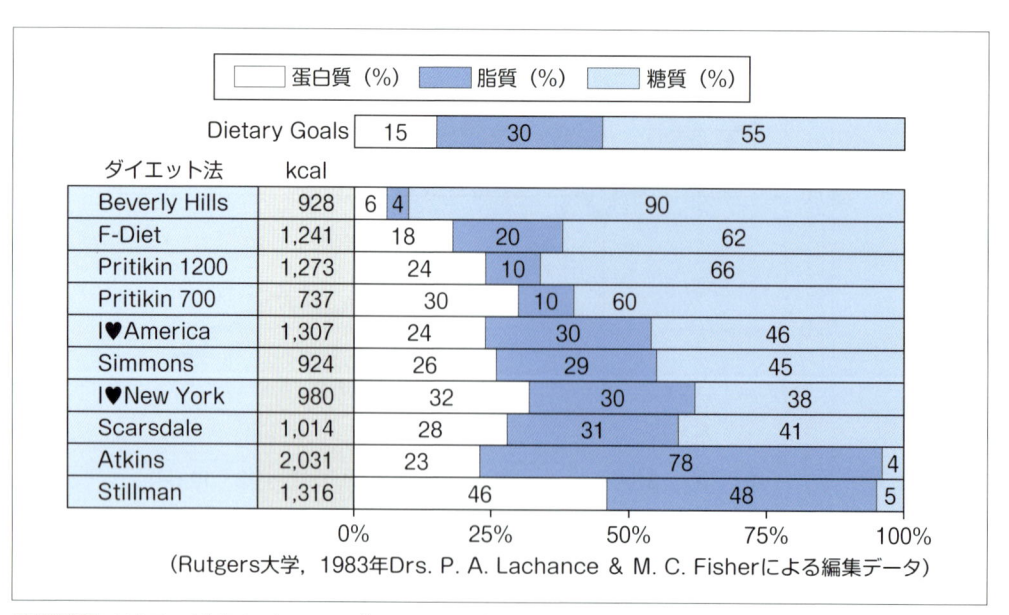

ダイエット法	kcal	蛋白質(%)	脂質(%)	糖質(%)
Dietary Goals		15	30	55
Beverly Hills	928	6	4	90
F-Diet	1,241	18	20	62
Pritikin 1200	1,273	24	10	66
Pritikin 700	737	30	10	60
I♥America	1,307	24	30	46
Simmons	924	26	29	45
I♥New York	980	32	30	38
Scarsdale	1,014	28	31	41
Atkins	2,031	23	78	4
Stillman	1,316	46	48	5

（Rutgers大学，1983年Drs. P. A. Lachance & M. C. Fisherによる編集データ）

図5－1 米国で流行した民間ダイエット食の栄養素配分バランス比

（熱量配分比）を比較・検討した資料です．これを見れば一目瞭然ですが，パイナップルダイエットとして有名な，極端な高糖質食であるBeverly Hills DietからAtkin's Diet Revolutionと銘打って全米で大流行した極端な高脂肪食まで，三大栄養素のバランスは千差万別であることがわかります．この両者のダイエット法については，米国医師会からその危険性を指摘する警告が発表されていますが，図で紹介したいずれのダイエット法についても，栄養学的ないし医学的視点からみて，どれひとつ推薦できるものはないといわれています．

さて，このような知見をもとに，国際肥満学会やWHOなどは，「タンパク質10〜15％，脂質20〜25％，糖質55〜65％」の熱量配分比で，1日1,200〜1,800kcalの「低エネルギー・バランス食」を，最も効果的で安全なダイエット食として推薦しています．すると，私たちの身の回りでこの理想のダイエット食に最も近い食事は，実は糖尿病治療食ということになります．

糖尿病治療食は決して病人食ではなく，健康長寿食であり，しかも理想のダイエット食でもあるのです．糖尿病治療食では，食べてはいけない食品は何一つありません．1日に30品目以上の多種類の食品を少しずつとり，総摂取エネルギーを1日1,200〜1,840kcalの間にセットします．1日の摂取エネルギーが，日本人女性の1日の平均的な基礎代謝量1,200kcalを下回ることがないので，長期間続けても安全にダイエットを進めることができるわけです．毎食，できれば「1汁2〜3菜」の定食スタイルを基本に，低エネルギー・バランス食をとるよう心がけましょう．

> **Q** 1日に30品目以上食べないといけないのでしょうか？

A 以前は，1日に30品目以上の食品を食べるのが理想的とよくいわれましたが，最近は必ずしも30品目という数字にこだわる必要はないといわれています．しかし，食品にはいろいろな栄養素が含まれているので，毎日できるだけ数多くの種類の食品をバランスよくとることが，体調を崩さずに上手にダイエットをすすめるうえではとても重要です．

表5－1に，日頃よく食べる食品を品目別に分類しました．これらの食品群を毎日欠かさずにとることが基本ですが，ダイエット向きの食品と不向きな食品があります．それらを食品群別に，ダイエット中にはひかえめにするものからたくさんとってよいものまでピラミッドの形にして，わかりやすくまとめたのが，図5－2に示した「食品バランスピラミッド」です．

この「食品群早見表」と「食品バランスピラミッド」をコピーして携帯し，毎食食

べたものをピラミッドの品目の下にある○の中にチェックします．○の中のチェックの数で，食事の量とバランスがわかる仕組みです．原則として○の中にはチェック印は1つが理想ですが，何度も食べたら，そのたびにチェックします．最終的にはすべての○が，一つずつチェック印で埋まるようになれば，自然に「低エネルギー・バランス食」が完成するよう工夫されています．

表5-1 食品群早見表

食品群	例
淡色野菜	キャベツ，白菜，レタス，きゅうり，大根，かぶ，なす，ごぼう，玉ねぎ，長ねぎ，れんこん，たけのこ，もやし，カリフラワー，とうもろこし，グリンピース，セロリ，ラディッシュ
緑黄色野菜	ほうれんそう，小松菜，にんじん，トマト，にら，グリーンアスパラガス，ブロッコリー，ピーマン，オクラ，さやいんげん，青じそ，パセリ，春菊，クレソン，サラダ菜，三つ葉
果物	いちご，みかん，グレープフルーツ，バナナ，プルーン
芋・かぼちゃ	じゃが芋，さつま芋，長芋，里芋，かぼちゃ
海藻・きのこ・こんにゃく	わかめ，ひじき，もずく，のり，昆布，しいたけ，しめじ，えのきだけ，マッシュルーム，なめこ，まいたけ，こんにゃく，しらたき，寒天，ところ天
主食	ごはん，パン，そば，うどん，中華めん，スパゲティ
豆	大豆，いんげん豆，うずら豆，あずき，そら豆，枝豆
豆製品	豆腐，油揚げ，厚揚げ，納豆，豆乳，高野豆腐，きな粉
乳・卵	牛乳，スキムミルク，ヨーグルト，チーズ，鶏卵，うずら卵
肉	牛肉，豚肉，鶏肉，ハム，ベーコン，ソーセージ，レバー類
魚	あじ，さけ，いわし，さば，たら，まぐろ，いか，えび，たこ，あさり，しじみ，しらす，たらこ，ちくわ，かまぼこ
嗜好品	ジュース，ケーキ，クッキー，ゼリー，プリン，チョコレート，大福，おはぎ，アルコール飲料，ダイエット食品

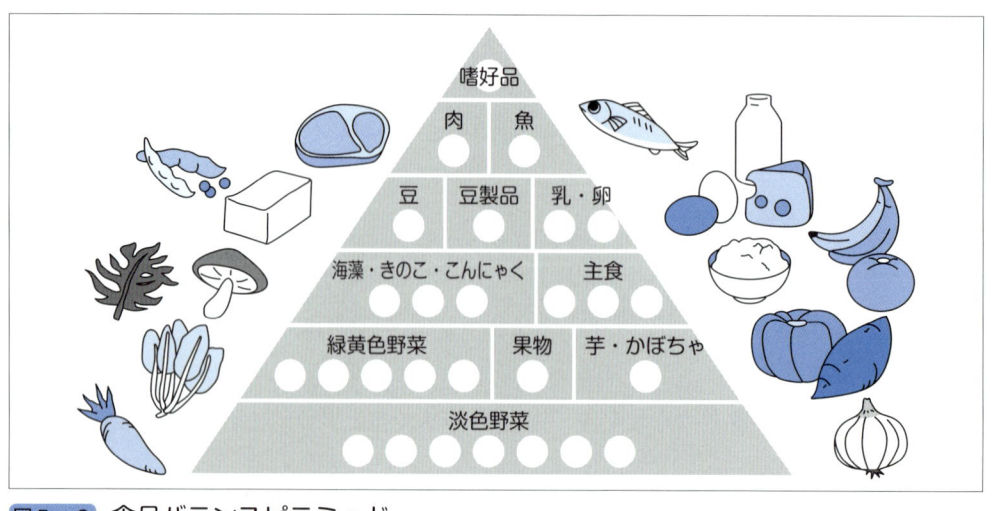

図5-2 食品バランスピラミッド

> **Q** 高タンパク食が一番やせると聞いたが？

A タンパク質はからだの細胞の重要な構成要素であるうえに，食品のもつエネルギーの一部が体内へ吸収されずに熱として体外に発散されてしまう効果，いわゆる食事誘導性熱産生 diet induced thermogenesis（DIT）が三大栄養素のなかでは最も大きいため，高タンパク食が太りにくい食事として以前ブームになったことがありました．しかし，タンパク質をたくさんとると，結果的に脂肪もたくさんとってしまうことになりやすく，結局はエネルギーのとりすぎにつながりやすいことと，実際の食事ではDITも期待されたほど大きくはなく，このブームは下火になりました．

また，これとは別に，高脂肪・低糖質食が一番やせやすいといわれたこともありました．その理由は，脂肪は胃にとどまる時間が長いので腹持ちがよいこと，糖質が少ないとインスリンの分泌も少なくてすむため体脂肪の合成も低下することなどがあげられていました．しかし，このような食事では，からだから水分が抜ける割合が大きく，またインスリンの効き目が低下して，かえって生活習慣病の病態にも好ましくないことなどが明らかになり，やはりブームは下火になりました．

三大栄養素には，それぞれがもつ長所と短所がありますが，結局は都合よくその長所だけを引き出すことは難しいというわけです．したがって，理想のダイエット食は，洋の東西を問わず，「低エネルギー・バランス食」ということに異論はありません．

2）カロリー計算などしたくないという人には

糖尿病治療食の参考書はたくさんあるので，だれにでも簡単に始めることができます．独学ではエネルギー計算などがどうしてもわかりにくいという場合には，保健所や病院で栄養士に相談してみるのもよいでしょう．しかし，頭ではわかっているのに，なかなか実践が伴わないという人，忙しくてとても食事療法など勉強している時間もないという人はたくさんいます．そんな方々におすすめなのが，第4章91頁で紹介した，糖尿病治療食の宅配システムを利用する「自宅入院ダイエット」です．

この方法によって，専門家がつくった本格的な「治療食」を在宅のまま手軽に体験することが可能になった点は大いに評価されます．病院に入院したつもりになって1〜2カ月間も続けてみれば，ほとんどの人は治療食のノウハウをほとんどマスターして，無理なく安全に減量することが可能です．頭であれこれ考えて悩んでいるよりも，まず本物の「治療食」を目と口から体得してしまうのが成功への近道といえまし

ょう．

　糖尿病治療食は，欧米を中心に健康食として再評価されている，"おふくろの味"とよばれる昭和30年代頃の日本の家庭料理にとてもよく似ています．当時の食事の欠点は，塩分が多いこととカルシウムが足りないという2点しかないことはよく知られています．ですから，薄味の日本古来の家庭料理を基本に，1日1回乳製品からカルシウムを補給すれば，簡単に安全なダイエット食が完成し，しかもこれが健康長寿食でもあるわけです．いま一度日本古来の先人の知恵を見直してみたいものです．

Q 毎日，残業で帰宅が遅くなるのですが，寝る前にしっかり食事をしてもいいのですか？

A できれば，残業の前に軽食をとるよう工夫するのがよいと思います．軽食をとる環境になければ，調理済みの糖尿病食などを会社に持参し，残業の前に温めて夕食として食べるのも一案です．レトルト食ならお湯で温めれば，すぐに食べられるので，これをお弁当代わりに携帯して，昼食にしたり，あるいは残業の前に食べるなど，個人の生活のパターンに合わせて利用法を工夫できるので便利です．

　写真は糖尿病食などをもとにして作成された低エネルギー・バランス食（レトルト食）の一例ですが，どのメニューを選んでも，献立のエネルギーはすべて320kcal（4単位）に統一されており，これにご飯を軽く1膳またはパン1枚を加えれば，1食でほぼ500kcalのバランス食が簡単に完成します．ご飯やパンがない場合には，コンビニでおにぎりを1個買ってくればいいでしょう．

　残業をする前に，どうしても軽食をとれない場合には，帰宅後に低エネルギーの糖尿病食（宅配食）などを食べるのもよいでしょう．

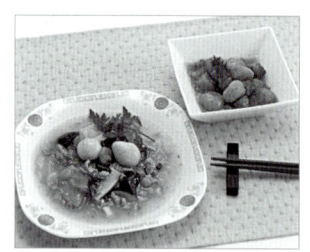

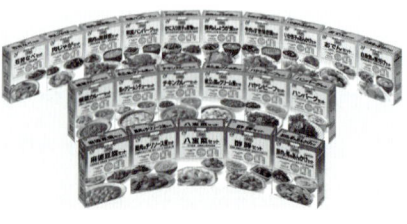

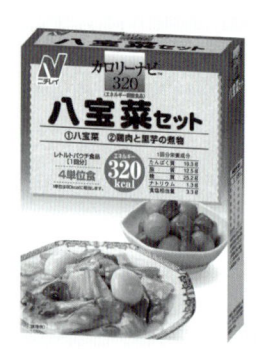

カロリーナビ320常温（ニチレイフーズダイレクト　0120-86-2101）

3）単糖類，少糖類，多糖類って何？

　ご飯，パン，麺類などの主食は，ほとんど炭水化物（糖質）からできています．糖質はからだの細胞にとって大切なエネルギー源ですが，とりすぎると体内では中性脂肪に変わって，白色脂肪細胞の中に蓄えられてしまうので，糖質のとりすぎは「肥満のもと」とよくいわれます．そこで，ご飯やパンなどの主食にはまったく手をつけず，おかずしか食べないような人がいます．しかし，よく見ていると，主食の代わりにケーキやお菓子，果物などを食べ，食後には清涼飲料水をしっかり飲んだりしているのです．このような人は，きっと単糖類と多糖類の違いをきちんと区別できていないものと思われます．

　ひとくちに炭水化物（糖質）といっても，ご飯，麺類，パンなどに含まれている"でんぷん"などは「多糖類」とよばれ，分子量が大きい糖質です．これに対して，ケーキ，お菓子，果物，清涼飲料水などに含まれているショ糖，ブドウ糖，果糖などは，低分子の単糖類や少糖類（オリゴ糖）で，同じ糖質でも両者の性質は大きく異なります．

　炭水化物の種類を，表5-2に示しました．多糖類は，1種類の単糖のみが重合した単純多糖と2種類以上の単糖からなる複合多糖に分類されます．いずれも，消化の過程でグルコース（ブドウ糖）まで分解されるのに時間がかかるので，胃の中に長くとどまり，満腹感が持続します．特に，食物繊維をたくさん含んだ胚芽米，玄米，雑穀類，ファイバーブレッドなどは，腹持ちがよく，しかも食物繊維の作用で，余分な脂肪や糖分の吸収を低く抑えることも期待できます．

　これに対して，単糖類や二糖類はすぐに吸収され，速効性のエネルギー源にはなっても，胃の中にとどまっている時間が短いため，食べても食べてもすぐにおなかが空いてしまうという欠点があります．しかも，食事から吸収されたブドウ糖が血液中に急激に増加すると，膵臓からインスリンが必要以上に分泌されてしまいます．このインスリンの働きによって，単純糖質を多く含む「甘いもの」ばかりとっていると，すぐにおなかが空いてしまうだけではなく，体内のホルモンのバランスが太りやすい方向へ変化してしまうことになるのです．

　オリゴ糖には，容易に分解・吸収されてエネルギー源になるものと，三糖のラフィノースのように難消化性のものがあります．後者は，消化酵素で分解されることなく大腸まで到達して，腸内細菌の栄養になるため，便秘の予防や免疫力の向上に役立ちます．

表5-2 炭水化物（糖質）の種類

分類	小分類		主な糖	構成成分	存在場所
単糖類	五単糖		リボース		核酸構成成分
			デオキシリボース		核酸構成成分
			キシロース		
	六単糖		グルコース（ブドウ糖）		
			フルクトース（果糖）		
			ガラクトース		
オリゴ糖（少糖類）	二糖類		スクロース（ショ糖）	グルコース フルクトース	ショ糖
			ラクトース（乳糖）	グルコース ガラクトース	乳製品
			マルトース（麦芽糖）	グルコース	麦芽
	オリゴ糖		デキストリン	グルコース	
			フラクトオリゴ糖	グルコース フルクトース	
			ラフィノース	グルコース フルクトース ガラクトース	
多糖類	単純多糖（単糖1種から構成される）	ホモ多糖	アミロース	グルコース	植物
			グリコーゲン	グルコース	動物の肝，筋肉
			セルロース	グルコース	植物の細胞壁
	複合多糖（単糖2種以上から構成される）	ヘテロ多糖	寒天	ガラクトース	紅藻類
			ペクチン	ガラクツロン酸	果物，野菜，穀類
			アルギン酸	マンヌロン酸 グルクロン酸	海藻
		ムコ多糖	キチン	グルコサミン	かにやえびの殻

Q カロリー制限をしなくても，低インスリン・ダイエットでらくらくやせられると聞いたのですが？

A 一時期流行した低インスリン・ダイエットでは，「血糖値を上げにくい食材を選んで食べていれば，特にカロリー制限をしなくても，らくらくやせられる」とか「インスリンを低く保つと，やせるホルモンであるグルカゴンが分泌されて，どんどんやせる」などという，一見もっともらしい説明がついていました．しかし，これは明らかに誇大宣伝で，誤りであると非難されました．

なぜなら，多糖類を多く含む食品はダイエットの強い味方ではありますが，いくらでも食べていいわけではなく，食べすぎればもちろんカロリーオーバーになって太る一因になってしまうからです．また，グルカゴンは血糖値が低くなりすぎたとき（低血糖）に，血糖を上げるために膵臓から分泌されるホルモンです．インスリンとは正反対の作用をもっていますが，血液中のインスリンの量が減れば，逆にグルカゴンの

量が増えるのではなく，低血糖になったときに初めて分泌されます．通常，私たちが低血糖になることは極めて少なく，万が一に低血糖になると意識を失い，対処が遅れれば直ちに生命にも危険が及ぶほどの非常事態なので，グルカゴンのほかにもたくさんの種類のホルモンが分泌されて緊急事態回避に努めます．

　しかし，普通の生活をしている限り低血糖になることはまずありません．しかも，非常事態である低血糖に簡単にはならないように，体の仕組みは巧妙にできあがっているので，グルカゴンがたくさん分泌されて，どんどんやせるということはありえないのです．

Q グライセミック・インデックス（glycemic index，GI値）とは，何のことですか？

A 　これは，1980年代初頭に欧米で研究され，糖尿病患者の食事療法などに導入されて一時ブームになった指標です．すなわち，同じ糖質でも食品によって食後の血糖上昇率が異なるので，糖尿病の人にとっては，できるだけ血糖上昇率の低い食品を選択したほうがよいことはいうまでもありません．そこで，ある食品を食べた後の血糖の上昇率が，ブドウ糖と比べてどの程度高いのか，あるいは低いのかを示す指標がGI値なのです．

　GI値は次の計算式から求められます．

　GI値＝（糖質50gを含有する食品摂取後2時間までの血糖反応曲線の面積）÷（ブドウ糖50g負荷後2時間までの血糖反応曲線の面積）×100

　その後，分母の基準値にブドウ糖ではなく白パンを用いたGI値や，日本では白米に対するGI値なども発表されています．一般に豆類や食物繊維を多く含む食品などではGI値が低く，満腹感が持続しやすいため，ダイエットにとって強い味方にはなりますが，GI値の低い食品にもカロリーはあるので，それさえ食べていればらくらくやせられるというわけではないことはいうまでもありません．

4）エンプティカロリーの食品に要注意

　糖質は大切なエネルギー源なので，ダイエット中でも，1日に最低150〜200g（600〜800kcal）はとりたいものです．通常の減食療法は，1日1,200〜1,600kcal程度のものが多いので，1日の摂取エネルギーの少なくとも半分以上は糖質からとることになります．このうちの約8割（480〜640kcal）は，多糖類からとるようにするのが大切なポイントです．

茶碗に軽く1杯（110g）のご飯は約185kcalですから，ご飯なら1日に軽く3〜4杯，食パンなら6枚切りを3〜4枚程度が目安になります（図5-3）．ダイエット中でも，毎食，少なくとも，ご飯1杯，パンなら1枚は食べないといけないということです．このとき，胚芽米，玄米，ライ麦パン，ファイバーブレッドなど，食物繊維を多く含む食品を選ぶと，同じエネルギーでも満腹感がより長く持続し，しかもビタミン，ミネラルの補給にも役立ちます．

　一方，清涼飲料水，菓子，ケーキ，アイスクリームなど単糖類や二糖類を多く含む食品（図5-4）は，アルコールと同じように高エネルギーのわりには大切な栄養素が少ないので，「エンプティカロリー」の食品とよばれており，とりすぎないよう普段から十分に注意する必要があります．これらの食品は，できるだけひかえめにして，1日120〜160kcal程度にとどめておきたいものです．図5-4をみればわかるように，単糖類や二糖類をとるときには，果物を丸ごとの形でとるのが一番腹もちがよく，しかも食物繊維やビタミンも一緒にとれるというメリットもあるのです．

主食

主食は1食160〜240kcalくらいが適量

●ご飯

茶碗（径約11cm）	茶碗（径約13cm）	どんぶり	洋皿大盛り
110g　185kcal	165g　277kcal	275g　462kcal	220g　370kcal
全がゆ	赤飯	おにぎり	もち2個
150g　107kcal	150g　284kcal	110g　198kcal	80g　188kcal

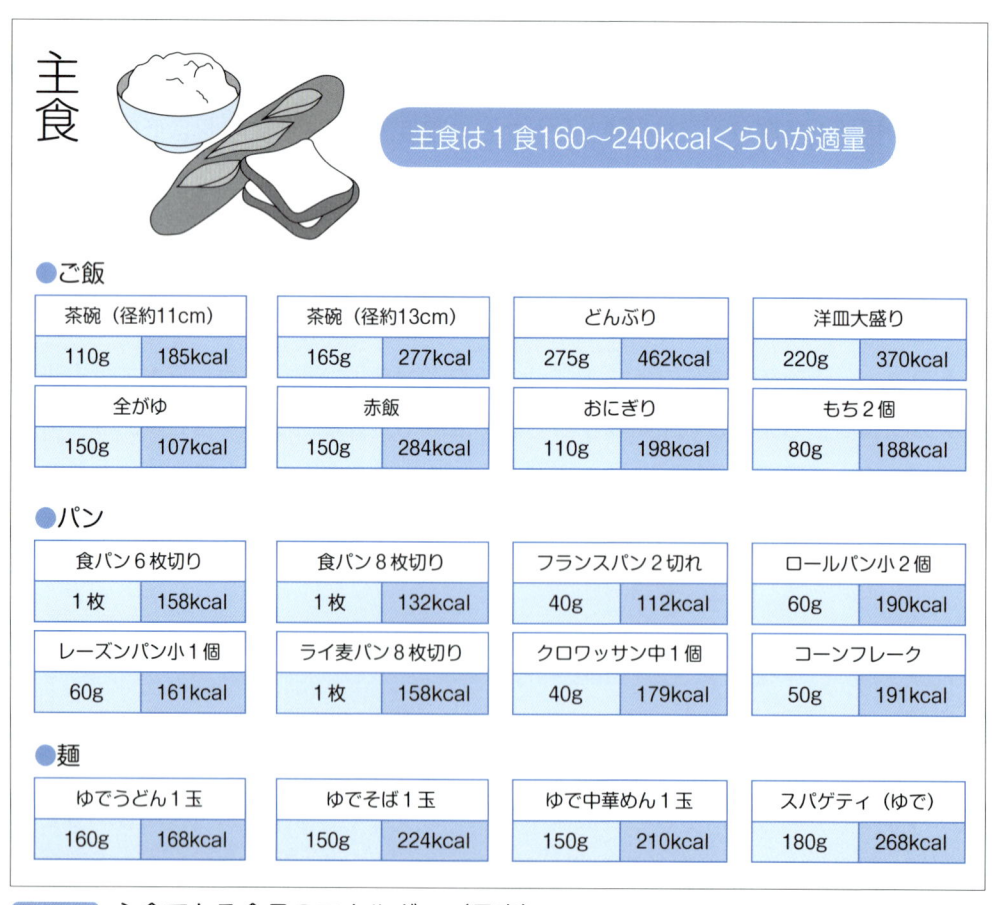

●パン

食パン6枚切り	食パン8枚切り	フランスパン2切れ	ロールパン小2個
1枚　158kcal	1枚　132kcal	40g　112kcal	60g　190kcal
レーズンパン小1個	ライ麦パン8枚切り	クロワッサン中1個	コーンフレーク
60g　161kcal	1枚　158kcal	40g　179kcal	50g　191kcal

●麺

ゆでうどん1玉	ゆでそば1玉	ゆで中華めん1玉	スパゲティ（ゆで）
160g　168kcal	150g　224kcal	150g　210kcal	180g　268kcal

図5-3 主食でとる食品のエネルギー（目安）

菓子

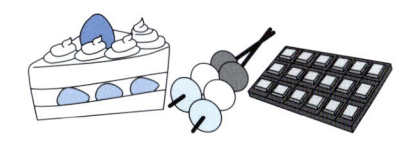

●洋菓子　和菓子より脂肪分が多い

ショートケーキ	アップルパイ1切れ	ワッフル1個	シュークリーム1個	ドーナッツ1個
100g　344kcal	100g　304kcal	50g　128kcal	80g　196kcal	50g　194kcal

●和菓子　もち系よりあんこ系がおすすめ

大福1個	どらやき1個	練りようかん1切れ	串だんご(しょうゆ)1串	せんべい1枚
100g　235kcal	50g　142kcal	30g　89kcal	60g　118kcal	15g　49kcal

●スナック菓子・クッキー類　量を決めて食べすぎないように

ポテトチップス1袋	コーン系1袋	サブレ1枚	クラッカー1枚
100g　554kcal	100g　526kcal	7g　33kcal	3g　13kcal

●菓子パン　食パンよりも高エネルギー

デニッシュペストリー1個	ジャムパン1個	あんパン1個	クリームパン1個
40g　158kcal	100g　297kcal	100g　280kcal	100g　305kcal

●その他

アイスクリーム	ソフトクリーム	シャーベット	ラクトアイス低脂肪
100g　180kcal	100g　146kcal	100g　127kcal	100g　108kcal

プリン1個	オレンジゼリー1個	チョコレート1枚	キャラメル4粒
100g　126kcal	50g　35kcal	約100g　557kcal	15g　65kcal

肉まん1個	あんまん1個	バターピーナッツ10粒	アーモンド10粒
100g　251kcal	100g　281kcal	10g　59kcal	10g　60kcal

果物

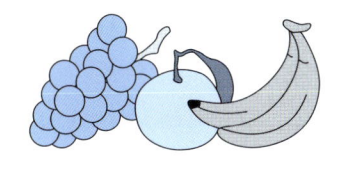

1日80kcalの範囲内で楽しもう

●80kcalの目安量

ごはん1/2膳＝80kcal	バナナ　小1本	いちご　大8	なし　中1個
	キウイフルーツ　2 1/2個	すいか　中1/8個	ぶどう大10粒
	リンゴ　大3/4個	グレープフルーツ　中1コ	パイナップル　輪切り4切れ
	ネーブル　2 1/4個	もも　小2個	柿　中1個
	メロン　1/4個	温州みかん　小3個	

図5-4　菓子，果物などのエネルギー（目安）

Q 洋菓子はいけないが，和菓子なら太らない？

A 　洋菓子には砂糖のほかに脂肪が含まれている分，確かに和菓子よりは高カロリーです．しかし，和菓子にも砂糖はたくさん含まれているので，たくさん食べれば太るのは当然です．ですから，洋菓子でも和菓子でも問題は食べる量で，どちらもひかえめにしなくてはならないのはいうまでもありません．

Q オリゴ糖シロップはゼロカロリーの甘味料なのですか？

A 　オリゴ糖（少糖類）とは，ブドウ糖，果糖などの単糖が2～20個ほどつながった構造をした糖類のことをいいます．とくに二糖類以外は，人の小腸では消化吸収されにくく，ほとんどが大腸まで到達して善玉菌であるビフィズス菌のエサになるので，腸内環境をきれいにして便秘を改善する効果があり，「おなかの調子を整える」特定保健用食品として認可されている製品が数多くあります．

　オリゴ糖を使った甘味料やシロップなどの製品もありますが，オリゴ糖は砂糖に比べて甘味が少ないので使用量は若干多めになります．しかも，砂糖の半分ほどのエネルギーをもっているので，カロリーゼロとはいえません．

　現在，ほとんどゼロカロリーと考えてよい甘味料は，アスパルテーム，ステビア，エリスリトールなどです．アスパルテームはアミノ酸からつくられた甘味料で，甘さは砂糖の100～200倍，キク科植物の葉から抽出されるステビアも砂糖の100～300倍も甘いといわれ，「高甘味度甘味料」と呼ばれています．これらはごく微量で十分に甘いので，ほとんどエネルギーについて考える必要はありません．一方，糖アルコールの一つであるエリスリトールは，甘さは砂糖の80％程度ですが，体内で分解・吸収されずに，ほとんどそのまま尿へ排泄されてしまうので，やはりほとんどカロリーゼロと考えて大夫です．これらの成分を使用した甘味料には，「特別用途食品」として認可されているものが多いので，よく表示を確認してから購入しましょう．

5）ペットボトル症候群とは

　昨今，水の代わりに清涼飲料水などを飲みすぎて，子どものうちから糖尿病などの生活習慣病を発症する「ペットボトル症候群」が問題視されています．私たち人類は太古の昔から，のどが渇いたら水を飲んできました．そんな動物が，つい最近になって，のどが渇いたら，砂糖水を飲むようになってしまったのです．砂糖水は水と違って飲むとすぐにのどが渇き，また砂糖水が欲しくなるという悪循環に陥ります．

砂糖をとると，膵臓からインスリンが多量に分泌され，血液中にインスリンが増えすぎた状態が長く続くと，糖尿病をはじめ生活習慣病の引き金になります．疲れたときやイライラするときに，少量の砂糖をとると元気回復に役立ちますが，砂糖のとりすぎが慢性化すると，体内の血管を傷めて，健康を蝕んでしまう危険があるといわれています．

　第１章14頁で紹介したナウル島の人々のように，食事や運動を基本とした昔ながらの生活様式があまりに急に変化してしまうと，体内の倹約遺伝子などがついていけなくて，糖尿病をはじめとするいろいろな生活習慣病が引き起こされてくると考えられています．

　ナウルほどではありませんが，わが国でも，昭和35年頃の高度成長の波に乗って，わずか10年ほどの間に，国民の生活様式は欧米式のライフスタイルへ急変しました．この結果，便利な生活とひきかえに，生活習慣病が急増したのです．とりわけ，糖尿病の患者数は，「平成19年国民健康・栄養調査」によると，「糖尿病が強く疑われる人」が約890万人，「糖尿病の可能性を否定できない人」が約1,320万人で，両者を合計すると約2,210万人に達すると推計されることが発表され，糖尿病は今や「成人の５人に１人の国民病」になったという認識をもつ必要があるといわれています．

　図５－５に示したように，清涼飲料水の中にはたくさんの糖分が含まれています．ですから，酒類と同じように，清涼飲料水のペットボトルをまとめ買いして，冷蔵庫

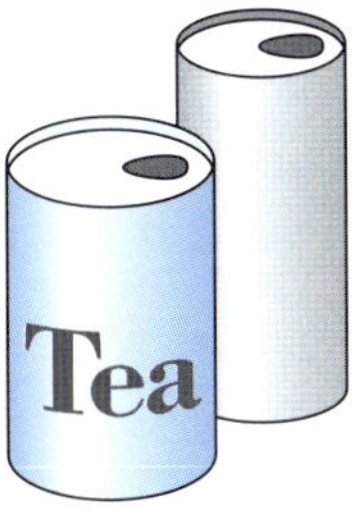

スティックシュガー小１袋３g（約12kcal）に換算すると

ドリンク類	容量	エネルギー	本数
コーラ	350mL	137kcal	12½本
サイダー	350mL	129kcal	10½本
缶コーヒー	250mL	115kcal	9½本
ミルクティー	340mL	105kcal	9½本
オレンジ（果汁30%）	200mL	102kcal	8½本
オレンジ（果汁10%）	200mL	80kcal	7本
スポーツ飲料	350mL	84kcal	7本
ビタミン飲料	140mL	60kcal	5本
コーラライト	350mL	42kcal	3½本
缶コーヒー低糖	190mL	38kcal	3½本
ノンシュガー紅茶	340mL	0kcal	0本
ウーロン茶	340mL	0kcal	0本
緑茶	340mL	0kcal	0本

（数値は１本あたりの目安量）

図５－５　ドリンク類のエネルギー（目安）と砂糖含有量（目安）

に冷やしておくのは絶対にやめましょう．砂糖をたくさん含む清涼飲料水は，小さい缶を1日1〜2本にとどめ，後はのどが渇いたら水かお茶を飲む習慣を身につけることが大切です．

> **Q** スポーツドリンクや果汁100％のジュースなら，低カロリーなので太りにくい？

A よく「スポーツドリンクや果汁100％のジュースなら，低カロリーなので大丈夫」という声を耳にしますが，とんでもない考え違いです．図5-5をみれば明らかなように，スポーツドリンクなどには他の清涼飲料水よりも若干少なめながら，それでもかなりの量の糖分が含まれていることがわかります．運動をする時の，手っ取り早いエネルギー補給には適していますが，それ以外の時に飲むことは勧められません．

6）ウイスキーなら太らないって本当？

アルコール飲料が太るといわれる第一の理由は，アルコール自体が高カロリーだからです．アルコールのもつエネルギーは1g（1mL）当たり約7kcalで，このうち5kcal程度が体内でエネルギーとして利用されるといわれています．タンパク質や糖質のもつエネルギーは1g4kcalですから，アルコールは，1g9kcalのエネルギーをもつ脂質に次いで高カロリーということになります．

よく「ビールや日本酒は太るけど，ウイスキーや焼酎なら大丈夫」という人がいます．ビールと日本酒には，アルコールのほかに糖質も含まれているので，純アルコールとして同じ量をとった場合，ウイスキーよりも若干高カロリーになります（図5-6）．

たとえば，ウイスキーダブル3杯に含まれる純アルコールのエネルギーは約400kcalです．これと同量の純アルコールをとろうとすると，ビールなら中ビン3本，日本酒なら約2合半を飲まなくてはなりません．この場合，含まれる糖質のエネルギーも加えると，ビール中ビン3本で600kcal，日本酒2合半では490kcalになり，ウイスキーダブル3杯のエネルギーを上回ってしまいます．

しかし，ウイスキーに含まれているアルコールのエネルギーだけでも，すでにかなりの高カロリーなのですから，ウイスキーなら太らないということにはなりません．どんなアルコールでも，ある程度の量を飲み続けると，肥満のもとになりうるというわけです．

ところで，血液中に尿酸が多かったり，痛風の既往があって，プリン体を多く含む食品をとりすぎないように指示を受けている人では，特にビールは要注意です．なぜなら，ビールにはほかのアルコールよりも多量のプリン体が含まれているからです．しかし，ここでもウイスキーなら大丈夫というわけにはいきません．なぜなら，アルコールを飲みすぎると，腎臓からの尿酸の排泄が妨げられ，血液中に尿酸が増加してくる危険があるからです．

要は，どんなアルコールも飲みすぎは厳禁ということです．痛風は美食家，大酒家に多い病気ですが，尿酸の高い人は，日頃から水やお茶をたくさん飲んで，尿酸の排泄を促進するよう心がけることが大切です．

また，アルコールには胃液の分泌を活発にして，食欲を亢進させる作用がありま

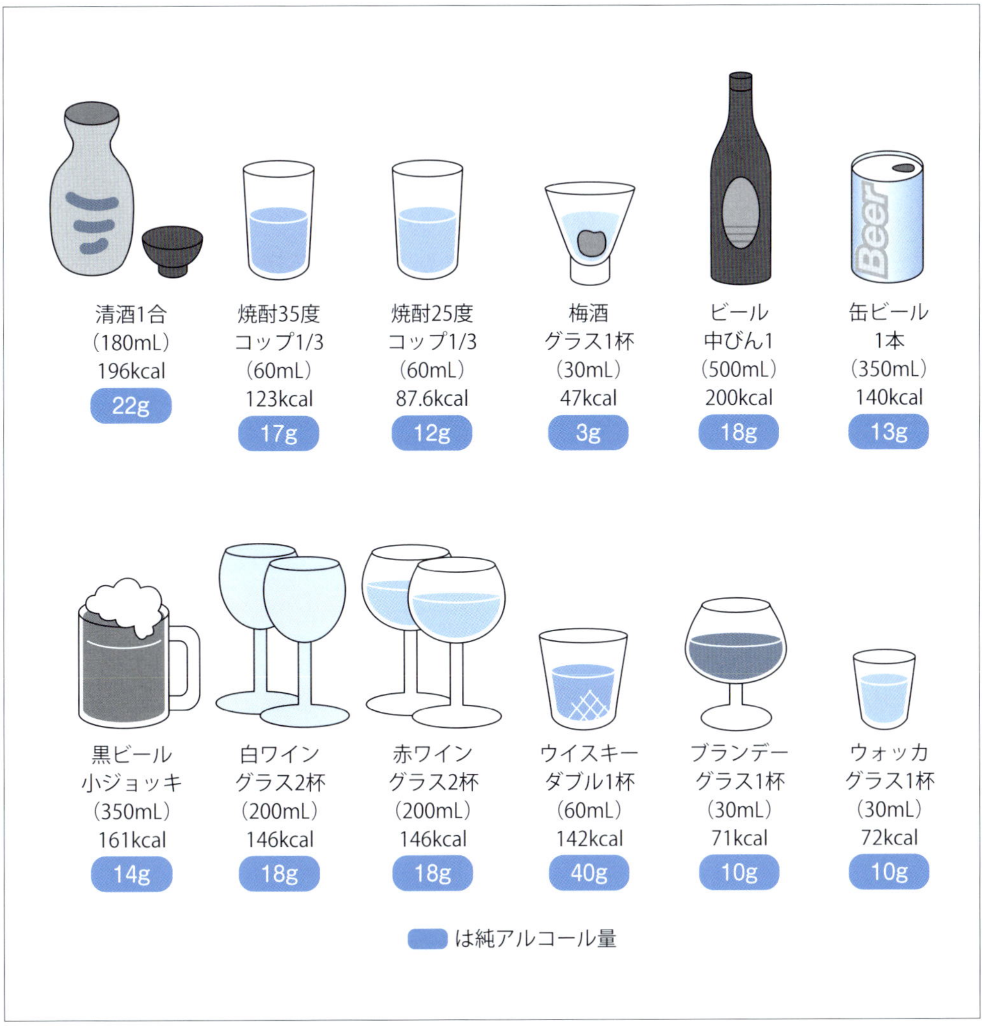

酒類	量	エネルギー	純アルコール量
清酒1合	180mL	196kcal	22g
焼酎35度 コップ1/3	60mL	123kcal	17g
焼酎25度 コップ1/3	60mL	87.6kcal	12g
梅酒 グラス1杯	30mL	47kcal	3g
ビール 中びん1	500mL	200kcal	18g
缶ビール 1本	350mL	140kcal	13g
黒ビール 小ジョッキ	350mL	161kcal	14g
白ワイン グラス2杯	200mL	146kcal	18g
赤ワイン グラス2杯	200mL	146kcal	18g
ウイスキー ダブル1杯	60mL	142kcal	40g
ブランデー グラス1杯	30mL	71kcal	10g
ウォッカ グラス1杯	30mL	72kcal	10g

図5-6　酒類のエネルギー量（目安）

す．数ある食前酒はまさにこの効果をねらったものです．さらに，アルコールがすすむと自制心が低下してきますから，ほどほどのところで食事をやめることが難しくなり，満腹になってもどんどん食べすぎてしまう危険が高まります．ですから，しこたま飲んだ後に，さらにラーメンまで食べることになるのです．

　そのうえ，悪いことに，酒の肴といわれるおつまみには高カロリーのものが目白押しなので，さらにエネルギーをとりすぎて，肥満への道を歩むことになります．洋酒のつまみでは，チーズ，ピーナッツ，ポテトチップス，レーズンバターなどは脂質が多く，少量でも高カロリーになります．日本酒の場合，塩辛や漬物などはそれほど高カロリーではありませんが，これらに含まれる塩分には食欲を増進させる働きがあるのでやはり要注意です．

Q　アルコールは体脂肪に変わりにくいので心配いらない？

A　アルコールは人体にとっては「毒物」なので，体内に入ると肝臓ですぐに解毒され，最終的には水と二酸化炭素に分解されて排泄されるので，体内には蓄積されにくいといわれています．確かに，体内に入ると，アルコールはエネルギー源として一番最初に消費されます．続いて，つまみに含まれる炭水化物，タンパク質そして脂質の順番で消費されます．ですから，アルコールは一番利用されやすく，体脂肪には変わりにくいと考えられているのですが，アルコールがエネルギー源として利用された分，一緒に食べたつまみの栄養素が体脂肪になって蓄積されてしまうことになります．つまみを食べずにアルコールだけ飲んでいればあまり太らないかもしれませんが，こういう飲み方は肝臓を傷めてしまうのでとてもおすすめできません．やはり，適量飲酒に低エネルギーのつまみを少々というのが，一番賢い飲み方ということになります．

7）アルコールの適量と酒量の減らし方

　アルコールは高カロリー飲料なので，ダイエット中には極力節制することがポイントです．しばらくの間，禁酒できれば理想的ですが，どうしてもやめられない場合には，1日に飲むアルコールを，ご飯軽く茶碗1杯（110g）のエネルギーに相当する185kcal以下にとどめておくことが大切です．これはだいたい，日本酒0.9合，ビール中ビン0.9本，ウイスキーシングル2杯半，ブランデーグラス2杯半，ウオッカグラス2杯半，焼酎35度コップ1／2杯，ワイングラス2杯半程度の量に相当します．

　お酒の量を徐々に減らしていくことも大切です．休肝日は，肝臓を守るためにもせ

めて週2日は必要です．付き合いで飲むことの多い人は，ウイスキーや焼酎をストレートではなく，水，お湯，ウーロン茶などで割って，酒量を減らしていきましょう．はじめだけアルコールを飲んで，あとはウーロン茶などに代えてしまうのもよいでしょう．まわりの人たちに禁酒または節酒を宣言してしまうのも一つの手です．周囲の協力を得られれば，割合楽に酒量を減らせるものです．どうしても外せない宴席では，飲まされ役より飲ませ上手になりたいものです．外で飲む機会は必要最少限にとどめ，できるだけ家で飲むように工夫しましょう．そのほうが，はるかに酒量も調節しやすいし，つまみも工夫しやすいからです．ただし，あるとつい飲んでしまうので，酒類をまとめて買い置きしたり，必要以上にたくさん冷蔵庫に冷やしておくのは止めましょう（第4章103頁の実例を参照）．

> **Q** アルコールを飲んだら，その分ご飯を減らせばよい？

A これはとんでもない考え違いです．確かに，アルコールからとりすぎたエネルギーに相当する量のご飯を減らせば，カロリー計算の帳尻を合わせることは可能です．しかし，同じエネルギーでも，ご飯に含まれる栄養素とアルコールのそれは大違いだからです．

ご飯には，糖質，タンパク質のほかに，ビタミン，ミネラル，食物繊維など豊富な栄養素が含まれているのに対して，アルコールには大切な栄養素がほとんど含まれていません．ですから，酒類はご飯（主食）の代用品にはなりえないのです．

8）コレステロールはどう減らせばいいのか

■食物繊維をしっかりとる

コレステロールを減らすためには，肝臓でのコレステロールの合成を減らすことが大切です．脂肪をとりすぎるとコレステロールがたくさんつくられてしまうので，まず第一に暴飲暴食は極力慎みましょう．

コレステロールをつくる能力にはかなり個人差があります．遺伝的にこの能力に優れている家系では，血縁関係の人にコレステロールが高い人がいるはずです．このような家系では，食事療法だけで目に見えるほどコレステロールを下げることはできないので，薬物療法が必要です．幸い，コレステロールの合成を低下させる薬はたくさんあるので，1日1～2回の内服で比較的楽にコントロールすることができます．

血液中のコレステロールを低下させるために，もう一つ有効な方法は，コレステロールの排泄を促進することです．コレステロールは肝臓で胆汁酸につくり変えられ，

十二指腸に分泌されます．しかし，この胆汁酸の多くは腸で再び吸収されて肝臓に戻ってきます．食物繊維をたくさんとっていれば，腸で胆汁酸が吸収されるのを妨害して，便と一緒に胆汁酸を排出してしまうため，肝臓へ戻るコレステロールも減ってきます．ですから，野菜，海藻，穀類などから食物繊維をたくさんとることが大切です（図5－7）．

■ 隠れた脂肪に気をつける

コレステロールの高い人では，「1日に食品からとるコレステロールの量を300mg以下にしましょう」とよくいいます．しかし，卵1個（50g）には約210mgのコレステロールが含まれているので，朝食で卵1個を食べると，後はもうほとんどコレステロールを含む食品を食べられない計算になってしまいます．こんな現実離れした食事をおすすめするわけにはいきません．

一般に，鳥や動物のレバー，魚の卵，魚介類にはコレステロールが多く含まれており，要注意といわれますが，最近の新しい測定法によると，貝類にはコレステロールはさほど多くないといわれます．また，イカ，タコ，貝類にはコレステロールと一緒にタウリンも多く含まれており，タウリンにはコレステロールや血圧を下げる作用もあります．ですから，やみくもにコレステロールを多く含む食品ばかりを制限する必

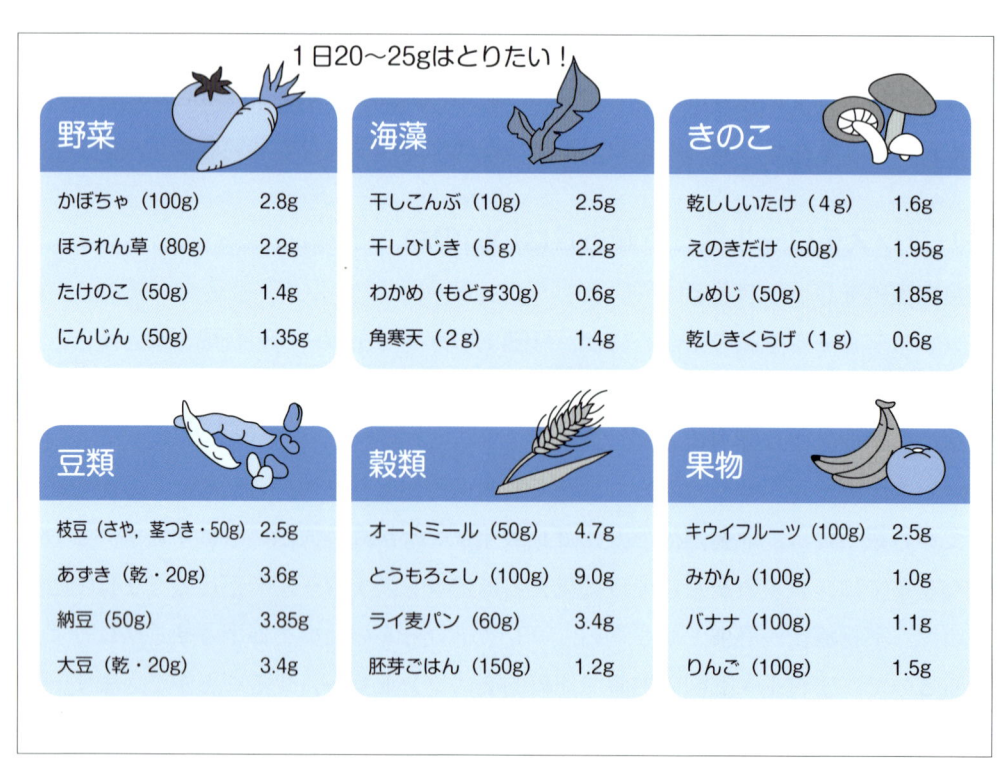

1日20～25gはとりたい！

野菜		海藻		きのこ	
かぼちゃ（100g）	2.8g	干しこんぶ（10g）	2.5g	乾ししいたけ（4g）	1.6g
ほうれん草（80g）	2.2g	干しひじき（5g）	2.2g	えのきだけ（50g）	1.95g
たけのこ（50g）	1.4g	わかめ（もどす30g）	0.6g	しめじ（50g）	1.85g
にんじん（50g）	1.35g	角寒天（2g）	1.4g	乾しきくらげ（1g）	0.6g

豆類		穀類		果物	
枝豆（さや，茎つき・50g）	2.5g	オートミール（50g）	4.7g	キウイフルーツ（100g）	2.5g
あずき（乾・20g）	3.6g	とうもろこし（100g）	9.0g	みかん（100g）	1.0g
納豆（50g）	3.85g	ライ麦パン（60g）	3.4g	バナナ（100g）	1.1g
大豆（乾・20g）	3.4g	胚芽ごはん（150g）	1.2g	りんご（100g）	1.5g

図5－7 食物繊維を多く含むおもな食品

要はないということができましょう．むしろ，知らず知らずのうちに摂取してしまうことが多い「隠れた脂肪」に注意することのほうが重要です．

次の食品は，意識しないままに脂肪をたくさんとってしまう危険があるので，十分に注意する必要があります．

クロワッサン，牛・豚ばら肉，ソーセージ，ベーコン，油あげ，プロセスチーズ，生クリーム，マヨネーズ，アーモンド，バターピーナッツ，ポテトチップスなど．

このほか，洋食のソース類やポタージュスープなどには，バター，マーガリン，クリームなどがたっぷりと使われていることが多いので要注意です．隠れた脂肪には，特に飽和脂肪酸が多いので，これが原因で知らず知らずのうちに血液中のコレステロールが上昇している場合も多いのです．

> **Q** 血液中のコレステロールを減らすには，コレステロールを多く含む食品をとらないようにするのが一番！

A このように考えている人はたくさんいます．しかし，必ずしもだれにでも当てはまることではないことがわかってきました．すなわち，コレステロールの多い食品をたくさんとっても，全ての人の血液中にコレステロールが上昇してくるとは限らないのです．

ある研究によると，コレステロールをたくさんとって血液中にコレステロールが増加した人は約1／3にすぎず，残りの2／3の人では血液中のコレステロールは上昇しなかったといいます．

ですから，食品からとるコレステロールを減らすことで，血液中のコレステロールがきちんと低下する人は思ったほど多くはないということになります．主治医とよく相談して，自分がどちらのタイプなのか，よくみきわめておくことが大切です．

9）中性脂肪を減らす方法

通常，血液中の中性脂肪は，次のような原因で増加していることが多いようです．
①摂取エネルギーの過剰
②単糖類や少糖類の過剰：菓子，清涼飲料水，果物，間食などの食べすぎ．
③アルコールの飲みすぎ：一緒に血液中のγ-GTPや尿酸も上昇していることが多いようです．また，腹部超音波検査で脂肪肝がみつかることもあります．
④肉が好きで，魚をあまり食べない：これは同時にコレステロールも増加していることが多いのですが，青い背の魚などに多く含まれているn-3系脂肪酸はコレステロ

ールだけではなく中性脂肪も低下させることは，よく知られています．
⑤隠れた脂肪や油脂のとりすぎ
⑥体質，遺伝：血縁関係のある親族に中性脂肪の高い人がいる場合には，遺伝的に中性脂肪が高い体質であることも考えられます．この場合には，医療スタッフとよく相談してみましょう．

> **Q** 中国茶は血液中の脂肪を流してくれる？

A ウーロン茶などの中国茶が血液中の脂肪を流してくれると誤解している人は結構いますが，もちろんそのような作用はありません．ただ，血液中の中性脂肪を減らす働きのある特定保健用食品として，グロビン蛋白分解物，EPAとDHA，ウーロン茶重合ポリフェノール，コーヒー豆マンノオリゴ糖，ベータコングリシニンなどが知られています．いずれも，腸管からの脂肪の吸収を抑制したり，肝臓での中性脂肪の合成を抑えるなどして，血液中の中性脂肪を減らす働きがあります．しかし，体内に蓄えられている内臓脂肪や皮下脂肪を燃やす働きはありません．

また，食事と一緒に飲むと糖質の吸収をおだやかにして，食後の血糖の上昇を抑制する，とうもろこしのでんぷんからとれる「難消化性デキストリン」という水溶性食物繊維を成分とした特定保健用食品のお茶があります．難消化性デキストリンは，甘さは砂糖の１／10程度で砂糖の１／５以下のエネルギーをもっていますが，ほとんど消化されずに排泄され，一緒に食べた食事に含まれる糖質や脂質の一部を吸着して，一緒に体外へ運び出してしまうといわれています．これらの食品については，特定保健用食品の表示（第７章199頁）をよく確認してから購入しましょう．

10）リノール酸はからだによいのか？

「脂肪を控えめに」という標語は，「塩分を減らす」「タバコは吸わない」などと一緒に，生活習慣病の予防に重要なキーワードの一つです．しかし，むやみに脂質の摂取を減らすと，脂に溶けて体内に取り込まれるビタミンAやEが不足して，肌あれや夜盲症などの弊害が出ることもあります．ですから，１日の総摂取エネルギーの約20％前後に相当する50g程度の脂質は，毎日必ずとらねばなりません．脂質は少なければ，少ないほどよいというわけではないのです．問題は摂取する脂質の種類です（図５-８）．からだによい脂肪酸を上手にとる工夫が大切です．

動物性油脂に含まれる「飽和脂肪酸」は血液中のコレステロールを増やすのに対して，植物性油脂に含まれる「不飽和脂肪酸」のリノール酸はコレステロールを減らす

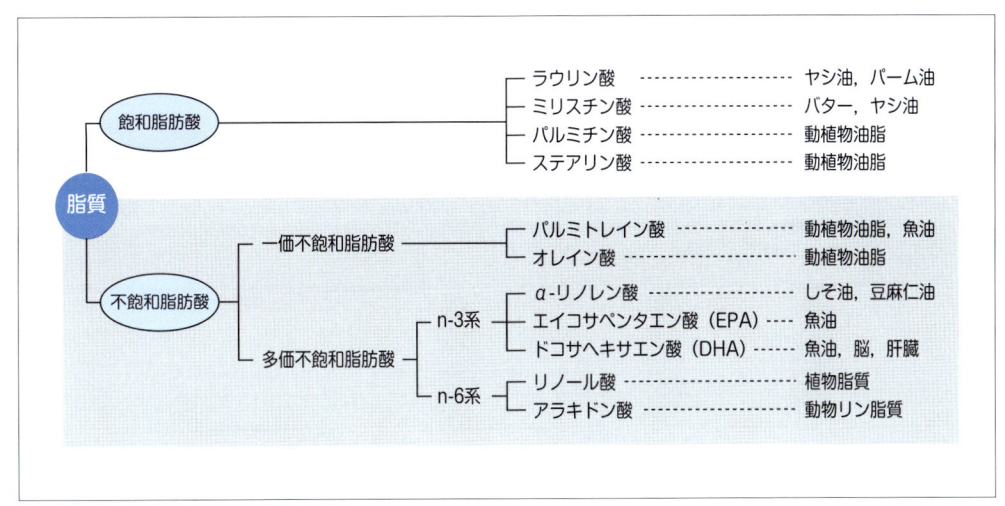

```
                            ┌─ ラウリン酸    ……………… ヤシ油，パーム油
               ┌─ 飽和脂肪酸 ├─ ミリスチン酸  ……………… バター，ヤシ油
               │            ├─ パルミチン酸  ……………… 動植物油脂
               │            └─ ステアリン酸  ……………… 動植物油脂
    脂質 ──────┤
               │            ┌─ 一価不飽和脂肪酸 ┬─ パルミトレイン酸 ……… 動植物油脂，魚油
               │            │                   └─ オレイン酸        ……… 動植物油脂
               └─ 不飽和脂肪酸                   ┌─ α-リノレン酸           ……… しそ油，豆麻仁油
                            │            ┌─ n-3系 ├─ エイコサペンタエン酸（EPA） …… 魚油
                            └─ 多価不飽和脂肪酸 │  └─ ドコサヘキサエン酸（DHA） …… 魚油，脳，肝臓
                                         └─ n-6系 ┬─ リノール酸   ……………… 植物脂質
                                                  └─ アラキドン酸 ……………… 動物リン脂質
```

図5-8 おもな脂肪酸の種類

という説はよく知られています．この説が発表されたとき，リノール酸をたくさん含む紅花油，コーン油，大豆油，マーガリンなどは一時大人気になりました．

　一般に，飽和脂肪酸を多く含む油脂は，バターやラードのように常温では固体なのに対して，不飽和脂肪酸が多い植物油は液体なので，両者は簡単に区別できます．そこで単純に，固体油脂を控え，液体油脂をたくさんとっていさえすれば，動脈硬化の予防と健康増進に役立つと長い間信じられてきました．

　しかし，その後の研究によって，からだによいはずのリノール酸も，とりすぎると弊害を及ぼす場合のあることがわかってきたのです．たとえば，リノール酸は動脈硬化を進める悪玉のLDLコレステロールを低下させるものの，一緒に善玉のHDLコレステロールまで減らしてしまうというマイナス面を併せもつことがわかってきました．

　また，リノール酸が体内で変化してできるアラキドン酸からは，炎症やアレルギーを起こしたり，血小板の凝集を促す物質（エイコサノイド）がつくられてくることが明らかになりました．エイコサノイドの一つであるプロスタグランジンは炎症を引き起こし，トロンボキサンA_2は血栓症や不整脈に関係し，ロイコトリエンは炎症やアレルギーにかかわっているのです（図5-9）．そこで，リノール酸をとりすぎると，アレルギー性皮膚炎，ぜんそく，さらには血栓から誘発される心筋梗塞や脳梗塞などの一因にもなりうることが問題になってきたのです．

　現在，日本人は1日約12gのリノール酸を摂取していますが，これを半分に減らすのが望ましいといわれています．

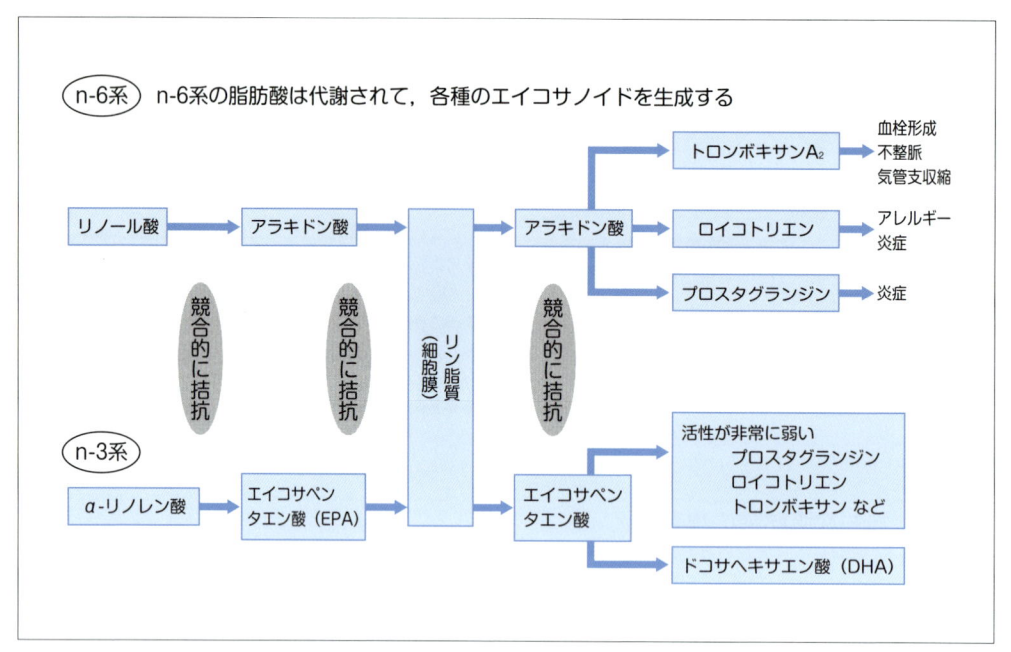

図5-9 多価不飽和脂肪酸の代謝経路

11) からだにやさしい脂肪酸とは

　さて，下火になったリノール酸に代わって，注目されているのがオリーブ油です．オリーブ油にたくさん含まれているオレイン酸という一価不飽和脂肪酸はリノール酸などの多価不飽和脂肪酸と比べて酸化されにくいという長所があります．しかも，リノール酸と異なり，善玉のHDLを低下させずに悪玉のLDLを減らすことがわかったのです．そのうえ，オリーブ油にはオレイン酸のほかにもビタミンEやポリフェノールなど強力な抗酸化物質が含まれているので，二段構えで動脈硬化の予防に役立ちます．事実，オリーブ油をたくさん料理に使っている南イタリアでは，心臓病が意外と少ないことが明らかになり，オリーブ油は日本の食卓へも進出して，一大ブームを巻き起こしたのです．

　オリーブ油は，数ある植物油のなかでも，果実を圧搾するだけで採取できる唯一の天然の油です．オリーブ油でおなかをこわすのは，何度も加熱され酸化や劣化がすすんだ古い油を調理に使った場合に多いようです．オリーブの果実から最初に搾りとった"一番搾り"のエキストラ・ヴァージンオイルは，その成分が母乳に近く，からだにやさしい「油性のジュース」とさえよばれています．

　さて，欧州諸国のなかで特に南イタリアで心臓病が少ない理由として，そのヘルシーな食生活が注目されています．三方を海で囲まれた南イタリアでは，イワシ，サバ，サンマ，イカ，タコなど日本でもおなじみの新鮮な魚介類が豊富に食卓にのぼり

ます（図5-10）．イワシなどの青い背の魚にはエイコサペンタエン酸（EPA），ドコサヘキサエン酸（DHA），α-リノレン酸などのn-3系多価不飽和脂肪酸がたくさん含まれています．このn-3系には，血圧低下作用，コレステロール低下作用，炎症やアレルギーの予防，血栓やがんの抑制作用が知られています．また，タコやイカに含まれるタウリンにもコレステロールを低下させる作用があります．

　最近の研究から，DHAには敵意を抑制する作用のあることがわかりました．さらに，n-3系を投与したところ，統合失調病やうつ病の症状が改善したとの研究結果が発表され，同様に，魚の消費量とうつ病の発症率は逆相関することも明らかになりました．このように，n-3系の精神面への効果にも期待がかけられるようになってきたのです．

　一方，リノール酸に代表されるn-6系多価不飽和脂肪酸のとりすぎによる炎症，アレルギー，血栓などの弊害を防ぐ作用がn-3系にある（図5-9）ため，両者をバランスよく摂取することがとても大切です．すなわち，リノール酸の多い植物油を減らして，青い背の魚を積極的に食べることです．最低でも，週に2～3回は青い背の魚（サバ，サンマ，イワシ，アジ，カツオなど）をとるとよいと言われています．一方，外食やスナック菓子には，いまだにリノール酸がたくさん使われていたり，トランス

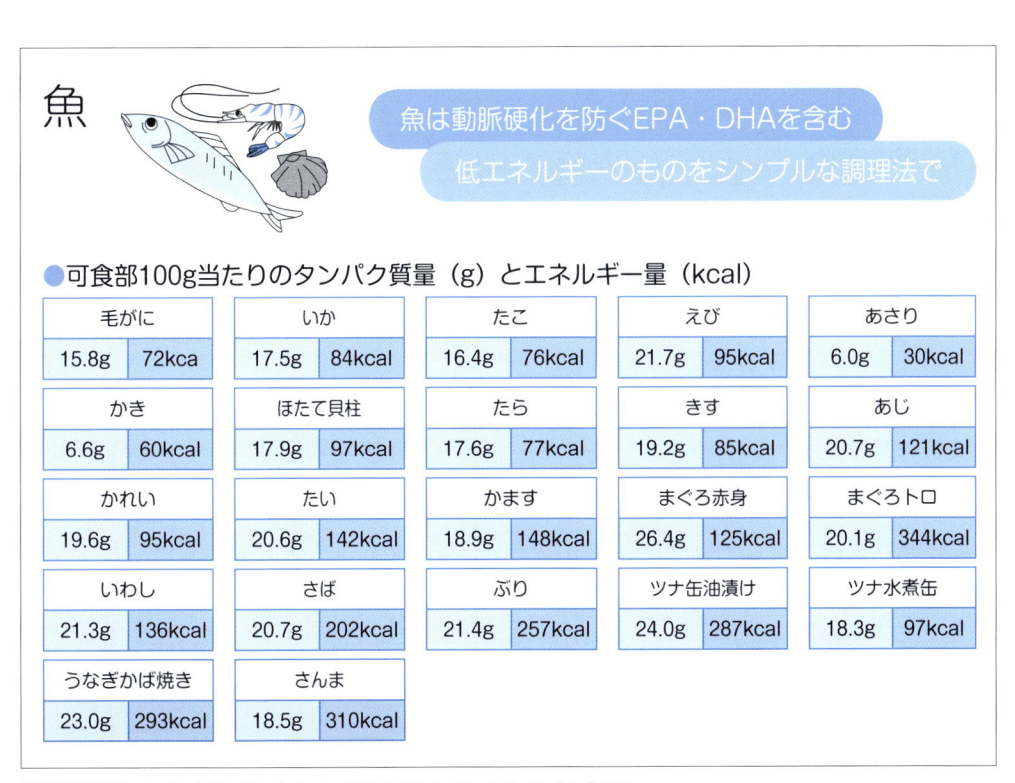

魚は動脈硬化を防ぐEPA・DHAを含む
低エネルギーのものをシンプルな調理法で

●可食部100g当たりのタンパク質量（g）とエネルギー量（kcal）

品名	タンパク質	エネルギー	品名	タンパク質	エネルギー
毛がに	15.8g	72kcal	いか	17.5g	84kcal
たこ	16.4g	76kcal	えび	21.7g	95kcal
あさり	6.0g	30kcal	かき	6.6g	60kcal
ほたて貝柱	17.9g	97kcal	たら	17.6g	77kcal
きす	19.2g	85kcal	あじ	20.7g	121kcal
かれい	19.6g	95kcal	たい	20.6g	142kcal
かます	18.9g	148kcal	まぐろ赤身	26.4g	125kcal
まぐろトロ	20.1g	344kcal	いわし	21.3g	136kcal
さば	20.7g	202kcal	ぶり	21.4g	257kcal
ツナ缶油漬け	24.0g	287kcal	ツナ水煮缶	18.3g	97kcal
うなぎかば焼き	23.0g	293kcal	さんま	18.5g	310kcal

図5-10　からだにやさしい脂肪酸を多く含む魚介類

脂肪酸（第7章205頁）なども多く含まれているので要注意です．

> **Q** イタリア料理は高カロリーなのでダイエットには向かない？

A 　イタリア料理は高カロリーなのでダイエットには不向きなうえ，オリーブ油でおなかをこわしやすいなどと誤解している人は結構いるようです．しかし，北イタリアでは料理によくバターを使うのに，南イタリアでは主にオリーブ油を使うというように，南北に細長いイタリアでは，地域によって料理や食材にもかなり大きな違いがみられます．ですから，ひと口にイタリア料理といっても，北と南ではかなり異なっているのです．確かに，北イタリアやフランスの料理にはかなり高カロリーなものが多いようですが，南イタリアの料理は別物です．

　南イタリアの家庭料理では，魚介類や肉を焼くにしろ揚げるにしろ，素材の形が残るような素朴な調理法が多いので，意外と低カロリーに仕上がります．これにからだにやさしいオリーブ油やレモンを加えて味をつけるので，薄味ですみます．そしてパスタや緑黄色野菜，トマトなどから食物繊維や抗酸化物質をしっかりとります．さらに，よく使われるリコッタチーズやモッツァレラチーズなどのナチュラルチーズは，プロセスチーズよりも低カロリーで，しかもカルシウムを豊富に供給できる食品です．これに，抗酸化物質であるポリフェノールをたくさん含む赤ワインを1～2杯飲めば，簡単に地中海式健康食ができ上がります．

　洋の東西を問わず，古い歴史のなかで大切に食文化を育んできた地域では，お母さんが家族の健康を祈ってつくってきた伝統的な家庭料理にこそ，真の意味での「健康長寿食」の秘伝が隠されていることが多いものです．

2　運動療法の進め方

　減量のために突然過激な運動を始めて，かえって体調を崩したり，ケガをしたりするケースは後を絶ちません．また，一定の運動療法を歯を食いしばって継続しなければ，体脂肪を減らすことはできないと勘違いして，ノルマと義務感にしばられて運動療法を続けている姿もよく目にします．

　これは，心肺機能を鍛えて運動能力を高めることを目的とした運動療法と減量のための運動療法とは，全く異なった種類の運動療法であるという根本的な違いに気づいていないことに起因する大きな誤解といえましょう．運動を指導する側に責任があることも多いのですが，運動を始める人も指導をする人も，初めにその目的を明確にし

てから，運動療法に取り組むことが肝要です．

たとえば，有酸素運動は体脂肪燃焼に効果的といわれる反面，体重が重い肥満者にとって，飛んだり跳ねたりする運動は，足腰に負担がかかりすぎるので，第一選択の運動ではありません．したがって，いきなりジョギングや縄跳びやエアロビクスダンスなどを始めるのは，とてもいただけません．肥満者にとっては，重い体重を何か別のものが支えてくれるような運動が最適といわれます．そこで，自転車こぎや水中歩行などがおすすめということになりますが，これとてノルマを決めて歯を食いしばってがんばる必要はないのです．

ここでは，元来，運動好きな人がマラソン大会やトライアスロンの試合などで好成績をおさめるために競技能力を高め，トレーニング効果を上げるための運動メニューではなく，さほど運動が好きではない少し太りぎみの人が，体脂肪を減らして上手に減量するために食事療法と併用して行う，手軽で安全な運動メニューの実際に的をしぼって解説します．

1）運動に何を期待するのか？　はっきりとイメージしよう！

1970年代に，トレーニングによる心肺機能の向上に関する科学的根拠が集積され，競技力向上につながるトレーニングメニューが設定されました．その後，このメニューがそのまま耐糖能異常，脂質代謝異常，高血圧症，肥満症などの治療・予防に関する運動処方として，流用されてきた経緯があります．こうした運動メニューは，実際に各種疾患の治療・予防に役立ち，その有効性に疑いはありませんが，一方で，より弱い強度の運動でも，大量に行った場合には各種生活習慣病の予防・治療に有効であることが，1990年代になって明らかになってきました．たとえば，肥満者における脂質代謝指標の変化は，心肺機能とはあまり関連がなく，体脂肪とくに内臓脂肪の変化量と相関することはよく知られています．

こうした経緯から，心臓や脳の動脈硬化性疾患にかかわる糖代謝や脂質代謝異常に関連した代謝動態に関して，メタボリックフィットネス（metabolic fitness）という概念が提唱されるようになってきました．メタボリックフィットネスはメタボリックシンドロームをもたらす病態とは対極の概念であり，身体的フィットネス（体力）の構成要素の一つです．メタボリックフィットネスを改善させる運動は，必ずしも心肺機能を向上させるような強い強度の運動ではなく，まず中強度（3メッツ以上）の身体活動により，日常のエネルギー消費量を増加させることによって，メタボリックフィットネスを向上させ，疾病リスクを減らすことが重要と考えられるようになってきたのです．米国疾病対策センター（Centers for Disease Control and Prevention：

表5-3 運動・身体活動指針の変遷

	米国スポーツ医学会（ACSM） (1978、1998) など	米国疾病対策センター（CDC）/ 米国スポーツ医学会（1995） 米国国立保健研究所（NIH）(1996)
パラダイム	トレーニングによるフィットネス向上	身体活動量増加による健康への効果
目的	身体の機能の改善	疾患リスクの減少
頻度	週3～5日	ほぼ毎日
運動強度	中等度～強度	中等度
持続時間	持続的20～60分	断続的（8～10分）合計30分以上
運動の種類	有酸素運動	仕事/仕事以外の日常の身体活動or（系統だった）運動

表5-4 運動に期待されるおもな生理効果

1. 基礎代謝，食事誘導性体熱産生の亢進
2. インスリン感受性の促進
3. 除脂肪組織の維持（増加）
4. エネルギーの消費
5. 体脂肪燃焼と内臓脂肪減少
6. 食欲抑制，脂肪摂取量の低下
7. 前向きな精神的効果
8. 体重の逆戻り抑制，減量の長期維持
9. 心肺機能の維持（亢進）

CDC）や米国スポーツ医学会（ACSM）（1995）などが提唱した身体活動指針（表5-3）も，心肺機能や体力レベルの向上をめざす運動指針ではなく，身体活動量の増加により疾病リスクの減少を目指す指針に変貌してきました．

ところで，適度な運動を継続すると，表5-4に示したような生理効果が期待できるといわれています．このように，運動にはさまざまな生理効果が期待できますが，肥満に対する治療のなかでは，特に表の1，2，3，7，8などの効果を期待して，運動療法の併用が大切な意味をもってきます．運動療法のおもな効果と具体的な実践方法については，この後詳しく解説していきます．

> **Q** 腹筋体操でおなかの脂肪が減る？
>
> **A** 腹筋体操を反復していると，しばらくしてウエストのサイズは減少してきます．しかし，これは運動不足でたるんでいた腹筋が引き締まったためであり，おなかの脂肪が減ったわけではないという研究結果が発表されています．部分的に筋肉を引き締めてサイズダウンをもたらす運動はたくさんありますが，部分的に体脂肪

を燃焼させる運動や方法はありません．

　低周波をはじめいろいろな手段で，部分的に体脂肪を燃焼させるという宣伝がありますが，引き締め効果と体脂肪の燃焼とは全くの別物です．ですから，皮膚の上から測ったサイズが小さくなったからといって，それだけでただちに皮下脂肪が燃焼したと即断するわけにはいかないのです．なぜなら，皮膚の下には脂肪組織のほかに筋肉も骨もあり，しかも水分もたくさん含まれているからです．

2）事前のメディカルチェックが必要な人は？

　ダイエットというと，何はさておいていきなりジョギングを始めるような人が後を断ちません．今まで運動不足の人が，しかも重い体重を引きずって，いきなり運動を始めると，足腰の関節を傷めたり，筋肉や腱を傷めたり，運が悪いと心臓発作を起こすこともあり，とても危険です．絶対に，無理を押して運動をしないよう，十分に注意することが大切です．

　好ましい効果をもたらす範囲を超えた強い運動は，人体にさまざまな危険をもたらします．運動療法を始めるにあたっては，日頃の運動量，自己の運動能力や合併症の有無などについて，できるだけ多くの情報を集めておくことが重要です．特に，表5－5に示したような項目に該当する場合には，無理な運動計画を立てることのないよう，必ず医師（主治医）と相談してから始めるようにしましょう．

表5-5 運動を始める前に医学的検査が必要な場合

1．心臓発作，心停止，心臓弁膜症，心奇形，心筋炎，その他治療を要する心疾患の既往のある場合
2．医師により，狭心症と診断された狭心痛のある場合
3．不整脈や伝導障害（ブロック）のある場合
4．脳卒中の既往のある場合
5．胸痛，不整脈，心不全，高血圧などのため，心循環器系へ作用する薬をこの3カ月以内に服用していた．βブロッカー，ジギタリス，プロカインアミド，ニトログリセリンなどの服用のある場合（不明な場合には主治医に問い合わせること）
6．糖尿病で注射や薬を投与されていたり，合併症がある場合
7．歩行に際して危険を伴う筋，神経，骨などの整形外科的異常のある場合
8．腎臓，肝臓，その他の代謝性障害のある場合
9．安静時血圧が160/90mmHg以上ある場合
10．急性感染症（風邪，流感など）のある場合
11．以前に運動を差し控えるよう専門家からアドバイスを受けたことがある人
12．運動はどうも危険を伴うようだと感じたり，疑問に思う場合

3）エアロビクスかアネロビクスか

　運動は運動生理学の立場から，動的運動と静的運動に分けられます．動的運動とは体重の移動を伴う運動をさし，静的運動とは体位を固定したままでも行えるものをさします．表5-6は，動的運動と静的運動について，それぞれがさらに2種類の運動に区分されることを示したものです．

　私たちが運動を開始すると，エネルギー源として最初に消費されるのは，血液中のブドウ糖（血糖）や，筋肉や肝臓の中に蓄えられているグリコーゲンという糖質です．そして，これが燃焼されると，やがてゆっくりと体脂肪が燃えていきます．

　この体脂肪は，時間をかけてゆっくり温めてやらないと火がつかず，しかも燃える際には多量の酸素を必要とする性質をもっています．ですから減量のためにはゆっくり時間をかけ，同時に体内に酸素をたくさん取り込むことのできる運動が最適なのです．スースーハーハーとリズミカルな呼吸を繰り返し，酸素をたくさん取り込むような運動は，"有酸素運動"（エアロビクス運動）とよばれます．

　一方，100mを息もつかさず疾走するするような運動は，"無酸素運動"（アネロビクス運動）と呼ばれます．しかし，このように短時間に激しくからだを動かす運動では，ほとんど筋肉のグリコーゲンが消費されるだけに終わり，肝心の体脂肪が燃えるまでには至りません．したがって，この種の運動をいくら繰り返しても減量対策としての効果はあまり期待できません．しかも，太った人はもともと運動不足のきらいがありますから，過激な運動をいきなり始めると，心臓や関節に負担がかかる危険もあります．

　そこで，やせるための運動の基本として，まず第一に「歩く」ことをおすすめします．歩行は，第4章96頁の図4-9で紹介したように，中強度（3メッツ）以上の活発な身体活動になります．しかも"いつでも，どこでも，一人でも"行うことが可能な身体活動です．からだについた余分な脂肪を効率的に燃やすためには，やはり「乗るより歩けの生活」の一語につきるといえましょう．

　静的運動としての等尺性運動（アイソメトリックス）と等張性運動（アイソトーニクス）は，いずれも筋肉に負担を加え，筋力を維持・増強させることのできる運動で

表5-6　運動の4つのパターン

動的運動	エアロビクス：有酸素運動（歩く，走る）
	アネロビクス：無酸素運動（100mダッシュなど）
静的運動	アイソメトリックス：筋肉の収縮を持続する等尺運動
	アイソトーニクス　：筋肉の繰り返し運動（ボートこぎなど）による等張運動

す．等尺性運動は，押す，引くなどの基本動作により，一定の力で全身の筋肉に負担をかけるのに対し，等張性運動では腕立て伏せ，懸垂運動など，同一動作で同一重量の負担を反復することにより筋肉に緊張を加えます．この種の静的運動を無理にならない程度に取り入れることは，筋肉の「廃用性萎縮」および筋肉組織の減少を防止し，充実したからだづくりに役立ちます．

　しかも，重い体重を移動させる必要のない静的運動は，動的運動と異なり，肥満者にとってもハンディキャップの少ないタイプの運動といえます．したがって，減量作戦に適した運動療法とは，歩くことに代表される軽いエアロビクス運動に加えて，たるんでいる筋肉を鍛え上げる静的運動を適度に併用するのが大原則になります．

4）ダイエットのための運動に期待される生理効果

　体重の重い肥満者に積極的な運動療法はあまりすすめられません．特に，体重の負担が大きくかかる，飛んだり跳ねたりする種類の運動は要注意です．体脂肪を燃やすためには，食事をきちんと減らすことが大前提です．

　しかし，食事療法だけで何カ月も体重を減らしていくと，①基礎代謝が低下して体重が減りにくくなる，②インスリンの効きめが悪くなり，生活習慣病が悪化しやすくなる，③筋肉が減ってプロポーションが悪くなるという三つの大きな問題点が浮上してきます（第4章72頁）．そこで，これらの問題を防ぐために欠かせないのが，運動療法ということになります．

①基礎代謝を高める

　食事療法を長く続けていくと，徐々に基礎代謝が低下して，やせにくい「省エネ体質」の体になることが知られています．

　基礎代謝とは，私たちが横になって安静にしているときに消費するエネルギーのことです．安静にしている間にも，呼吸をしたり，心臓を動かしたりするためにエネルギーが必要です．体重当たりの新陳代謝は，成長の著しい乳幼児が最も高く，その後，年齢とともに低下します（第3章42頁，表3-1参照）．通常，20代の男性で基礎代謝は1日1,550kcal前後，女性で1,200kcal前後で，年をとると年々低下していきます．基礎代謝に日常の活動や運動で消費されたエネルギーを加えたものが1日の消費エネルギーになります．一般に平均的な日本女性が1日に必要なエネルギーは，20代のOLで2,300kcal，中年女性で2,200kcal程度と考えられています．

　基礎代謝は，通常1日の全消費エネルギーの50〜60％を占めているので，これが低下すると，省エネのからだになってしまうわけで，ダイエットにはとても不利な現象といえます．しかも，食事を減らしていくと，基礎代謝は20〜30％も低下してし

まい，この現象に拍車がかかってしまいます．

しかし，歩行運動にはこの基礎代謝の低下を防ぐ効果があるうえ，日頃からよく運動している人は，運動していない人に比べて基礎代謝が高く，体重がリバウンドしにくいことが知られています．

> **Q** 日課の散歩でどのくらい歩けば，基礎代謝は上がってくるか？

A 私は数年前に家を引っ越したところ，何もしないのに半年で体重が72kgから70kgに減り，体脂肪率も22％から20％へ低下しました．この理由として思い当たることは，たった一つ，引っ越してから犬を飼ったことです．よほどの悪天候でない限り，愛犬との早朝散歩が私の新しい日課になったのです．

毎朝，約20～30分を少し早足に，愛犬まかせで約2～3km散歩しています．ほんのわずかな有酸素運動ですが，ほとんど毎日継続している点が，知らぬ間に大きな効果をもたらしたのでしょう．数カ月，継続しているうちに，おそらく私のからだの基礎代謝が少しばかり上昇して，知らぬ間に体重減につながったものと思われます．

②インスリンの効きめをよくする

第2章30頁で述べたように，生活習慣病をもつ人の多くは，インスリン感受性が低下して，インスリンの効きめが悪くなる（インスリン抵抗性が強まる）ことが知られています．しかし，有酸素運動を取り入れた活動的な生活を送っていると，インスリンの効きめがよくなります．ですから，日頃から積極的に有酸素運動を取り入れた活動的な生活習慣を身につけることが，生活習慣病の予防や治療にはきわめて大切なのです．

インスリン感受性は，人工膵臓という器械を使って，血液中のブドウ糖が利用される程度を反映する「グルコース代謝率」を測定することにより把握できます．図5－11は，1日1,600kcalの食事療法に，1日5,000～1万歩の歩行運動を併用した群（1）と，1日1万～2万歩の歩行運動を1カ月間継続した群（2）の二つの群について，その前後でグルコース代謝率を観察したデータです．一見して明らかなように，前者ではグルコース代謝率は増加しませんでしたが，後者では著明に増加し，1日1万歩以上の歩行運動を1カ月続けた結果，インスリン感受性が明らかに改善したことが実証されました．

第2章31頁で解説したように，インスリンが受容体に結合すると細胞のなかのシグナル伝達が進み，Glucose transporter 4 (GLUT4) というブドウ糖輸送担体が

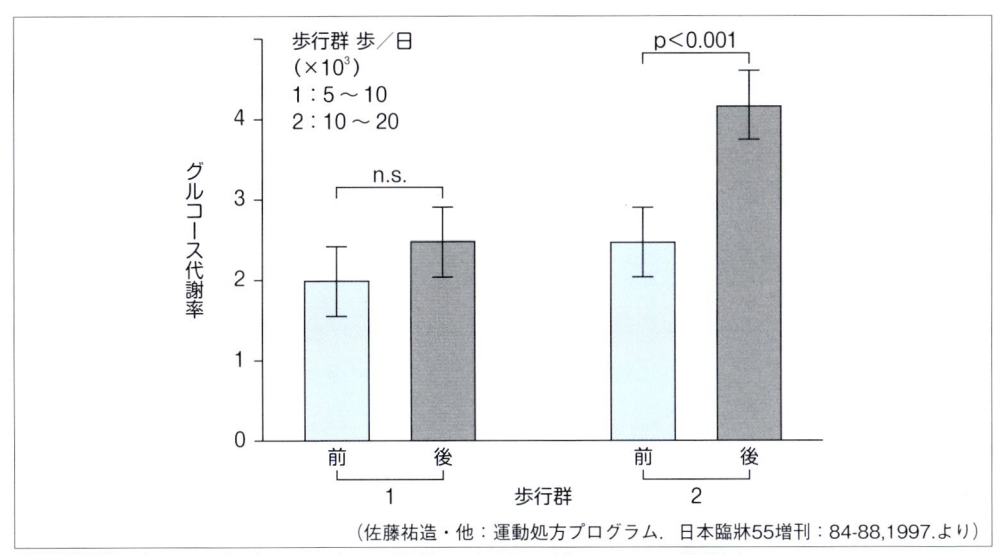

図5-11 歩行運動（1カ月）の前後におけるグルコース代謝率

（佐藤祐造・他：運動処方プログラム．日本臨牀55増刊：84-88,1997.より）

細胞の表面に浮上します．血管の中を運ばれてきたブドウ糖はこのGLUT 4という運び屋によって細胞の中に取り込まれて，主にミトコンドリアで燃焼されて，細胞が生きていくためのエネルギー源になります．ところが，太ってきたり，運動不足になるとこのGLUT 4の数が減ってくるため，インスリンの効きめが低下します．ここで，日々の身体活動量を増やすと，GLUT 4の数が増えてインスリンの効きめが改善されることが，明らかになってきているのです．

③筋肉が減ってプロポーションが悪くなるのを防ぐ

体重は減ったけど，バストやウエストの肉がたるんで，かえって醜いプロポーションになってしまったという悩みを耳にします．このような例は，ダイエット中に筋肉を鍛えることを怠ったケースによくみられます．

肥満の人は，余分な体脂肪が多いばかりでなく，運動不足ゆえに筋肉もたるんでいることが多いのです．したがって，体脂肪を減らすと同時に，たるんだ筋肉を鍛え上げる運動が欠かせません．このためには，体重の移動を伴う"動的運動"のみでは不十分で，筋力を高める"静的運動"を十分に取り入れる必要があります．実は，この単純な理屈を忘れて減量作戦に取り組んでいる人が意外と多いのに驚かされます．減量＝ジョギングというような短絡的な思考はいただけません．

そこで，食事療法に静的運動を併用して体重を減らすと，筋肉や骨の減少をかなり少なく抑えることができます．とりわけ，筋力トレーニングには筋肉や骨の減少を抑える効果があります．動的運動（有酸素運動）に静的運動（レジスタンス運動）を加えた「コンビネーション・トレーニング」は，ダイエットに効果的なトレーニングと

して，近年，とても注目されています．

> **Q** ダイエットには，赤筋を鍛えたほうがいいのか，白筋を鍛えたほうがいいのか？

A 筋線維には赤筋（遅筋）と白筋（速筋）がありますが，ウォーキングなど長時間ゆっくりと行える有酸素運動では，おもに赤筋が活躍し，酸素を取り込んで体脂肪をエネルギー源として燃やします．一方，短距離走や重量挙げなど瞬発力やパワーを必要とする無酸素運動で活躍するのは白筋で，おもにブドウ糖やグリコーゲンをエネルギー源として利用します．ですから，ダイエットのためには，赤筋をたくさん使う運動を取り入れる必要があります．

その上でさらに，赤筋を増やすことができれば，より効果的です．このためには筋力トレーニングに代表されるレジスタンス運動が重要です．一般に，負荷の軽いレジスタンス運動では，まず優先的に赤筋が使用され，負荷が重くなると白筋が使用されるので，前者を根気よく反復するとよいことになります．このような運動は「エアロビックレジスタンス運動」とか「スローレジスタンストレーニング」とよばれ，最近，そのダイエット効果が注目されています．

私の大学の研究室では，高齢女性（68.5±5.1歳）12名を対象に，低強度・低速度のレジスタンストレーニングを週2回の頻度で6カ月間実施した群（LL群）と，高強度・通常速度のレジスタンストレーニングを実施した群（HR群）について，下肢

表5-7 レジスタンストレーニング後における2群の身体組成（全身）の変化

	LL群（n=6）			HR群（n=6）		
	トレーニング前	トレーニング後	変化率	トレーニング前	トレーニング後	変化率
BMI (kg/m²)	22.3±2.2	22.1±2.1	-0.9±1.7	23.0±3.5	22.8±3.6	-0.9±2.2 ns
体重（kg）	53.0±8.5	52.4±7.9	-0.9±1.7	52.7±6.4	52.3±6.8	-0.9±2.2 ns
除脂肪除骨塩量（kg）	34.9±3.4	35.3±3.0	1.2±1.4	33.3±0.8	34.1±0.9 (p=0.0572)	2.7±2.7 ns
全身脂肪量（kg）	16.4±5.2	15.5±5.0*	-5.8±4.2	17.6±5.7	16.3±6.2 (p=0.0530)	-8.5±8.4 ns
体脂肪率（%）	30.3±4.9	28.9±5.1*	-4.9±3.2	32.8±6.4	30.4±7.3*	-7.7±6.9 ns
骨塩量（kg）	1.67±0.22	1.67±0.22	0.3±2.0	1.84±0.36	1.82±0.30	-0.8±3.0 ns
骨密度 (g/cm²)	0.972±0.102	0.977±0.107	0.5±1.1	1.012±0.147	1.010±0.130	-0.1±1.7 ns

*：$p<0.05$（トレーニング前後の比較），ns：no significant difference（LL群との比較）　　平均値±標準偏差
LL群：低強度低速度レジスタンストレーニング群，HR群：高強度通常速度レジスタンストレーニング群．
BMI：body mass index（体格指数），変化率＝（トレーニング後−トレーニング前）/トレーニング前×100

筋力と身体組成の変化を比較・検討した結果を，日本肥満学会誌に発表しました（向本敬洋，韓　一栄，大野　誠：レジスタンストレーニングにおける負荷強度および反復動作の差違が高齢女性の下肢筋力および身体組成に及ぼす影響，肥満研究，13（2）：164-169, 2007）．

それによると，トレーニング前と比較してトレーニング後に，LL群では下肢筋力が有意に増加しましたが（17.7±15.7%, p=0.047），HR群では有意な変化はみられませんでした．また，表5-7に示したように，6カ月間のトレーニング後に，LL群では体脂肪量が有意に低下しましたが（-5.8±4.2%, p=0.017），HR群では有意な変化はみられませんでした．したがって，低強度・低速度のレジスタンストレーニングは，高齢者や低体力者において，より実践しやすいトレーニング法であることに加えて，従来型の高強度・通常速度のレジスタンストレーニングよりも，高齢女性において下肢筋力が向上し，体脂肪量も減少することが確認されたわけです．

5）運動で消費するエネルギー

先に体脂肪1kgを燃焼するためには，7,200kcalのエネルギー赤字状態をつくり出さねばならないという話をしました．しかし，運動そのものにより消費されるエネルギーは思いのほか少ないということはよく知られています．

表5-8は，ある一定の活動，労働あるいは運動を10分間連続して行った際に消費されるエネルギーを体重56kg，84kg，112kgの三つの場合に分けて示したものです．この表をみると，いくつかの重要な点を指摘することができます．

第1点は，どんな身体活動でもエネルギー（カロリー）を消費するということです．したがって，とにかくからだを動かせば日常活動量の増加につながるという点です．10分間座っていると，約15kcalの消費にすぎませんが，立っていれば17kcal，速足で歩けば60kcalを消費することができます．「座るより立て」「乗るより歩け」というライフスタイルを実践するだけで，日常活動量はこんなにも増加するということがわかります．

第2点は，体重の重い人ほど，ある動作により消費されるエネルギー量が増えるという点です．体重の軽い人と比べて，余分な荷物（過剰な体脂肪）を背負っている分，それだけ負担がかかり，エネルギー消費も大きいわけです．

第3点は，「よく足を使う」，「階段を上る」などというごく基本的な日常動作を増やすことにより効率的にエネルギーを消費することができるという点です．

消費エネルギーを計算するさいに，いくつか注意せねばならない点があります．まず第1に，いろいろな動作により消費されるエネルギーは，その動作の"強さ"により

表5-8 10分間連続運動により消費されるエネルギー（目安）

①日常活動	体重 56kg	84kg	112kg
睡眠	10	14	20
座位（TV観賞）	10	14	18
座位（おしゃべり）	15	21	30
洗顔	26	37	53
起立	12	16	24
階段降りる	56	78	111
階段上る	146	202	288
歩行（3.2km/時）	29	40	58
歩行（6.4km/時）	52	72	102
ジョギング（8.8km/時）	90	125	178
ランニング（11.2km/時）	118	164	232
ランニング（19.2km/時）	164	228	326
サイクリング（8.8km/時）	42	58	83
サイクリング（20.2km/時）	89	124	178
ベッドメイキング	32	46	65
床みがき	28	53	75
窓みがき	35	48	69
掃除（ちり払い）	22	31	44
料理	32	46	65
雪かき	65	89	130
軽い造園，園芸，庭いじり	30	42	59
庭の草取り	49	68	98
草刈り（機械）	34	47	67
草刈り（手作業）	38	52	74
②作業・労働	56kg	84kg	112kg
軽作業			
著作業	15	21	30
事務職	25	34	50
立位の軽い作業	20	28	40
電動タイプ	19	27	39

②作業・労働	56kg	84kg	112kg
中程度の作業			
部品組み立て	20	28	40
自動車修理	35	48	69
大工	32	44	64
れんが工	287	40	57
農作業or家事請負	32	44	64
ペンキ塗り	29	40	58
重労働			
土木工事	56	78	110
きこり	60	84	121
丸太きり	158	220	315
石炭採掘	79	111	159
③レクリエーション	56kg	84kg	112kg
バドミントン	43	65	94
バレーボール	43	65	94
野球	39	54	78
バスケットボール	58	82	117
ボウリング（10分間連続）	56	78	111
カヌー（6.4km/時）	90	128	182
ダンス（ゆっくりと）	35	48	69
ダンス（激しく）	48	66	94
フットボール	69	96	137
ゴルフ	33	48	68
乗馬	56	78	112
ピンポン	32	45	64
ラケットボール	75	104	144
スキー（アルペン）	80	112	160
スキー（水上）	60	88	130
スキー（クロスカントリー）	98	138	194
スカッシュ	75	104	144
水泳（背泳）	32	45	64
水泳（クロール）	40	56	80
テニス	56	80	115

　かなり大きく変動するということです．たとえば，雪かきをしているとしても，どのくらいの速さで雪をかくか，1回にどのくらいの量の雪をシャベルに乗せ，どのくらい遠くへ捨てるかというような種々の要因により，消費エネルギーは大幅に変化していきます．したがってこの表の数値は，およその目安にすぎない点を銘記しておく必要があります．

　第2に，表の数値はある動作を10分間続けたときに消費されるエネルギーを示しているということです．たとえば，ボウリングにしても，10分間ボールを投げ続け

た場合に消費されるエネルギーを示しています．スコアをつけたり，友人としゃべったり，ボールをみがいている時間などを含めてはなりません．同様に，スキー10分間といっても，スキーをはいて雪の上を滑っていた時間の合計が10分間ということです．したがって，純粋にある動作を継続していた時間の合計タイムをもとに，表から，日常生活で消費しているエネルギーや特別な労働，あるいは運動により消費したエネルギーの概要を知ることができるというわけです．

なお，第4章99頁で説明したように，ある身体活動により消費されたエネルギーは，消費エネルギー量（kcal）＝1.05×Ex（メッツ・時）×体重（kg）の式から求めることもできます．例えば，体重70kgの人が1Exの身体活動を行うと，消費エネルギーは74kcalになります．しかし，体重100kgの人が同じ1Exの身体活動を行えば，消費エネルギーは105kcalになるわけです．

6）上手にやせるための運動プログラム

上手にやせるための運動プログラムをとりまとめると，図5-12のようになります．毎日の生活に，ちょっと工夫して動的運動と静的運動を取り入れ，それに軽い体操を加えればよいだけです．これらの運動は，なにもそのために特別に時間を割いて行う必要もなく，ちょっと暇なときをみつけて，"いつでも，どこでも，1人でも"行える手軽な運動ばかりです．このような手軽な運動プログラムは，誰にでも簡単に行うことができるので，肥満予防の目的でも活用できます．

■ウォーキングを生活に組み込む

ウォーキングは強度の低い有酸素運動ですが，安全に自分のペースで気楽に行え，

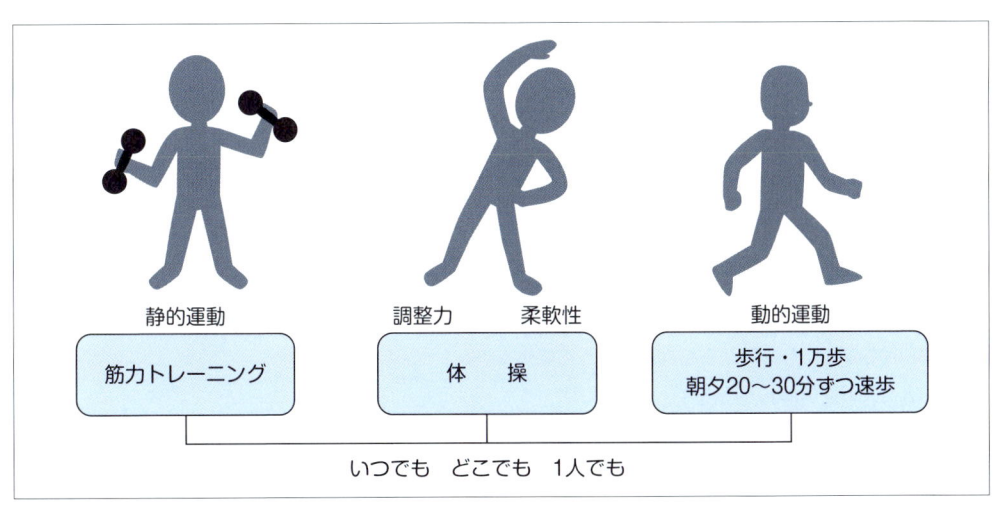

図5-12 肥満予防，改善に役立つ運動プログラムの一例

経済的で，いつでも，どこでも，1人でもできる有酸素運動の代表です．

毎日朝夕合計で20〜30分ずつ，少し大股で1分間に95〜100m前後の速度でさっさと歩き，駅，オフィス，スーパーなどでも，できるだけ階段を使って，1日1万歩を目標によく足を使う生活を実践しましょう．

①歩数を計る

30〜50歳代の60人を対象に行った歩数の調査（新井忠氏ほか）によると，起床時から就寝時までの1日の総歩数では，30歳代の肥満者10人の1日平均歩数は3,820歩，40歳代の肥満者では3,280歩，50歳代の肥満者では3,420歩でしたが，非肥満者15人の1日平均歩数は7,570歩でした．すなわち，非肥満者は肥満者と比べ，約2倍も歩いているという結果が明らかになりました．

朝，目覚めたら腰に歩数計を着用し，夜寝る前にはずして，1日の歩数を記録します．そして1週間経ったら，1日当たりの平均歩数を算出します．ここで，1日の平均歩数が7,000歩以下の場合には，すでに運動不足の赤信号が点灯していると考えられます．

毎日平均して歩数が少ないのか，週末などの特定の日のみ少ないのか，自分特有の行動パターンを把握したら，次のステップでは，「1日1万歩」を目標に徐々に毎日の歩数を増やしていきます．もし，現在の1日の平均歩数が5,000歩程度で1万歩に届かなくても，次の2週間は1割増しの5,500歩を目標に歩きましょう．いきなり1万歩といっても長続きしませんから，日数をかけて徐々に1日1万歩に近づけていきます（表5−9）．

日本人の平均的な歩幅は，男子で70〜80cm，女子で60〜70cm程度といわれています．男子の1万歩は歩行距離として7〜8km，女子のそれは6〜7kmに相当することになります．これは，ゴルフで1ラウンドの2／3のプレーに相当する約200〜

表5−9　1日1万歩を歩くコツ

・エレベーターやエスカレーターを使わずに，階段を歩く
・買い物や出かけるときは積極的に歩く
・通勤・通学の行き帰りは1駅前で降りて歩く
・昼休みを利用して歩く
・車を利用したら，目的地から離れたところに停める
・車や乗り物を極力使わないようにする
・日課として散歩を楽しむ
・大またでさっさと歩く

300kcalのエネルギーを消費します．

②毎日，合計して30分～1時間の速歩を

　たとえ1万歩を歩いても，漫然とだらだら歩いたのでは先の効果は期待できません．運動としての効果を上げるためには，正しい歩き方（第4章99頁，図4－10）を実践する必要があります．正しい歩き方の基本は，まず膝をしっかり伸ばし，手の振りと歩幅を十分にとって，胸を張って歩くことが大切です．体重の移動に際しては，かかとからつま先へと体重を移動し，脈拍も少し上がるくらいのしっかりした歩行が必要です．

　また，1日1万歩の目標が達成されたら，次の段階ではこの中に朝夕20～30分の「速歩」（分速95～100m）を取り入れます．速歩は中強度以上の運動の代表です．1日に合計30分の速歩を行えば，2エクササイズ（Ex）の運動になります．これを週に5回行えば，第4章99頁でも述べたように，内臓脂肪減少に役立つ運動量になるわけです．

■ちょこまか運動を心がける

　最近，欧米では有酸素運動よりも身体活動能力という言葉が注目されています．5分でも10分でもちょっとした暇をみつけて積極的にからだを動かし，身体活動能力を高めましょう．身体活動能力が高まると，基礎代謝が上昇して「太りにくく，やせやすい体質」を獲得できますし，身体活動能力の高い人ほど長寿というデータ（第4章85頁）も発表されています．長時間机に向かってばかりいないで，ちょっとした時間を使って，意識して席を立ち，休日もあまり「お宅の人」に徹することなく，日頃から小まめにからだを動かす習慣を身につけましょう．

　ちょこまか運動とは，どんな運動でもかまわないのですが，その具体例を紹介しておきます（144頁）．この中から，無理にならず，やりやすい運動を選んで，まず暇さえあれば体を動かす習慣を身につけてください．

> **Q** ちょこまか運動は，どのくらい続ければ効果が出るのですか？

A　ちょこまか運動の効果は，チリも積もれば式に少しずつ出てくるので，気長に実践して，最終的には日々の生活習慣の中に組み入れてしまうことが重要です．

　私たちが何かからだを動かすと，じっと安静にしている時よりも酸素を多く取り込む必要が生じます．これを，「酸素消費量」とよびます．安静にしている時には，通常，体重1kgあたり1分間に約3.5mLの酸素をからだの中に取り込んでいますが，

運動をするとこの何倍もの酸素を取り込む必要があります．ある運動によって，安静時の何倍の酸素が消費されるかを表す指標が，運動の強度を示す「メッツ」という単位であることは，第4章97頁で説明したとおりです．

　さて，運動を終了すると，すぐに酸素消費量が安静時のレベルへ戻ってしまうわけではなく，少しずつ時間をかけて低下して，安静時のレベルへ戻ります．ですから，運動を終了しても，しばらくの間は酸素消費量が若干高い状態が続いています．これは，「運動後過剰酸素消費 excess post-exercise oxygen consumption（EPOC）」とよばれています．EPOCは運動の強度，持続時間，トレーニングのプログラムなどにより異なりますが，運動後数時間から最大で48時間も持続したことが報告されています．ですから，ちょこまかからだを動かす習慣が身につくと，じっとしている時の基礎代謝も少しずつ上昇し，長い間にはチリも積もれば式に，「太りにくく，やせやすい体質」に体質改善できる可能性があると考えられるわけです．

　私の大学の研究室のメンバーも，このEPOCについては大変興味を持っており，誰にでもできる手軽な「スローレジスタンストレーニング」で，どの程度のEPOCが発生するのかについて研究し，その結果を日本体力医学会誌に発表しました（向本敬洋，韓　一栄，大野　誠：一過性低強度・低速度反復のレジスタンス運動が運動後過剰酸素消費（EPOC）に及ぼす影響，体力科学，57（3）：349〜364，2008）．

　健康な若年男性7名（年齢22.6±3.5歳）を対象に，低強度・低速度反復のレジス

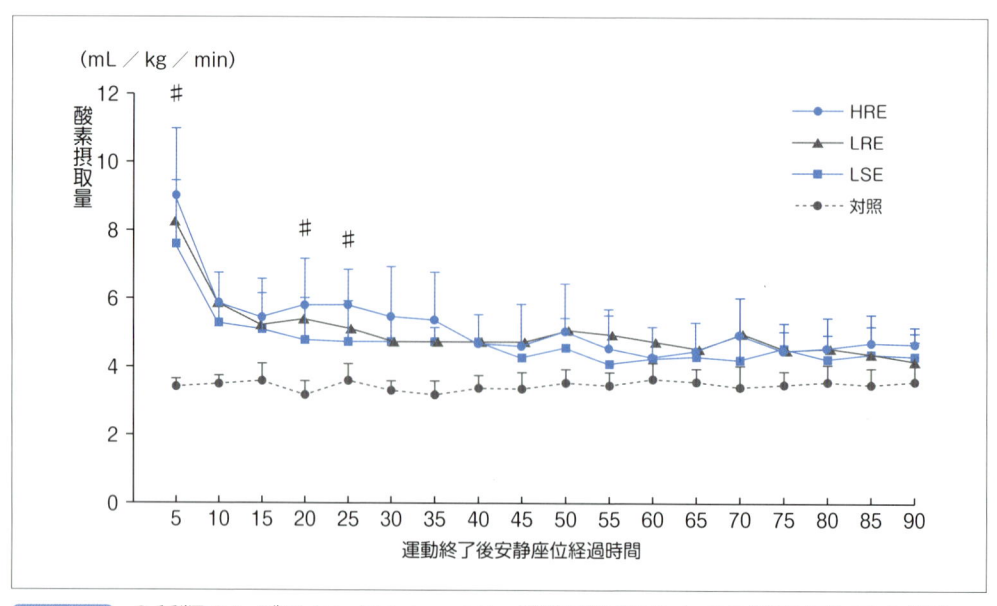

図5-13　3種類のレジスタンストレーニング終了後90分までの酸素摂取量の推移

タンス運動 low intensity and slow-movement repetitive resistance exercise（LSE）と，高強度・通常速度反復のレジスタンス運動high intensity and regular-movement repetitive resistance exerciseトレーニング群（HRE），さらに低強度・通常速度反復のレジスタンス運動 low intensity and regular-movement repetitive resistance exercise（LRE）の3種類の異なる運動条件下で実施させた一過性のレジスタンス運動における運動中および運動終了後90分間の生理的応答について解析し，各々の運動特性を酸素摂取量の面から比較・検討してみました．

その結果，低強度・低速度反復のレジスタンス運動（LSE）では，運動中の酸素摂取量がHREやLREよりも増大し，かつ運動終了後に同等なEPOCが長時間持続することから，このLSEは筋力の向上だけでなく，肥満の予防や解消にも寄与しうる運動方法の一つである可能性が示唆されました．さらに，このLSEはHREと比べて身体的な負担が小さく，より安全な運動方法であるにもかかわらず，運動強度が高いHREと同等なEPOCが運動終了後90分間まで持続するという事実を新知見として得ることができました（図5-13）．

■手軽な筋力トレーニングも忘れずに

格好よくシェイプアップするためには，筋力トレーニング（以下，筋トレ）が大切という話をしました．最近ではダンベル体操などがブームになりました．あえて，ダンベルでなくても，自宅や会社でちょっと暇な時間を利用して，毎日15〜20分程度，腹筋体操や腕立て伏せなどの筋トレを継続すれば，2〜3カ月で見違えるようにシェイプアップが進みます（図5-14）．

マドンナやデミ・ムーアなど欧米の一流の女優さんたちは，出産後も元のナイスバディーを維持しています．その秘訣は，彼女たちが毎日根気よく筋力トレーニングを続けているからです．すなわち，楽して簡単に格好よくシェイプアップすることはできないというわけです．

CMタイム体操

毎日続けられ，しかも無理のない筋トレのやり方として，私はテレビのコマーシャルの間に，腹筋体操や腕立て伏せなどの筋トレを反復する「CMタイム体操」をすすめています．CMは1〜1分半程度なので決して無理にならず，しかもよく反復されるため，1時間番組を横になって見ていても，大体毎日10分前後の筋トレができるからです．なにもCMタイムにこだわることはありませんが，日常生活のなかでちょと暇ができたときに，ぜひ意識して筋肉を鍛えるよう努力しましょう．

運動の種類 ストレッチング

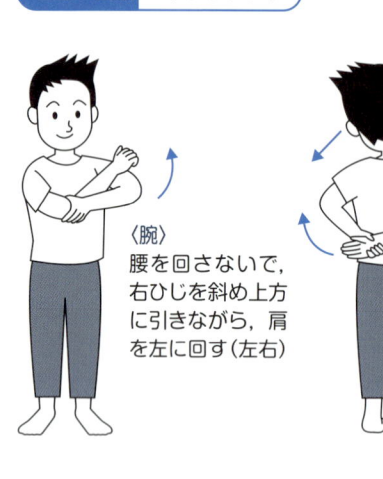

〈腕〉
腰を回さないで，右ひじを斜め上方に引きながら，肩を左に回す（左右）

〈首・肩〉
胸を張って，背中の後ろで左手で右手を握り，左に引く．同時に頭を左に倒す．右ひじを深く曲げないこと（左右）

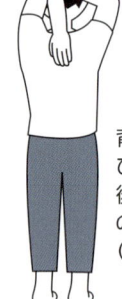

ひじを曲げて頭の後ろに置く．他方の手でひじを引く（左右）
背を丸めない

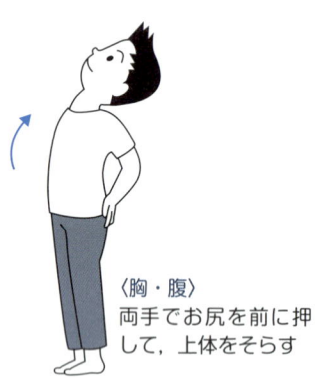

〈胸・腹〉
両手でお尻を前に押して，上体をそらす

〈腰と大腿の後ろ〉
腰を伸ばして体を深く曲げる

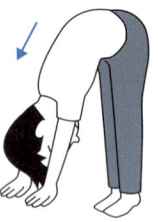

〈アキレス腱〉
両足の間隔を狭めて固定物に向かい，体重を後ろ足にかけ，両ひざを深く曲げる（左右）

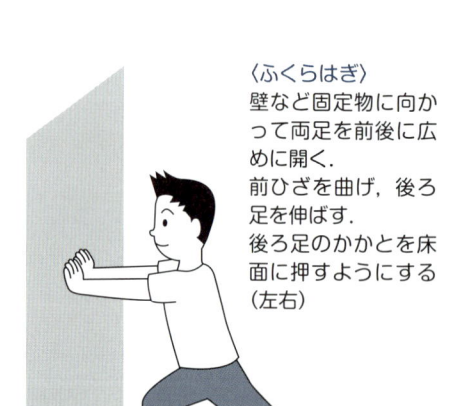

〈ふくらはぎ〉
壁など固定物に向かって両足を前後に広めに開く．前ひざを曲げ，後ろ足を伸ばす．後ろ足のかかとを床面に押すようにする（左右）

〈大腿の前〉
両手で足をつかんでお尻に引き寄せ，ひざを後ろ上に．バランスのとれない人は固定物に手をかける（左右）

図5-14 日常生活のなかでできるストッチングとレジスタンストレーニング

運動の種類 シェイプアップ

階段の利用
（足を引き締める）

エスカレーターの利用
（足を引き締める）

電車・バスの中で
（ヒップを引き締める）

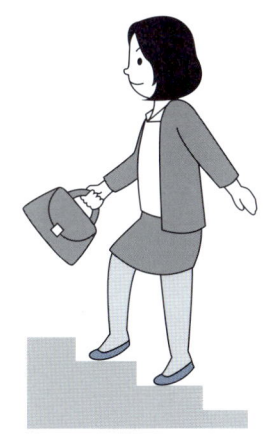

爪先で1段ずつ軽やかに上がり下りする

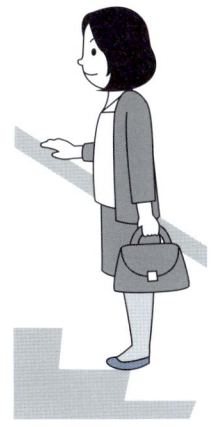

上りでは階段からかかとが少しはみ出すように立ち，そのままかかとをおろして静止

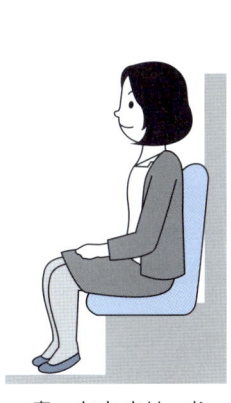

座ったときは，おなかに力を入れ，足の裏全体を5mmくらい浮かせる

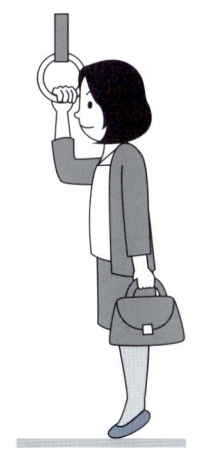

吊り革や手すりにつかまり，かかとを浮かせる．お尻に力を入れ，背筋を伸ばすこと

運動の種類 リフレッシュ

体を曲げる（左右）：左手で右手をにぎり，体重を右に移動してから

上体を伸ばす：頭上で手を組み，まっすぐ上へ伸ばす

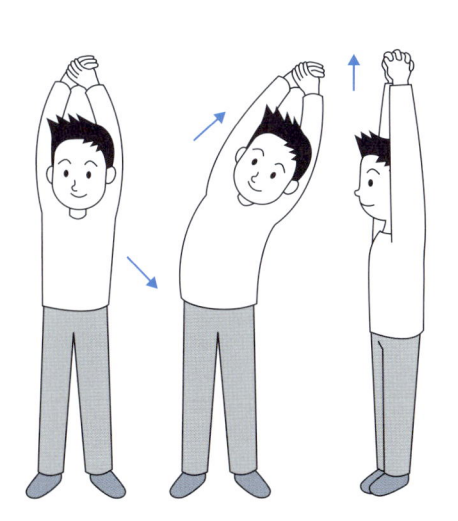

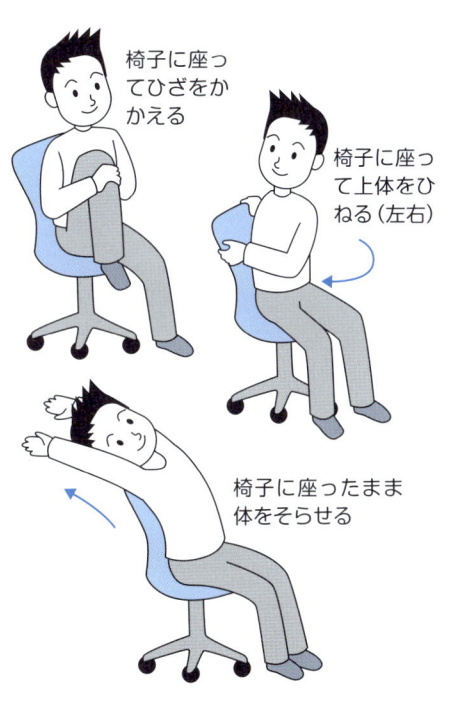

椅子に座ってひざをかかえる

椅子に座って上体をひねる（左右）

椅子に座ったまま体をそらせる

第5章 食事療法と運動療法のノウハウと健全なライフスタイル

CMタイム体操のポイント

ゆっくりと，腹式呼吸をしながら，6〜7割の力で6〜10秒持続させる．休憩をはさんで2〜3セット行う

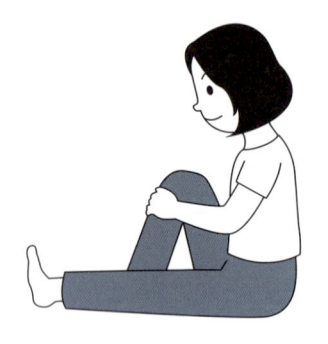

片ひざを両手で抱え，もう一方の足は前に伸ばすようにして，両手を手前に引く．左右を交互に行う

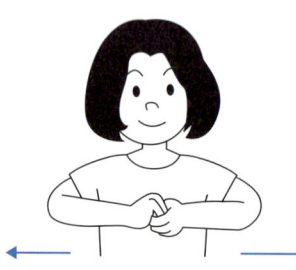

手を胸の前でカギ形に組み，ひじを張って左右に引き合う

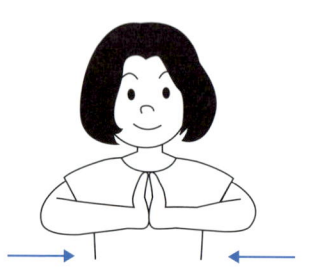

両手を胸の前で合わせ，ひじを張って押し合う

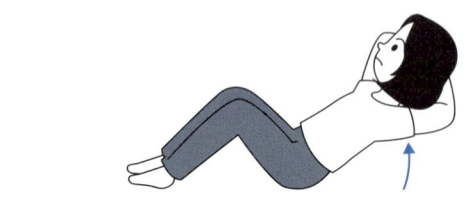

床に仰向けに寝てひざを立て，両手を頭の後ろに組み，上体を少し起こして止める

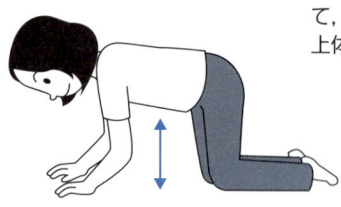

腕を肩幅に広げて両手を床につきひざもつける．ゆっくりひじを深く曲げて，もとの姿勢に戻る

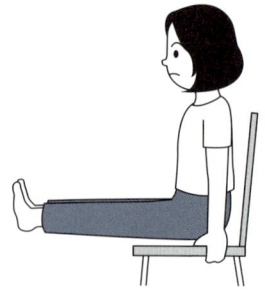

いすを両手でささえ，体を浮かす感じで，両足を前に伸ばす

自宅でできる体操

〈ウエストを引き締める〉
頭の後ろで手を組み，そのままからだを左に倒して5～6秒静止する．右も同様にして10回くらい繰り返す．立ったまま行ってもよい

〈二の腕を引き締める〉
椅子に深めに腰かけ，背もたれから背中を離して座る．椅子の後ろで腕を上下に動かす

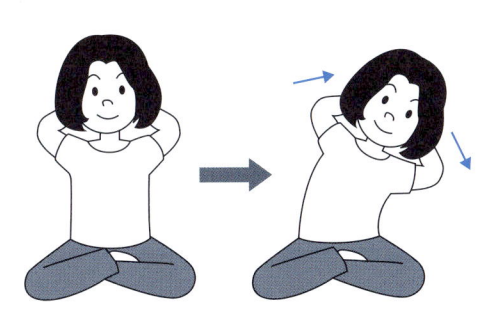

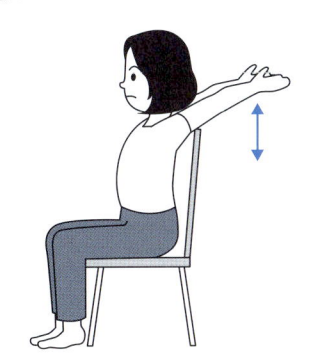

〈太ももを引き締める〉
①足を肩幅より少し広く開いて立ち，手を頭の後ろで組む

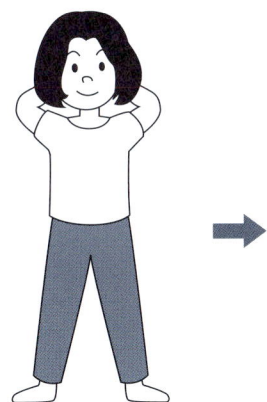

②上体を前へ倒さないように太ももが床と平行になるまでひざを曲げ，もとに戻す（30回）

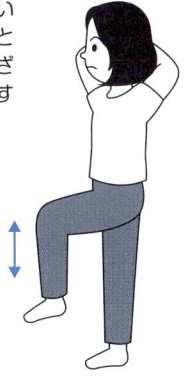

〈おなかを引き締める〉
V字姿勢で足を床につけないように両足を屈伸する．10～20回繰り返す

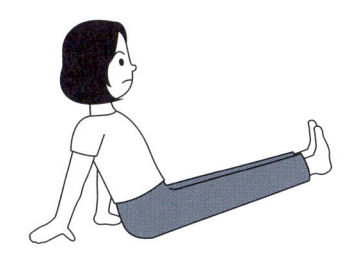

〈ヒップを引き締める〉
①仰向けに寝て少し足を開いてひざを立てる

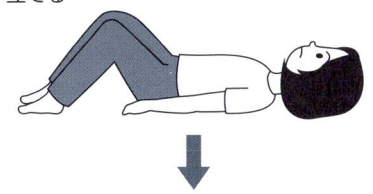

②お尻に力を入れて背中をつけたまま，お尻を上下に動かす（ゆっくり20回）

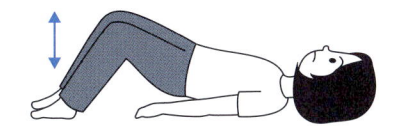

Q 筋力トレーニング（筋トレ）をすると腕が太くなるのが心配なのですが？

A 　筋トレを行うと腕が太くなるという訴えをよく耳にします．ところが，1日に15分程度の筋トレで腕が太くなることなどありえません．むしろ，この程度の筋トレすらやらないでいると，筋肉がたるんで，そこに脂肪がついて腕が太くなってしまうのです．

　週に1～2回フィットネスジムに行って，マシントレーニングを行えればいいのですが，自宅で毎日15分前後の筋トレを継続すれば，それだけで十分に効果が期待できます．特別な格好をして，わざわざ時間をさいて行う運動は，結局長続きしないという声をよく耳にします．しかし，「忙しくて運動をする時間がない」というのは言い訳です．毎日の日常生活の中にちょっとした時間をみつけて小まめにからだを動かし，活動的な生活習慣を身につけるよう工夫することが大切です．

Q ダンベル体操により筋肉の量が増えると基礎代謝も増えて，やせやすい体質になるって，本当ですか？

A 　ダンベル体操や筋トレに代表されるレジスタンス運動をしっかり行えば，理論的には筋肉（骨格筋）が増え，基礎代謝も増えて，やせやすい体質になるはずです．ですから，この理論自体は基本的に間違いではありません．しかし，実際のトレーニングの現場で，この現象がどの程度確認できるのか，もう少し冷静に分析し直してみる必要があります．

　なぜなら，普段行っている程度のレジスタンス運動で，筋肉はそう簡単には増えないからです．骨格筋の量を増やすのは本当に大変な作業で，ボディービルダーの人たちのように，暇さえあれば四六時中筋トレをしていないと，筋肉を増やすことはできないのです．

　さらに，筋肉が1kg増えると，基礎代謝はどのくらい増えるのでしょうか？　骨格筋は安静時には不活発な組織なので，残念ながら基礎代謝への関与はあまり大きくないことが明らかになってきました．最近の研究データを集めても，筋肉量が1kg増加して，基礎代謝は1日10～30kcal前後しか増加しないという報告がほとんどです．ですから，汗水流して苦労して，やっと筋肉を1kg増やしても，この程度の基礎代謝の増加では減量効果はほとんど期待できないということになります．

　すなわち，一般の人たちは，レジスタンス運動で筋肉を増やして，基礎代謝を高め，寝ている間にも体脂肪を燃やすなどという甘い期待を簡単に抱いてはならない

し，運動を指導する側のスタッフもあまり安請け合いをしてはならないということになります．

　もちろん，ダイエット中に毎日15分前後の筋トレを続けることはとても重要なことですが，それは筋肉の量を増やすためではなく，筋肉を引き締めて格好よくシェイプアップするためであり，「目的」をはっきりさせて努力することが大切です．

3　ガンと動脈硬化を防ぐライフスタイル

　日本人の死因の1位はガンですが，2位は心臓病，3位が脳卒中で，心臓と脳の病気はいずれも動脈硬化による病気です．現在，日本人の約3人に1人はガンで死亡し，約3割は動脈硬化で死亡しています．ですから，日本人の3人に2人は，ガンか動脈硬化で亡くなる時代になったということになります．そこで，21世紀に健康長寿を全うし，しかもボケないで，最低限自分の身の回りのことは自分で行い，「質のよい老後」を送る秘訣は何でしょうか．それは，ガンと動脈硬化の早期予防と早期発見にかかっています．

　メタボリックシンドロームとかかわりの深い，糖尿病，高血圧，脂質異常症，内臓肥満や高尿酸血症（痛風）などの生活習慣病は，いずれも動脈硬化を促進する危険因子です．これらの生活習慣病に加えて，喫煙，運動不足，ストレス，A型性格，遺伝などが動脈硬化の危険因子です．A型性格とは，まじめで，几帳面で，しかも負けず嫌いな性格のことで，これはストレスを受けやすいタイプとして有名です．この性格や遺伝を除くと，ほかの危険因子はいずれも日頃の生活習慣と深くかかわり合っていることに気づきます．しかも，動脈硬化を促進する危険因子のほとんどはガンの危険因子でもあるのです．

1）からだが錆びるのを防ぐ方法

　地球上には酸素があるため，常に酸化現象が起きています．たとえば，皮をむいたまま放っておくと茶色に変色するリンゴや赤くサビついてしまう鉄クズなどです．空気から酸素を吸っている人間のからだの中でも，同じような現象が起こり，これが動脈硬化，発ガン，老化などと深くかかわり合っていることがわかってきました．

　呼吸によりからだの中に取り込まれた酸素は，食物を酸化燃焼させてエネルギーに変えると同時に，人間のからだの正常な細胞をも酸化してしまうことがあります．特に，酸素が活性化されて生じる「活性酸素」や「フリーラジカル」には，その作用が強く，多くの細胞を破壊してしまう危険性があります．一般に，呼吸のために体内に

取り込んだ酸素の3〜10％が活性酸素に変化します．しかし幸い，人間の体にはこうした酸化を防ぐ「抗酸化システム」が備わっています．

本来，活性酸素は，その強い酸化力によって有害なバイ菌やウイルスなどの侵入者を殺したり，ガン細胞と闘ったり，毒物を解毒するなど，白血球などと同じように人間の体を防衛する大切な任務を担っています．しかし，侵入者が多すぎたり，敵が手強いと，活性酸素が必要以上にたくさんつくられてしまい，味方の細胞まで傷つけてしまうことになるわけです．この結果，過剰な活性酸素は，全身をめぐって，いろいろな生活習慣病を引き起こすことになります．

たとえば，動脈の血管の壁の内側にたまる老廃物が原因の動脈硬化です．この老廃物を発生させる犯人は，以前はLDLコレステロールだと考えられていました．そして，HDLコレステロールがこの悪玉を掃除する善人といわれていました．しかし，近年の研究から真犯人は，LDLコレステロールと活性酸素が結びついて「酸化LDL」となって，血管を痛めることがわかりました（第2章38頁，図2-9）．

また，からだの新陳代謝に欠かせない酵素が活性酸素により酸化されると，代謝機能が低下して老化の原因になります．正常な細胞の細胞膜が襲われると，細胞は死んでしまい，やはり老化につながります．細胞の核では遺伝情報がつまっているDNAが酸化されると，遺伝情報に狂いが生じて，発ガンのきっかけになります．

一方，私たちのからだの抗酸化システムのはたらきは，25歳くらいがピークで，40歳を過ぎると急速に衰えてきます．こうなると，活性酸素が猛威をふるい始め，老化が始まり，いろいろな生活習慣病が引き起こされることになります．ですから，活性酸素の発生をできるだけ抑えることが，まず一番大切なことです．

私たちのまわりにあって活性酸素を生み出すといわれる「危険因子」には，タバコ，過剰なアルコール，ストレス，激しい運動，排気ガス，残留農薬，食品添加物，放射線，紫外線，電磁波などがあります．ですから，まずこれらの危険因子をできるだけ避けることが大切です．それと同時に，もう一つは，活性酸素のはたらきを抑える抗酸化物質を豊富に含む食品を積極的に利用することが重要になります．

2）抗酸化物質の上手なとり方

抗酸化物質の代表であるポリフェノールは，赤ワイン，緑茶，ココアなどに比較的たくさん含まれています．このほかに，からだを酸化から守ってくれる抗酸化物質には，ビタミンC，ビタミンE，カロチノイド（βカロテン，リコピン）などがあります．ここで，ポリフェノールやビタミンCは水に溶けやすく，βカロテンやビタミンEは脂肪に溶けやすいという性質をもっています．ですから，この水溶性と脂溶性の

2つのタイプの抗酸化食品を，偏らずにバランスよくとることが大切です．

　ビタミンCは，パセリ，ピーマン，ブロッコリーなどの野菜や，イチゴ，キウイなどの果物にたくさん含まれています．カロチノイドは，海藻やニンジン，カボチャ，トマトなどの緑黄色野菜に多く含まれ，からだの中に入るとビタミンAになって，ガンの予防にも役立ちます．ビタミンEは，若返りのビタミンともよばれ，ゴマ油や大豆油などの植物油，ピーナッツ，アーモンドなどの豆類，胚芽米，玄米，全粒小麦などの穀類，レバーやうなぎなどの動物性食品，イワシ，サンマなどの青い背の魚に多く含まれています．

　からだの中でビタミンEはビタミンCによって再生され，両者が共存すると抗酸化作用が強くなります．また，水に溶けにくいβカロテンは植物油で調理するとよく吸収されますが，抗酸化物質を多く含むゴマ油を使えば，さらに抗酸化作用は高まります．ですから，特定の食品に偏ることなく，毎食これらの食品をまんべんなく取り入れるように工夫し，さらに食後には緑茶や赤ワインを飲むようにすると，からだの酸化防止に役立つということができましょう．

　このほか，大豆に多く含まれるサポニンやフラボノイド，醤油にふくまれる甘草の成分であるグリチルリチンやフラボノイドそして緑茶に含まれるタンニン類などにも抗酸化作用のあることが知られています．しかし，これらの抗酸化食品についてよく考えてみると，その多くは，日本古来からの家庭料理の食材として日本人にはとてもなじみの深い食品ばかりであることに気づきます．やはりここでも，先人の知恵をもう一度よくかみしめてみる必要があるといえましょう．

> **Q** 抗酸化サプリメントは，どのくらい効果があるのでしょうか？

> **A** 　代表的な酸化ストレスとして，高強度の運動が知られています．私が勤務する体育大学では，日々，激しいトレーニングを積んでいる運動選手がたくさんいます．しかし，高強度運動によるトレーニングでは活性酸素もたくさん発生するので，酸化ストレスの原因にもなります．そこで，抗酸化サプリメントによってトレーニングによる酸化ストレスを軽減できるかどうかについて研究し，結果を学会誌に報告しました．
> 　健康な男子学生6人（24±1.1歳）に，最大酸素摂取量の約70％に相当する強度（高強度）で，トレッドミル走を1時間行ってもらったところ，図5－15のように，運動直後から尿中に8-OHdGという物質がたくさん排泄され，この増加は運動終了6時間後まで続きました．この8-OHdGという物質は，からだの細胞の核のなかに含ま

れるDNAが分解されたときにできる物質で，酸化ストレスを受けてからだの細胞が壊れると尿のなかに排泄されてくる量がふえるので，酸化ストレスの強さを推測するための指標として利用されています．

　別の日に同じ学生たちに，最大酸素摂取量の約45％程度の弱い強度でトレッドミル走を1時間行ってもらったときには，運動後に尿の中に排泄される8-OHdGの量はほとんど増えてこなかったので，高強度の運動をすると活性酸素がたくさん発生して酸化ストレスが増強して，尿の中に8-OHdGがたくさん排泄されてくることが明らか

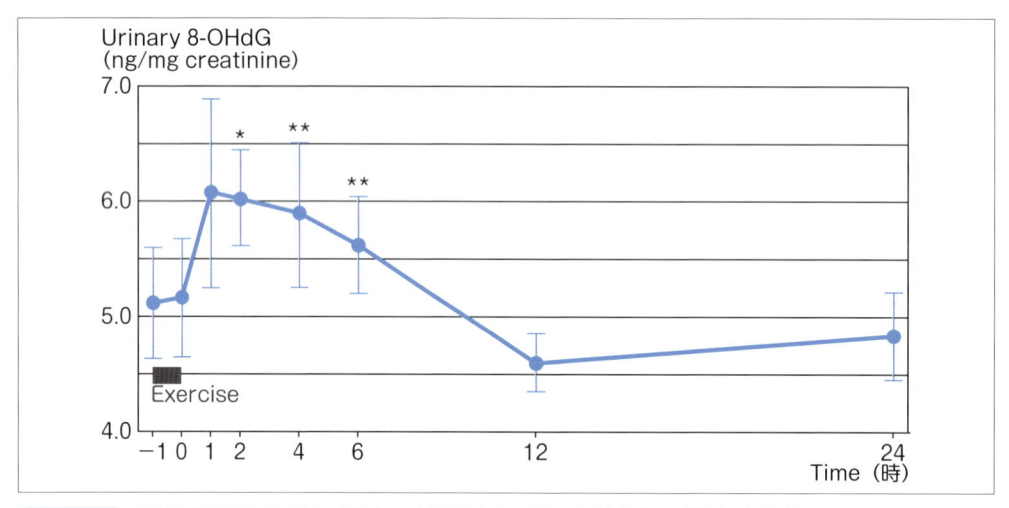

図5-15　高強度運動の後に尿中へ排泄される8-OHdGの経時的変化

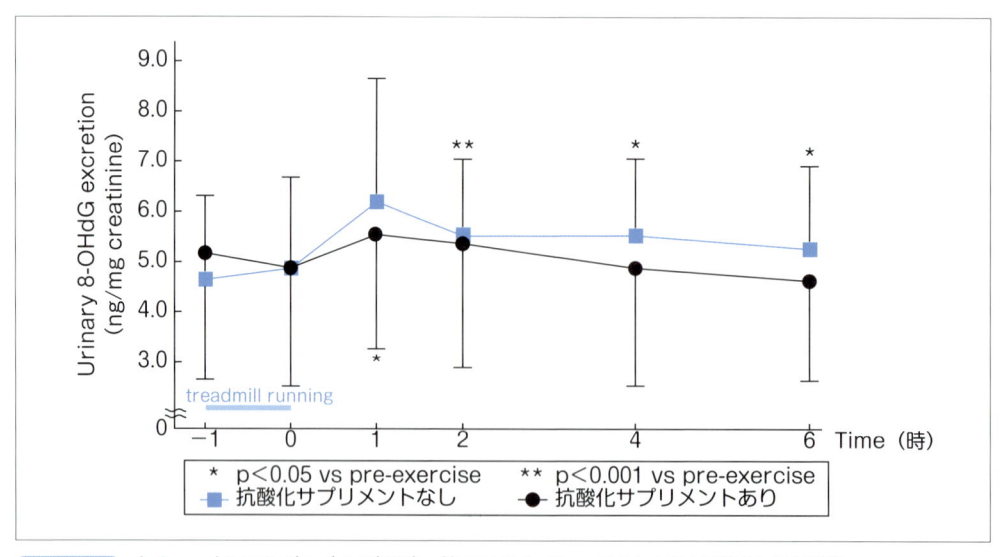

図5-16　トレッドミル走（1時間）後の尿中8-OHdG排泄量の推移
　　　　―抗酸化サプリメントを服用した場合と，服用しなかった場合との比較

になったのです．

（中島早苗，大野　誠ほか：一過性の運動負荷による尿中8-OHdG排泄量の変動，慈恵医大誌，120（4）：153-159，2005）

つぎに，同じ学生たちに抗酸化サプリメントを1週間服用してもらい，その後に再び高強度のトレッドミル走を1時間走ってもらいました．その結果，前回とは異なり，尿の中に排泄された8-OHdGの量は運動直後に若干増えたものの，その後すぐにもとのレベルへ低下してしまい，酸化ストレスが軽減されたことが分かりました（図5-16）．ですから，日頃から激しいトレーニングを積んでいる人たちは，抗酸化物質を含む食品やサプリメントを意識して多めにとるようにしたほうがよいということが分かったわけです．

（Nakajima S, Ohno M, et al.: Antioxidant supplementation decreases the amount of urinary 8-OHdG excretion induced by a single bout of exercise. Jpn. J. Phys. Fitness Sports Med., 55 Suppl.: 251-256, 2006）

3）米国人も認めた大豆パワー

良質なタンパク源として，古くから食卓に上がることが多かった大豆ですが，最近では米国政府も大豆を積極的にとるよう奨励するなど，その栄養価や生理機能が見直されてきています．

大豆の中に含まれるサポニンという物質には，消化液に含まれる胆汁酸を食物繊維が腸の中で吸着して，便と一緒にからだの外へ運び出してしまうはたらきを助ける作用があります．胆汁酸が肝臓でつくられるときには，コレステロールが使われるので，サポニンは間接的にコレステロールを低下させて，動脈硬化を防ぐ方向に作用することになります．また，大豆にはビタミンEが豊富に含まれていますが，ビタミンEには，脂質の酸化を抑えて，動脈硬化を防ぐはたらきがあるのでさらに効果が倍増します．

また，大豆には，腸の中に棲んでいるビフィズス菌の生育を助けるはたらきのあるオリゴ糖がたくさん含まれています．ビフィズス菌が活発になると，腸の中で腐敗物質などをつくり出す有害菌が減るので，腸のはたらきがよくなります．ビフィズス菌を含む飲料も市販されていますが，一般にビフィズス菌は胃酸に弱いので，元気なまま腸まで届くのは難しいといわれます．これに対して，大豆に含まれるオリゴ糖の多くは，消化されずに腸まで届くので，ビフィズス菌をふやすにはうってつけの食品ということになります．

大豆の加工食品の中では，やはり納豆と豆腐がピカイチです．

納豆に含まれる酵素である「ナットウキナーゼ」には，話題をよんだ病原性大腸菌に対する抗菌効果のほかに，血が詰まるのを防いで，血の巡りをよくする作用のあることが明かになりました．脳血栓などの発作は明け方に多いので，この血栓防止効果を期待して納豆を食べるのなら，朝食よりもむしろ夕食のときに食べるほうが効果的ともいわれています．さらに，納豆に多く含まれているビタミンKが，骨粗しょう症の予防に有効であることは有名です．

　長寿と健康の鍵をにぎる物質として，大豆にたくさん含まれているイソフラボンが注目されています．長寿の人の尿の中にはイソフラボンがたくさん排泄されていることはよく知られています．イソフラボンは女性ホルモンのエストロゲンと構造が似ており，女性ホルモンと同じように血液をサラサラにして，血管を拡張させることにより脳梗塞や脳血管性認知症の予防に役立つといわれています．また，イソフラボンは肝臓でのLDLの処理を促進して，コレステロールや血圧を低下させることもわかってきました．ですから，豆腐，納豆，みそ汁などの形で，大豆製品を毎日の献立の中に上手に取り入れる工夫が必要でしょう．

　豆腐は，大豆の効果に加えて，カルシウムやマグネシウムなどのミネラルを補給するためにも効果的です．豆腐の凝固剤には，天然にがり（塩化マグネシウム）や硫酸カルシウムなどが使われています．マグネシウムは血圧の調整や心臓病の予防に大切なミネラルです．カルシウムには骨を強化する作用のほかに，イライラなど神経の興奮を鎮めるはたらきもあります．いずれも，それぞれの凝固剤を使った豆腐を1丁食べれば，1日の所要量を大体とることができます．

4）動物性脂肪と塩分をひかえる

　日本人の死因の上位を占めるガン，心臓病，脳卒中などの生活習慣病は，日頃の食生活や運動習慣と関係が深い疾患です．動物性脂肪のとりすぎ，塩分のとりすぎ，ビタミン・カルシウムの摂取不足などは，人体に影響を与え，体調を崩す原因になります．古くから「医食同源」といわれてきたように，日々の食生活の中でどのような食品をどのように調理して，どれだけ食べるかによって，私たちの健康もチリも積もれば式に徐々に影響を受けることになります．

　日本では，脂肪摂取量が過去40年間で2倍以上も増えています．その反面，食物繊維の摂取量は減り続けています．これに対して大腸ガン，乳ガンなどが増え続けており，また，日本人がアメリカへ移住すると胃ガンが減り，大腸ガンが増えることもわかってきました．これらは，脂肪が少なく食物繊維が多い和食から，脂肪が多く食物繊維が少ない欧米型の食事に変わったことが一因と考えられています．とりわけ，

表5−10 減塩食生活のポイント

1．食塩の塩分量を知る．目標は1日6g以下
2．塩分の多いインスタント食品はひかえめに
3．外食は1日1回までにする
4．麺類の汁は残す
5．調味料（醤油など）は「かける」より「つける」

　動物性脂肪のとりすぎに注意しましょう．
　脂肪を消化するときには，胆汁が使われます．胆汁は肝臓でつくられたあと，胆のうに蓄えられ，必要に応じて分泌されます．役割を終えた胆汁は小腸で吸収され再び肝臓に戻りますが，脂肪をたくさんとると胆汁が出すぎて小腸で吸収しきれなくなり，大腸にまで流れ込んでしまいます．そこで胆汁は腸内細菌によって発ガン促進物質へと変えられてしまうため，大腸ガンの一因になるといわれています．
　一方，食塩自体は発ガン物質ではありませんが，胃の粘膜を荒らすことで，そこに発ガン物質がついたときにガンが発生しやすくなります．すなわち，食塩の摂取量が減るにつれ，胃ガンの死亡率も減ることが知られています．胃ガンの原因は食塩だけではありませんが，関係が深いものと推測されているわけです．最近の「国民健康・栄養調査」によると，日本人の成人は1日に10～11g程度の食塩を摂取しているといいます．塩分のとりすぎは胃ガンのほかにも，高血圧の一因にもなるので，表5−10のようなポイントに注意して，日ごろから減塩に心がけましょう．

5）タバコは百害あって一利なし！

　ガン，動脈硬化などの生活習慣病や老化の予防のために，日頃から抗酸化食品をたくさんとるよう努力し，一生懸命運動して，アルコールをひかえていても，一方で活性酸素をたくさん発生させるタバコをスパスパ吸っていては，その効果は半減です．よくダイエットのためにタバコを吸うという人もいますが，これも言語道断といわざるをえません．
　タバコの煙には，ニコチン，タール，ニトロソアミンなどの発ガン物質が含まれています．この煙を吸い込むと，体内では有害物質を排除するために活性酸素がどんどんつくられて，老化や病気が引き起こされることになります．以前，国立ガンセンターが，1日にタバコを1本吸うと，肺ガンで死亡する危険性がタバコを吸わない人の2倍に上昇するという調査成績を発表したのは有名な話です．タバコは，肺ガンだけではなく，喉頭ガン，膀胱ガン，膵臓ガンなど全身のガンや胃潰瘍，十二指腸潰瘍，

図5-17 喫煙者（男性）のガンによる死亡の危険性 ―非喫煙者との比較―

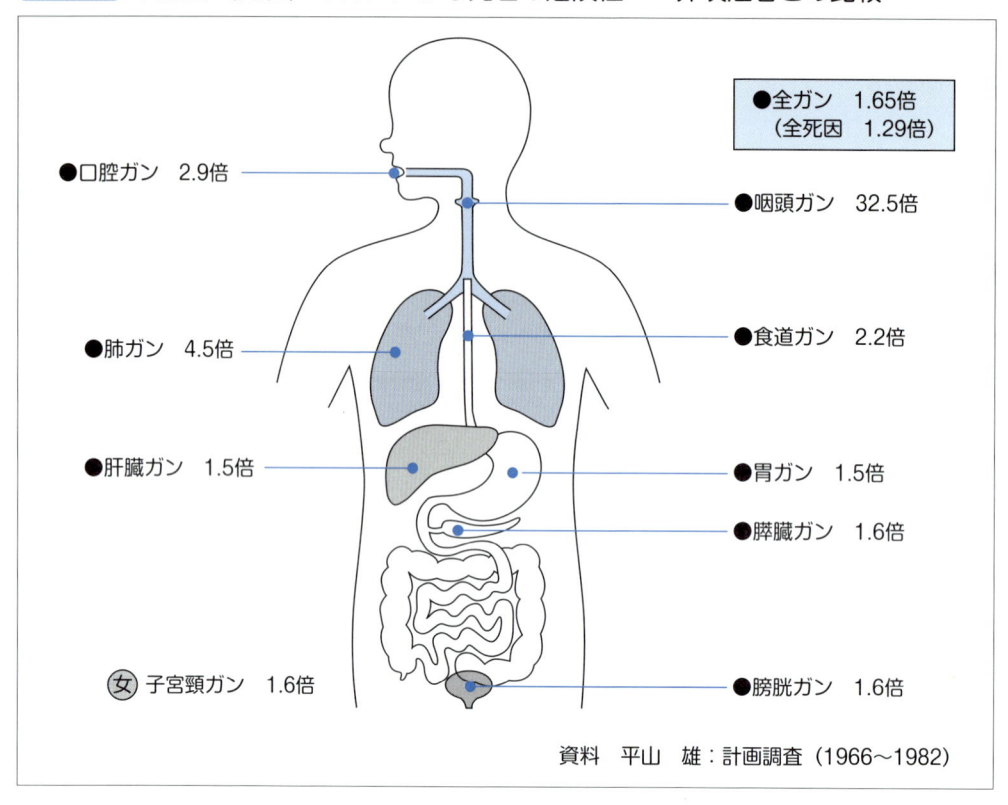

●全ガン 1.65倍
（全死因 1.29倍）

●口腔ガン 2.9倍
●咽頭ガン 32.5倍
●肺ガン 4.5倍
●食道ガン 2.2倍
●肝臓ガン 1.5倍
●胃ガン 1.5倍
●膵臓ガン 1.6倍
⓵子宮頸ガン 1.6倍
●膀胱ガン 1.6倍

資料　平山　雄：計画調査（1966～1982）

肺気腫，慢性気管支炎など多彩な疾患の引き金になります（図5－17）．

　また，タバコは血管を傷めるので，狭心症，心筋梗塞，脳卒中，閉塞性末梢血管障害などの原因にもなります．これらの病気は，いずれも動脈硬化によるものですが，タバコを吸うとHDLコレステロールが減ってしまうので，動脈硬化がすすみやすくなります．しかも，タバコの刺激を受けて増えた活性酸素は，LDLコレステロールを酸化するので，真の悪玉といわれる「酸化LDL」が増加し，これが血管の壁にたまって，動脈硬化にますます拍車がかかることになります．

　とりわけ，タバコの吸い口から吸い込む主流煙よりも，先端から昇る副流煙のほうに発ガン物質が多く含まれている点が大問題です．タバコを吸っている本人だけでなく，その周囲にいる人までが，吸いたくもない有害物質を吸わされてしまうことになるからです．米国で客室乗務員など6万人が起こした「間接喫煙訴訟」で和解が成立し，被告のタバコ会社5社は3億ドル（当時約360億円）の支払いに同意し，これで医療基金を設立することになったというニュースは有名です．

　しかも，ニコチンには依存性のあることを，多くのタバコ会社が長年公表してこなかった点も問題になっています．アルコールや覚醒剤に依存性のあることはよく知ら

れていますが，ニコチンには依存性がないので，ニコチン中毒はアルコール中毒や覚醒剤中毒とは違うと，長年にわたっていわれてきました．しかし，ニコチンにも覚醒剤と同様に依存性があったのです．これを知って，日本でも，喫煙者5人が日本たばこ産業を訴えました．また，都内の弁護士らが「たばこPL訴訟準備会」を結成して，タバコの有害表示の義務化やテレビ広告の廃止を求めていくことになったのは有名です．

6）赤ワインならからだによい？

日本のワイン市場は，以前人気が高かった白ワインにかわって，今や赤ワインが主流といいます．これは，1991年にフランスのルノー博士が発表した「赤ワインはからだによい」とする学説が，ブームの火つけ役になったといわれています．

古くから，ヨーロッパ諸国では，肉や乳脂肪を多くとる国の国民ほど，心臓病による死亡率が高いことが定説になっていました．ところが，フランス人だけは例外で，動物性脂肪をたくさんとっているわりには，心臓病の死亡率は欧州で一番低いのです．このフランス人特有の矛盾は，「フレンチパラドックス（フランス人の逆説）」とよばれて，長年学者たちを悩ませてきました．ところが，ルノー博士は，その原因はどうやらフランス人が赤ワインをたくさん飲むことに関係しているらしいという学説を発表したのです．

そして1993年になって，この「なぞ解きのカギ」として米国の研究者が発表したのが，赤ワインにたくさん含まれているポリフェノールという物質だったのです．米国のテレビがこの話題を紹介するやいなや，全米の酒店から赤ワインが姿を消してしまったというほどの一大ブームが巻き起こったのは有名です．

ポリフェノールは，植物の色素として自然界に何種類も存在しています．赤ワインの赤色のもとになっている物質ですが，赤ワインは白ワインよりも高温で，しかも果皮や種子も一緒に発酵させるため，白ワインの十倍近いポリフェノールがたっぷりと抽出されています．日本でも1994年に，国立健康・栄養研究所が，赤ワインのポリフェノールには動脈硬化を防ぐはたらきがあるとする研究結果を発表して以来，赤ワインの人気は海を越えて飛び火してきたのです．

悪玉のLDLコレステロールが活性酸素によって「酸化」され，いわゆる「腐った脂」となって血管に付着して，動脈硬化が引き起こされることは前に述べたとおりです．しかし，ここで活性酸素がLDLを酸化してしまう前に，何かが先に活性酸素と結びついてしまえば，動脈硬化を防ぐことに一役買えるはずです．実は，ポリフェノールこそが，この役目を果たす物質であることがわかったのです．ですから，「肉料理

には赤ワイン」といった先人の知恵は実に理にかなっていたわけです．

　健康によい赤ワインといっても，もちろんアルコールですから飲みすぎは体に毒です．なぜなら，フランスは世界で最も肝硬変や膵臓病による死亡率が高い国でもあるのです．赤ワインの適量は，1日にグラス1〜2杯程度で，十分に抗酸化作用が発揮されるといわれています．

7）緑茶とポリフェノール

　ポリフェノールとは単独の物質ではなく，ポリフェノール類とよばれる何種類もの物質の総称です．たとえば，緑茶には，タンニン，カテキン，フラボノイドなどのポリフェノールがたくさん含まれています．カテキンは緑茶の渋味のもとですが，赤ワインのあの渋味と緑茶の渋味は，なんと同類項の風味ということになります．

　緑茶には，赤ワインと比べると1／4程度ですが，白ワインやぶどうジュースの2〜3倍ものポリフェノールが含まれています．しかも，ワインと異なり，緑茶は朝から晩までふんだんに飲むことができます．ココアにもポリフェノールが多く含まれていますが，ココアやワインには，飲みすぎると，糖分やアルコールまでとりすぎてしまうという欠点がついて回ります．これに対して緑茶はいくら飲んでも心配無用で，しかもノンカロリーという長所があります．

　日本人に心臓病が少ないのは，穀類や野菜や魚を中心とした食生活と緑茶を飲む習慣のためといわれています．動物性脂肪はあまりとらず，お茶からポリフェノールをしっかりとっている日本人には，このほかワインやココアからポリフェノールを補給する意義がどれほどあるのかとても疑問であるという意見も聞かれます．

　緑茶パワーへの注目は，カテキンのもつ強力な殺菌作用が知られるようになってか

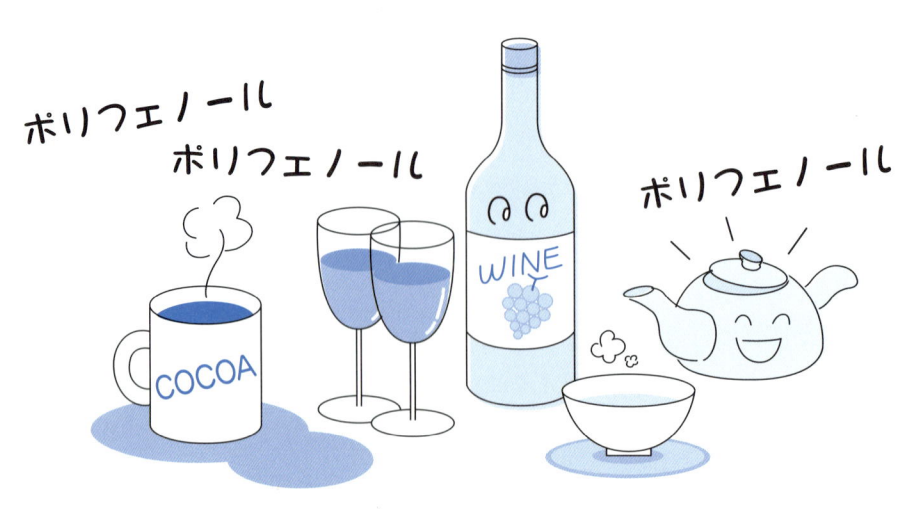

らです．ある研究によると，普段飲む程度の濃さの緑茶1mLで，約1万個の病原性大腸菌O157が5時間後には完全に死滅したといいます．このほかに，カテキンには食中毒の原因になる黄色ブドウ球菌，腸炎ビブリオ菌そしてコレラ菌などに対する抗菌効果も明かになってきています．

ですから，日本古来からの食後に緑茶を1杯飲む習慣は，食中毒防止に一役買っていたことが科学的に裏づけられたことになるわけです．緑茶によるうがいだけでも，インフルエンザや院内感染の予防に効果のあることも知られています．

さらに欧米から，ポリフェノールはガンや認知症の防止にも役立つという研究結果が発表されました．これは，いずれもポリフェノールの活性酸素除去作用によるものです．ですから生活習慣病の予防には，活性酸素除去作用の強いポリフェノールを，日頃からたくさんとっておくことが大切ということになるわけです．

8）生活習慣病を予防する20カ条

日本人の3人に2人は，ガンか動脈硬化で亡くなる時代になりました．そこで，長寿を全うし，しかもボケないで，自分の身の回りのことは自分でする「質のよい老後」を送る秘訣はなんでしょうか？ それは，ガンと動脈硬化の予防と早期発見・早期治療です．

ガンと動脈硬化を予防し，質のよい老後を送る秘訣として，日本生活習慣病予防協会では「一無，二少，三多」という標語を提唱しています．これは生活習慣のなかで，ガンと動脈硬化の危険因子を極力少なくするための養生訓でもあります．

これらの危険因子の中で，まず初めにやめなくてはならない「一無」とは喫煙のことです．タバコはガンと動脈硬化の双方の危険因子であり，からだにとって「百害あって一利無し」ということはもう十分にご理解のことでしょう．

次の「二少」とは，「少食と少酒」です．食べすぎ，飲みすぎに気をつけ，肥満を防ぎます．食事の量は腹七分目にひかえます．食事の質に対する配慮も大切です．動物性脂肪と砂糖や甘味および塩分をひかえ，食物繊維，抗酸化物質，ビタミン，ミネラルを豊富にとります．アルコールは日本酒なら1日に1合まで，ビールなら中ビン1本，ウイスキーはダブル1杯が目安です．週に1〜2日は，アルコールを飲まない日をつくりましょう．

「三多」とは，「多動，多休，多接」のことです．よく足を使って活動的な毎日を送りましょう．1日に合計で30分からできれば1時間前後の速歩を心がけましょう．疲労をため込まないように，よく休息をとることも大切です．肉体疲労をとるには，まず快眠が原則です．通常は，7〜8時間の睡眠をとりたいものです．また，精神疲

労や精神的ストレスを発散させるためには，運動や多接が大切です．多接とは，多くの人，事，物などに接し，仕事以外の生きがいを発見し，実り豊かな生活を楽しむことを意味しています．若いうちから，仕事以外の楽しみをつくっておくことが，ストレス発散と豊かな老後を送るための秘訣です．

1997年，米国のガン研究財団は，食物や生活習慣とガンに関する約4,500の研究を3年半にわたって分析・検討し，全世界に向けて「ガン予防15カ条」という勧告を発表しました．ガンを予防するために役立つ生活習慣の多くは，動脈硬化の予防にも効果的です．そこで，この15カ条に最近の知見を加えて，生活習慣病を予防する20カ条（表5-11）をつくってみました．

この中で，特に1～10は，がんだけではなく動脈硬化の予防にも役立つ項目です．

表5-11 生活習慣病を予防する20カ条（米国がん研究財団発表「ガン予防15カ条」(1997)を一部改変）

1.	植物性食品を基本に，多様な食物をとる＝胚芽米，玄米，全粒パンなど精製度の低いでんぷん質を主食とし，多種類の野菜，豆類，豆腐，果物を食べる
2.	適正体重を維持する＝成人ではBMI18.5～25.0が望ましく，理想は21.0～23.0
3.	身体活動を活発にする＝毎日1時間の速歩か，それに匹敵する運動をし，さらに週に少なくとも合計1時間以上，汗をかくような運動を行う
4.	野菜，果物を豊富にとる＝野菜，果物類は1日の総摂取エネルギーの7％以上，量にして400～800gを摂取する
5.	穀類，豆類，根菜類を主食にする＝1日の総摂取エネルギーの50～60％，調理重量にして600～800gを複合糖質からとり，砂糖を多く含む食品や飲料を極力少なくする
6.	動物の肉をひかえる＝牛肉，豚肉などは1日80g以下，総摂取エネルギーの10％以下としできるだけ魚（特に青い背の魚）を食べる
7.	脂肪や油をひかえる＝脂質は1日の総摂取エネルギーの25％以下とし，動物性脂肪を減らし，植物性脂肪をとる
8.	食塩，塩蔵物をひかえる＝1日の総食塩摂取量を6g以下に（日本人の平均摂取量は1日13g）
9.	アルコールをひかえる＝飲酒はしないほうがよいが，飲んでも日本酒1合，ビールは中びん1本まで
10.	タバコは吸わない＝がんと動脈硬化を促進する危険因子
11.	栄養補助剤に頼らない
12.	黒焦げの食べ物は避ける
13.	カビのはえた食品はだめ
14.	食品の貯蔵，保存は低温でしっかりと
15.	食品添加物や残留農薬に注意する
16.	朝食をきちんととる
17.	仕事は毎日，9時間以内にとどめる
18.	毎日，7～8時間の睡眠をとる
19.	趣味や運動で，積極的にストレス発散に努める
20.	毎食後に歯をみがく

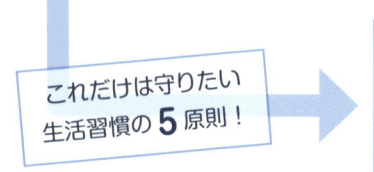

これだけは守りたい生活習慣の**5**原則！

1	動物性脂肪，砂糖，塩分をひかえる
2	野菜，豆類，穀類をしっかりとる
3	運動のある活動的な毎日を送る
4	タバコは吸わない，アルコールはひかえめに
5	よく休息をとり，小まめにストレスを発散する

そして，この15カ条に加えて，16〜20の5項目を実践すれば，多彩な生活習慣病を予防し健康長寿を全うするうえで，「理想的なライフスタイル」が完成するのです．この20項目を念頭に，これからもより一層健康かつ充実した人生を楽しんでいただきたいと思います．

　しかし，20カ条などとても実践できないという方には，少なくとも次の5原則だけは実践していただきたいと思います．ただし，この5項目はすべて一緒に実践しないと，効果半減です．

第6章 行動修正療法の実際

　外来で患者さんから一番よく受ける質問は，「減量（ダイエット）に間違いなく成功するコツは？」というものです．その際私は，「敵を知り，己を知るの一言」と答えるようにしています．

　「敵を知る」とは，ダイエットの敵である肥満の本質（成因や病態など）を十分にみきわめ，減量作戦の基本になる食事療法と運動療法について，正しい知識とノウハウをしっかりとマスターすることです．巷間にはダイエットに関する膨大な情報が，大洪水のように氾濫していますが，まず誤った知識，無用な情報を整理し，自分に役立つ正しい知識をしっかり身につけることが先決です．

　しかし，これだけでは，ダイエット作戦の半分の行程がすんだにすぎません．知識を理解しただけで満足してしまい，重要な残り半分の「己を知る」という努力を忘れると，適切な「攻略目標」を見出すことができずに，結局は減量作戦に失敗してしまうことが多いのです．

　ヒトの肥満には，遺伝因子と後天的な環境要因が関与して，5〜10年かかって徐々に肥満体が完成しますが，食事と運動を基本とする毎日の生活習慣のなかに，必ず肥満につながる原因が潜んでいます．ところが，食事と運動という「行動」が，あまりにも基本的な生活習慣であるため，ほとんどの人はとくに意識もせずに習慣的に行動しています．実は，ここに大きな「盲点」が隠されています．自分のことは自分が一番よく知っていると思い込んでいる割には，自分自身の生活習慣の特性を正確に把握している人はほとんどいないのです．

　「己を知る」とは，第三者の視点から見たような客観的で正確な自己分析のことを意味しています．これさえできれば，自分の生活習慣の特性と問題点が明らかになり，自分に適した「攻略目標」がみえてきます．実はこれを発見できるかどうかが，ダイエットに成功するか否かの一番大きな分かれ道になります．

　太った原因さえわかれば，後はその攻略目標を一つずつ気長に改革していくだけです．これこそ自分に最適な，無理のない減量作戦であり，ダイエットに成功する「近道」といえましょう．しかし，このような努力を怠り，画一的な「お仕着せダイエット」に飛びついてしまうから，既製服にからだを合わせるように，どこかに無理がき

て長続きせず，結局は「元の木阿弥」というパターンに陥ってしまうのです．

　このような悪循環を断ち切るためには，正確かつ客観的な自己分析をもとに自分自身の特性にマッチした，注文服のようなダイエット法，すなわち「オーダーメイドダイエット」を確立することがポイントになります．そして，客観的な自己分析のために最適な手段として，脚光を浴びているのが「行動修正療法　Behaviour modification」とよばれる治療法です．ここでは，この行動修正療法の実践方法について，実際に挑戦した実例も紹介しながら，具体的に解説します．

1　メモをつけて客観的に自己分析を

　巷でよく目にする「○○式ダイエット」なるものは，ショーウインドウにきれいに並べられた既製服のようなダイエット，すなわち「レディーメイドダイエット」とよばれています．その内容の良否はともかく，簡単にだれでも成功する万人に共通のダイエット法などあるわけがありません．なぜなら，一人ひとりのライフスタイルが微妙に異なるように，太った原因もそれぞれ微妙に違うので，個人個人に最適なダイエット法もまた，人によって微妙に異なるからです．

　安易な気持ちで手軽な既製服に飛びつき，結局は無理がきて長続きせず，体重も逆戻り．それでもこりずに，既製服を買いあさり，同じ失敗を繰り返して，「ウエイトサイクリング」のドロ沼にはまっている人はたくさんいます．そこで，このような悪循環を断ち切るために効果的な手段が，「オーダーメイドダイエット」ともよばれる「行動修正療法」なのです．

　今まで，いろいろなダイエット法に飛びつき，失敗を繰り返してきた「ダイエットフリーク」とよばれている人たちにこそ，ぜひとも試してもらいたい治療法です．なぜなら，従来の既製服のような「お仕着せダイエット」とは，まったく発想が逆転した，自分自身が主役になったダイエット法だからです．ウエイトサイクリングの悪循環を絶ち切る「最後の切り札」として挑戦してみる価値があるといえましょう．

　肥満に対する行動修正療法とは，肥満に至ったライフスタイルのなかから，食事と運動，心理面における問題点を拾い出し，それを自らが認識し，反省して，時間をかけながらゆっくりと，しかし確実に修正して，太りにくい生活習慣を身につけていくことを目的とした，一種の「自己統制療法」といえます．

　そこでまず最初に行うのは，自分の日頃のライフスタイルを正確に自己分析して，自分の生活習慣の特性と問題点を明らかにする作業です．仕立て屋さんが最初にきちんと採寸できるかどうかによって，洋服のでき上がりが大きく左右されてしまうよう

に，実はこのステップが減量作戦の成否を左右する大きな鍵を握っています．

　だれでも他人のフリはよくわかっているのに，いざ自分のこととなると，自分自身の特性を正確に把握している人はほとんどいません．なぜなら，自分のフリは自分の目で見ることができないからです．そこで，正確に自己を分析するためには，まず第三者の視点に身を置いて，客観的に自分を見つめ直さなくてはなりません．そのためには，まず毎日の生活習慣を正確に「記録」に残すという作業が必要不可欠になります．これなくして，自分が太ってきた原因を明らかにすることはできないのです．

　単に，食べたものの種類や量だけではなく，食べ始めと終わりの時刻，だれとどこで，何をしながら，どんな気分で食べたかなど，食事にかかわる状況をできるだけ詳しく記録します．これと一緒に，毎日の身体活動の状況も詳しく記録に残します．まめにメモをつけて，できる限り詳しい食事日記（表6-1）と生活活動日記（表6-2）をつくるのです．

　この作業はきわめて面倒で根気がいるものですが，はじめは簡単なメモでも構いませんから，少なくとも1～2カ月間は辛抱して記録づくりに専念します．しばらく続けていると，常日頃，無意識のうちにいかにいろいろなものを食べ，また自分の周囲に食事をうながす刺激がいかにたくさん存在しているかなどの問題点に気づくはずです．ここから，オーダーメイドダイエットの「第一歩」がスタートするのです．

1）食事日記のつけ方　（表6-1）

　まず，最初の2～3週間は，口にものを入れたらすぐにメモをする習慣を身につけます．実際には，小さなメモ帳をいつも持ち歩いて，口にものを入れたら，その場ですぐに記録します．

何をどれだけ：口に入れたものすべて記入します．食べた量については，せんべい何枚，枝豆何さやというように，詳しく記録しましょう．できれば，より具体的にgやmLまで，また食事を始めた時間と終えた時間を必ず記録しておきましょう．

調理法やエネルギー量も：口にした食品の種類について，大トロ，赤身，もも肉，バラ肉，もめん豆腐，絹ごし豆腐，ローファットミルクというように具体的に記録しましょう．また，調理法も記録します．エネルギーブックなどからエネルギー量（カロリー）の見当がつけば，それも記入しましょう．ただし，食べたものすべてのエネルギー量を計算する必要はありません．

食事の状況：いつ，どこで，だれと食べたのか，どんな気分だったのか，本当に空腹だったのか，そのとき何をしていたのかを記録します．これは後日，日記を見直したときに過食を促す状況を知るうえで，重要な情報となります．特に，そのときの気分

表6-1 食事日記

時刻[1]	献立	目安	何をしながら	どんな気分
7:30	トマトジュース	コップ1杯	新聞を読みながら[2]	二日酔いで仕方なく
7:50	コーヒー[3]	砂糖スプーン2杯 ミルクたっぷり	テレビを見てタバコを吸いながら	なんとなく
9:00	コーヒー	角砂糖2個 ミルク1個	書類を整理しながら	イライラしていた
12:10	シーフード・スパゲティ サラダ	イカ4切れ あさり8個 海老2尾 レタス ニンジン少々 タマネギ少々 和風ドレッシング	部下と話をしながら[4]	混んでいてせわしなかった
12:40	コーヒー	角砂糖2個 ミルクたっぷり		やっと落ち着いてのんびりと
14:30	コーヒー	ミルク 砂糖1/1	商談をしながら	気をつかった
16:00	紅茶	砂糖6g レモン	T氏とタバコ1本	急いで打ち合わせ
18:30〜20:00	ビール チューハイ 枝豆 焼きとり 酢のもの 板わさ 刺し身[6]	中びん1本 コップ3杯[5] 1皿 4本 小鉢1 3切れ イカ マグロ各3切れ 甘エビ 2切れ	同僚と打ち合わせを兼ねて タバコ3本	久しぶりにいっしょに飲んだのでリラックスできた
22:20〜24:10	ビール お茶漬け ほうれん草おひたし ぎょうざ	小缶 ごはん1/2ぜん分 小鉢1 2個	家族とテレビを見ながら，夕食の残りものを食べる 居間で[7]	今日はけっこう緊張したので，くつろぎながら妻と話す[8]

※1 いつ：食べ始めと終わりの時刻を記入．早食いをチェック
※2 何をしながら：ながら食いのチェック
※3 間食も詳しく
※4 だれと：同席する人によって食事の速度，内容などが異なることがある
※5 分量の目安：食べすぎ，飲みすぎのチェック．エネルギー量の計算に使える
※6 食品名：バランスのチェック．できるだけ具体的に
※7 どこで：ものを口に入れる場所がたくさんあると過食につながる
※8 どんな気分で：気分，感情と食事の関係をチェック

と空腹を感じていたかどうかは，非常に大切です．

すぐ記録する：食べ終わったら，ただちに記録する習慣をつけましょう．時間がたつと正確さを期することは難しくなります．他人がいて記録しづらい場合は，トイレや電話ボックスに駆け込んででもメモします．「正確な記録」が客観的な自己分析を可能にするのです．

常に携帯する：食事日記はいつも持ち歩きましょう．ポケットに納まるサイズのメモ帳が携帯に便利です．記録したメモ用紙は毎日別の大きなノートに1日分をまとめて貼りつけ，整理しておくと，見やすくなります．

表6-2 生活活動日記

6月1日　天気：晴　歩数：12,515歩　体重84.3kg[*1]　体脂肪率24.8%　体脂肪量20.9kg

時刻[*2]	活動　いつもより外出が多かった[*3]
7：15～7：30	起床，洗顔，二日酔い，歩数計セット
7：30～7：40	食事－新聞を読みながら，家族と，トマトジュースのみ
7：40～7：50	トイレ－下痢[*4]
7：50～8：05	テレビ－居間，タバコ1本[*5]，コーヒー1杯
8：15～8：25	駅までぶらぶら歩く
8：25～8：28	駅の階段をのろのろ上り降りした
8：28～8：48	電車内－立っていた
8：48～8：55	駅の階段をのろのろ上り，会社まで歩く
8：55～8：58	出社－1～6Fまでエレベーター
9：00～11：00	デスクワーク－整理整頓，見積作成，コーヒー1杯，タバコ4本
11：00～11：15	10Fの商品部へ書類提出，雑談，往復エレベーター
11：15～12：00	デスクワーク，タバコ2本
12：00～12：10	「ホイリゲ」までぶらぶら歩く
12：10～12：40	シーフード・スパゲティー　部下と2人と，タバコ1本
12：40～12：50	スタンドコーヒーでコーヒー1杯，タバコ1本
12：50～13：00	会社までぶらぶら歩く
13：00～13：30	デスクワーク
13：30～14：30	A社へ　駅まで徒歩10分　地下鉄階段利用[*6]　徒歩15分[*7]
14：30～15：30	A社にて打ち合わせ
15：30～15：45	徒歩15分　喫茶店へ
16：00～16：20	T氏と打ち合わせ　タバコ1本
16：20～17：00	徒歩10分～地下鉄～徒歩10分　帰社
17：00～18：30	デスクワーク
18：30～20：00	退社　同僚と居酒屋　タバコ3本
20：00～21：50	解散　遠回りして駅へ徒歩20分　いつもと同じ　駅から徒歩10分
21：50～22：20	帰宅　入浴
22：20～24：10	ビール　お茶漬け　テレビ　新聞
24：10～	就寝

*1　体重・歩数をメモ：歩数計をつけて行動するとよい，体脂肪率は毎日チェックしなくてよい
*2　時刻はなるべく詳しく：詳しいほど，太りやすい原因が浮かび上がってくる
*3　一日の感想　　*4　体調も書く：活動との関連がわかりやすい
*5　たばこも記入：節煙や禁煙の手だてになる　　*6　心がけていること　　*7　運動，歩行は時間も

2）生活活動日記のつけ方　（表6-2）

　食事日記と同様に，小さなメモ帳を用意して生活活動日記をつけます．起床から就寝まで時間を追って，さまざまな生活活動をこまめに記録していきます．何をどれくらいの時間行っていたかを正確に記録することが大切です．たとえば，電車の中で何分くらい立っていたか，座っていたかも記録します．そして，このメモも毎日，食事

日記とともにノートに貼りつけ，整理します．このとき，食事日記を左ページに整理したら，活動日記は右ページに整理するようにし，ノートを開けるとその日1日の食事と生活活動状態が一目でわかるよう工夫しましょう．また，メモ帳2冊を携帯するのが厄介なら，大きめのもの1冊にしてもよいでしょう．

いずれにしても，できる限り正確に記録することを習慣化するのがポイントです．

3）体重，体脂肪量と歩行数の記録 （図6-1）

■体重と体脂肪の測定

食事と生活活動の日記に加えて，毎日決まった時間に，同じ条件で体重とできれば体脂肪率を測ります．第1章8頁で解説したように，朝のトイレの後や夜の入浴前など，いつも一定の条件で測定することがポイントです．体重に体脂肪率を掛ければ「体脂肪量」（体脂肪の重さ）を算出できますので，体脂肪量の1週間の平均値を，図6-1のグラフの下の□のなかに記録しておきます．あるいは，第1章で紹介した「体重と体脂肪量の1週間ごとの推移グラフ（図1-4）」を利用しても構いません．自分で記録しやすく，変化を確認しやすいグラフをつくることがポイントです．このようなグラフをもとに，1週間単位で体重と体脂肪量の変化を分析してみると，体重と身体組成の変化が理解しやすくなり，減量（ダイエット）の効果を正確に判断することが容易になります．

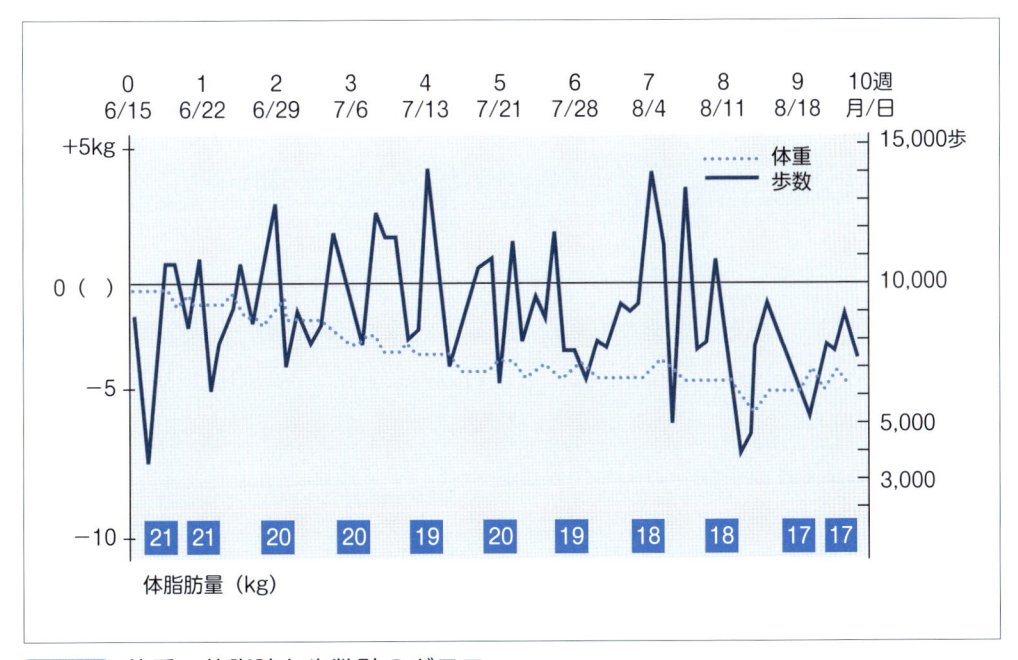

図6-1 体重，体脂肪と歩数計のグラフ

■ 歩行数の測定

体重表（図6-1）の一方の端には歩数の目盛りをつくります．1日の歩数を計測すると，自分の活動量を大まかに知ることができます．また，今後活動量を増やしていく場合の目安としても手軽に利用できます．毎日，次の要領で歩数計測を実施しましょう．

①起床後，歩数計をゼロに合わせてベルトにつけます．
②歩数計は初めに踏み出す利き足の太ももの中央とベルトの交差部分にセットします．
③激しい運動や入浴の際には，歩数計をはずします．
④就寝前に1日の歩数をチェックしてグラフに書き込み，折れ線グラフをつくります．

歩数計は，できるだけ単純で安価なものがよいでしょう．種類によってはセンサーが敏感すぎて，電車に揺られているだけでカウントしてしまうものもあります．自分の歩数計の特徴を早くつかみ，慣れることです．歩数計をつけることが，歩く励みにもなります．

体重，体脂肪量，歩行数のグラフは，自分が一番よく目にする場所に貼っておきます．第1章で紹介した「体重と体脂肪量の1週間ごとの推移グラフ（図1-4）」のなかに，1週間ごとの1日の平均歩数を記入しても構いません．こうすると，自分の努力の成果を確かめられ，ダイエットを続けるうえで，大きな励みにもなります．

4）記録することの意義

食事量がわかる：自分が食べた食事の内容については，すべて記憶していると思いがちですが，ピーナッツ何粒，スナック菓子をどれくらいなど，細かいところまで覚えていることは，まずありません．ところが，無意識のうちに食べているこの余分な食品こそが，食べすぎにつながる最大の原因になっていることがよくあるのです．口に入れたものをすべて細かく書きとめることにより，この"無意識のうちの過食"という問題点を発見することができます．そして，自分の食事量を客観的に知ることが可能になります．

食べすぎを防止できる：食事日記をつけていると，すでに朝からどれくらいの量の食事を食べているのか簡単に知ることができます．また，あとどのくらいなら食べても大丈夫なのか，客観的に判断する材料にもなります．

食習慣が明らかになる：記録を分析すると，自分の習慣になっている食事がわかります．たとえば，1日中何か少量の食べ物を口に入れているような"ちびちび食い"，朝

> **行動修正療法挑戦例：実例1**
>
> 　これまで，家族4人分の家事を切り盛りしていたRさん（50歳，主婦，身長155cm，体重62kg，体脂肪率33%）は，2人の子どもも大学生と社会人になり，家事にも余裕が出てきて，何か趣味を始めようかと考えていたところ，お姑さんが病気になり，看病のために入院先の病院に通うことになりました．
>
> 　それまでも決してやせ形の体型ではなかったのですが，家事と看病に振り回されて忙しくしている割には，2カ月で5kgも体重が増えて，疲れやすくなってしまいました．そこで，ともかく，歩数計をつけ，簡単にその日に食べたものを手のひら大のノートにつけることにしました．
>
> 　すると，自分では，忙しく，よく動いていると思っていたにもかかわらず，歩数自体は5,000歩程度で，食事は出来合いのもので野菜不足になっているとともに，食事時間がまちまちになり，お菓子で食事を代用していることなど，1日を通してみると，以前よりもずっと多く食べていることがわかりました．
>
> 　幸いお姑さんは回復され，その後Rさんは，意識的に歩く機会をつくるようにし，食事にも野菜を取り入れる工夫をしたところ，三度の食事で満足感が出て，お菓子を余分に食べなくてもすむようになってきました．すると体重のほうも徐々に減っていきました．

や昼の食事をとらなかったり軽くすませて，夕食はたっぷりという"まとめ食い"など．また，ある感情（怒り，イライラなど）を覚えるとつい食べすぎてしまうなど，過食を促すきっかけも明らかになります．つまり，自分の食習慣の特性を知ることができるのです．

よい生活習慣をつくるための資料：テレビを見ながらお菓子をつまんでいる時間が長い，階段よりもエスカレーターで移動する，家から外へ一度も出ない日が多いなど，自分の日常の活動パターンの特徴がわかり，活動的な生活習慣を築くための基礎資料になります．

体重の減るパターンが見えてくる：ダイエットを始めると，最初の1～2週間は順調に体重が減りますが，その後，体重が減らない時期に必ず直面します．この時期に精神的に参ってしまい，減量を投げ出してしまう人が多いようですが，体重の減少は直線的に進むのではなく，実は段階的に進むという事実を知っていればがっかりせずにすむはずです．長い目で体重の変化を観察していると，自分の体重減少のパターンが必ず見えてきます．このようなことからも，記録を続けることが大切です．

5）日記を分析する

■己を知るノウハウ

　さて，日記をつけ始めて2～3週間もしたら，肥満につながると思われる箇所にアンダーラインをつけるなどして，そろそろ「自己分析」を開始します．そのためには，次のいくつかのポイントに的を絞ってチェックすることが大切です．

いつ食事をとっているか：朝食と昼食は少しで夕食以降にまとめ食いをすると太りやすくなります．食事と食事の間隔が開きすぎていないか，間食が多すぎはしないか，食事の時間が不規則ではないか，週末に偏って食べすぎていないかなどの点をチェックします．

自分の好物は何か：次の食品については，赤のアンダーラインを引いてみましょう．油もの，こってりしたもの，糖分の多い菓子やケーキ，清涼飲料水や砂糖を加えた飲み物，アルコール飲料，スナック菓子，加工食品，塩分の多い食品，丼物，ラーメンなどの一品物．これらの食品に偏りすぎると，太る心配があります．

量とカロリーをチェック：特によく食べているものについてはエネルギー（カロリー）を計算してみましょう．ピーナッツやクッキーなど，意外と多くのカロリーをとっていたことに気づくはずです．

どこで，だれと，何をしながら：家庭内でもいろいろな場所で食べものを口に入れていないか，つい食べすぎてしまう特別な場所や環境がないかをチェックします．また，ある特定の人と一緒にいると食べすぎてしまうとか，テレビ，ラジオ，雑誌や新聞などを見ながら食べていないでしょうか？

どんな気分で：イライラ，怒り，孤独，退屈などの感情と食欲には関係があります．特定の気分になると特に食べすぎてしまうことはないでしょうか？

■特有な行動パターンは？

　食行動に限るわけではなく，人間が何かの行動を行うときには，それに先立って，その行動を誘発する「刺激」が必ず存在するといわれています．どうして食べすぎるのか，肥満につながる「行動パターン」を分析してみましょう．

①過食のきっかけ

　日記を分析してみると，自分の食事パターンや，今まで無意識に行っていた肥満につながる行動などが，客観的な事実としてだんだん浮かび上がってきます．

　まず，日記をもとに，食べものを口に入れるきっかけを，よく思い起こしてみます．たとえば，「家で退屈だと」，「だれかが目の前でアイスクリームを食べていると」，「仕事中だれかと言い争って」，「金銭の問題で心配が高じて」，「テレビを見るとついつまみたくなる」，「自分に幻滅して」など，多種多様のきっかけがあるものです．

過食に陥りやすい状況やきっかけを明らかにし，そこからうまく回避する手段を考え出していくことがポイントです．

食事日記を見直してみると，過食のきっかけには特定の時間帯，感情，周囲の状況など，いくつかの要因が二つ以上重なることが多いようです．何らかのきっかけにより，一度コントロールが失われると過食に陥り，なかなか食べることをやめられなくなってしまうパターンが多く見受けられます．

② 行動のABC

食べすぎという行動に至るまでには，それを導くようないくつかの特定の刺激が必ずあります．これを行動修正療法では，先行刺激"A"（antecedent）といいます．Aをきっかけに，ある特定の行動"B"（behaviour）が起こります．つまり，食事中の心理状態や食べ方，食事をする速さ，かむ回数，食事の量など，すべてをまとめて食行動という一つのBが完成するわけです．そして，ある行動を終了した後に結果として誘導される出来事や気分，感情などが起こりますが，これらをまとめて，後続刺激"C"（consequence）といいます．先行刺激，行動，後続刺激という一連の三つの過程は「行動のABC」とよばれています．

たとえば，週末過食症のある女性は，たまたま戸棚を開けたら大好物のスナック菓子が目に入ったという先行刺激（A）をきっかけに，それをよくかまずに，テレビを

食べすぎにつながる食行動のABCの例

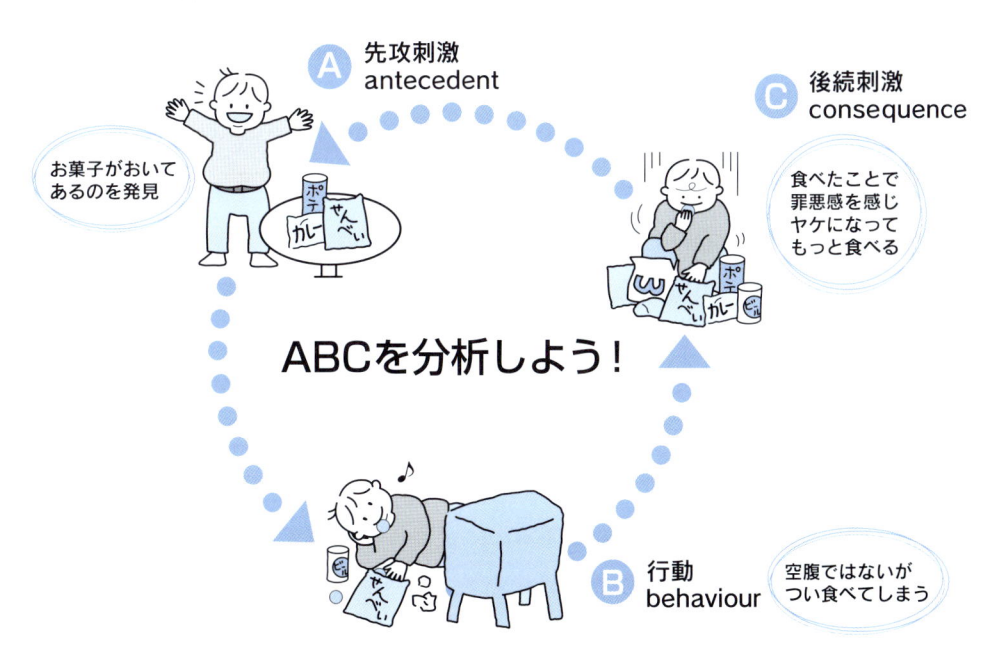

A 先攻刺激 antecedent
お菓子がおいてあるのを発見

C 後続刺激 consequence
食べたことで罪悪感を感じヤケになってもっと食べる

B 行動 behaviour
空腹ではないがつい食べてしまう

ABCを分析しよう！

見ながら，あっという間に一袋食べてしまうという問題の摂食行動（B）を毎週のように繰り返しています．そして，食べ終わった後で，今週もまた衝動食いをしてしまったという自己嫌悪に苛まれ，自暴自棄になって，さらにもう一袋食べてしまいます．これが後続刺激（C）となるわけです．

　この「行動のABC」をはっきり分析できれば，「攻略目標」の一つがみえてくるので，後で述べるように，食べすぎを効果的に予防できる有効策を見いだすことが容易になります．日記をくまなく分析して，あなたに特有な行動パターン（ABC）を見つけ出すことがポイントです．

2　太りにくいライフスタイルへ脱皮する

1）太りにくい食事作法を身につける

　太った人によくみられる食事パターンとして，「早食い，ながら食い，まとめ食い」といった特徴が指摘されています．食事日記を分析していくうちに，自分の食習慣にこのような特徴のあることに気づいたら，次のような方法で徐々に改め，修正していきましょう．

ゆっくり味わって食べる：1回の食事は20〜30分以上の時間をかけて，ゆっくりと食べます．このためには，食べものをかんでいる間は，箸やフォークを必ず置くようにします．1口30回以上よくかんで，飲み込んでから，また箸を持つようにします．3口食べたら，コインやチップなどの目印をテーブルに積み，食事の量とペースを客観的に把握するというやり方も効果的です．

3分間の中休みを入れる：食事の途中に友人から電話がかかってきて，2〜3分話をした後，食卓に戻ったらもうおなかが一杯という経験はありませんか？　ちょっと中休みしている間にも，食べたものはどんどん消化吸収されて，血液中のブドウ糖（血糖）値が上昇して，もう満腹という刺激が脳の食欲中枢へ十分に到達したためです．この原理を利用して，おかわりをするときなどに，必ず中休みを入れてみましょう．最初は，30秒くらいから始めて，1分，2分とのばして，最終的には3分間休むようにします．こうすると自然に食事のペースが遅くなり，本当に必要な食事の量もはっきりしてきます．

ながら食いをやめる：ながら食いをすると，食事に集中できなくなるので，無意識のうちに必要以上に食べすぎてしまいがちです．毎食よく味わって，よく考えながら大切に食べるようにします．

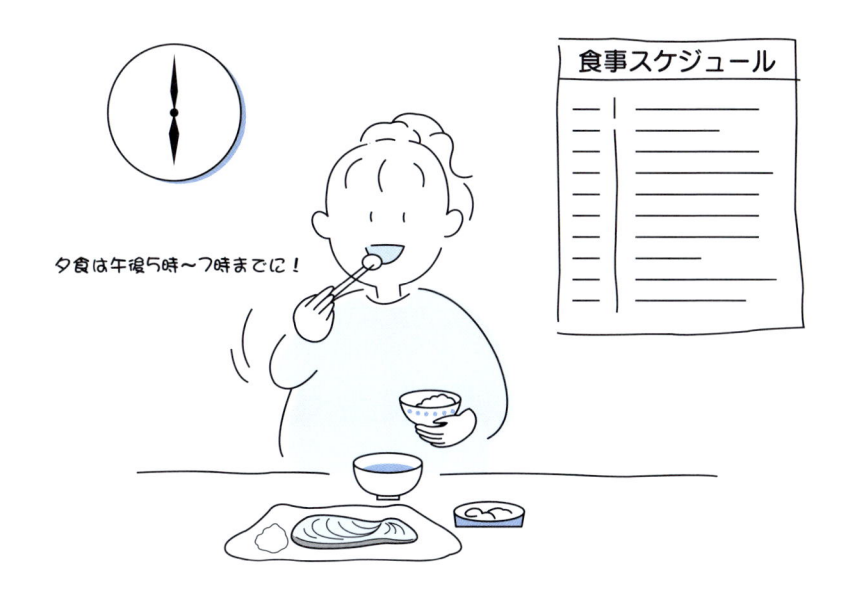

行動修正療法挑戦例：実例2

　Fさんは，ある会社の女性営業社員（32歳，独身，身長164cm，体重75kg，体脂肪率35％）です．一人暮らしで接待や不規則な生活を続け，ストレスがたまると友だちとお酒を飲むのが日課でした．すると入社から10年で25kg増えてしまい，健康診断時に肥満を指摘されました．

　そこで，ともかく，自分の毎日の行動を細かくメモにとることにしました．最初の2～3週間は，口にものを入れたらすぐにメモするように心がけました．しかし，アルコールを飲むと食べた量がわからなくなってしまうので，まず，アルコールについては割り箸の紙に数を書き込んだり，レシートをとっておいて，あとでB5のノートに張りつけて食べたものだけ赤丸をつけるようにしました．

　1～2カ月間は，辛抱して記録づくりに専念しました．すると，常日頃，無意識のうちにいかにいろいろなものを食べ，また自分の周囲に食事をうながす刺激がいかにたくさん存在しているかなどの問題点に気づきました．

　特に，友人とストレス発散に飲みに行ったときの飲食量が多く，朝は気分が悪くてほとんど食べていないことが浮かび上がってきました．そこで，友人とのストレスの発散はなるべく早く切り上げて，週末にはスポーツクラブで水泳を始めることにしました．また，朝食には，手軽にできるメニューをあらかじめいくつか考えておき，バナナや牛乳，無塩の野菜ジュースなど，簡単に食べられて，栄養のバランスのとれる工夫を始めました．特に，アルコールを飲む機会が減った頃から体重が減りだし，1年後には15kgの減量につながりました．

1日3〜4食，スケジュールに従って食べる：1日中不規則に，ちょこちょこと食べてはいませんか？　逆に食事の回数を減らしすぎても，かえって空腹感が増すものです．自分の生活のリズムに合わせて，無理なく実践できる食事のスケジュールを決めましょう．必ずしも，1日3食決まった時間にというわけではなく，間食が必要ならその時間も組み入れて，自分自身に最適な食事スケジュールを決め，その時間以外には，極力食べものを口にしないよう努力します．

夜遅く食事をしない：夜遅く，寝る前などにたくさん食べると，太りやすくなります．夕食は就寝2〜3時間前までにすませ，夕食後の間食は厳禁です．残業などで，帰宅が遅くなる人は，夕方5〜7時ごろに軽食をとり，帰宅後の夕食はできるだけ軽く，低エネルギーにすませます．

ものを食べる場所を限定する：台所で，ソファで，ベッドでという具合に，家中あちこちでつまみ食いをしていませんか？　こういう場合には，食事，間食を問わず，ものを口に入れる場所を1カ所に限定して，そこでだけ食べるようにします．つまり，食べることにだけ集中する場所を決めてしまうわけです．

一口残す習慣をつける：飽食の時代です．出されたものをすべてたいらげていると，食べすぎにつながります．ダイエット中には，食事を残すことがむしろ美徳といってもよいでしょう．

2）食習慣と食環境を整備する

　人間の摂食行動は，食品を購入することから始まります．それを貯蔵し，調理して

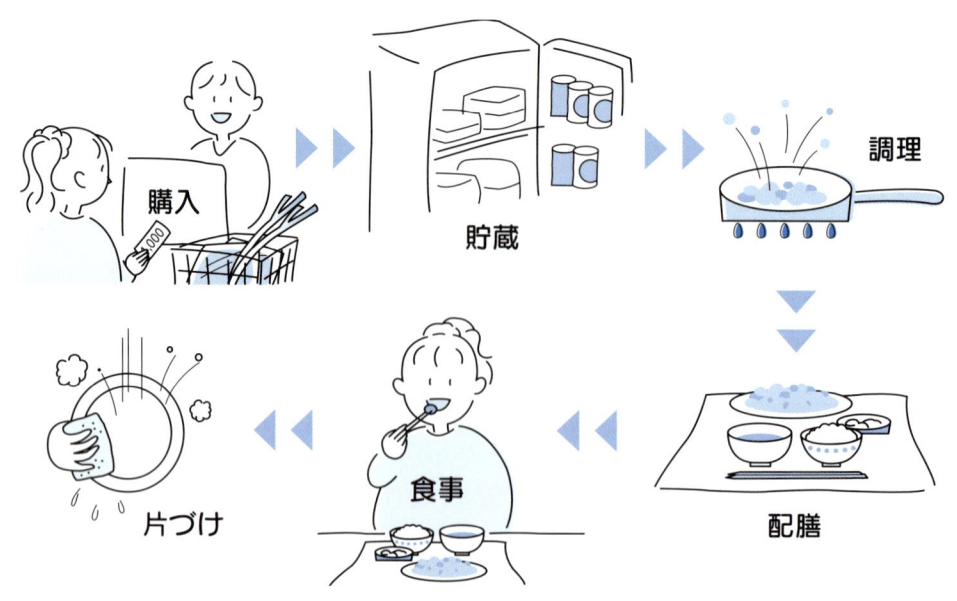

配膳し，食事をして，残飯を捨て，後かたづけをして一連の過程が終了します．ですから，単に食べ方を修正するだけではなく，摂食行動の全過程のすみずみまでよく目を配り，食習慣と食環境を整備することがとても大切です．

　特に，太っている人は食べ物がおいしそうに見えたり，すぐ手の届くところにあると，ついつい食べすぎてしまうことが知られています．そこで，このような悪循環を断ち切るためには，次のようなテクニックを使います．

■**賢い食品購入法**

空腹時には買い物に行かない：空腹時に買い物に行くと，ついついたくさん買い込んでしまいがち．できれば食後，満腹のときに買い物に行くようにします．

買い物リストに従って買う：食料品は満腹のときにあらかじめゆっくりと考えた「買い物リスト」に従って購入し，週末のまとめ買いはやめます．店では，リスト以外の食品はできる限り買わないようにし，本当に必要最少限のものだけをよく考えて買うのです．

調理に手間のかかる食品を選ぶ：インスタント食品，冷凍食品などの出現で，簡単に食事をつくることができるようになったので，一食一食を大切にしなくなってきました．この結果，よく考えもせずに衝動的に食べ物を口に入れてしまう悪習慣が身につき，これが肥満の一因になってきています．調理に手間のかかる食品を選んで購入

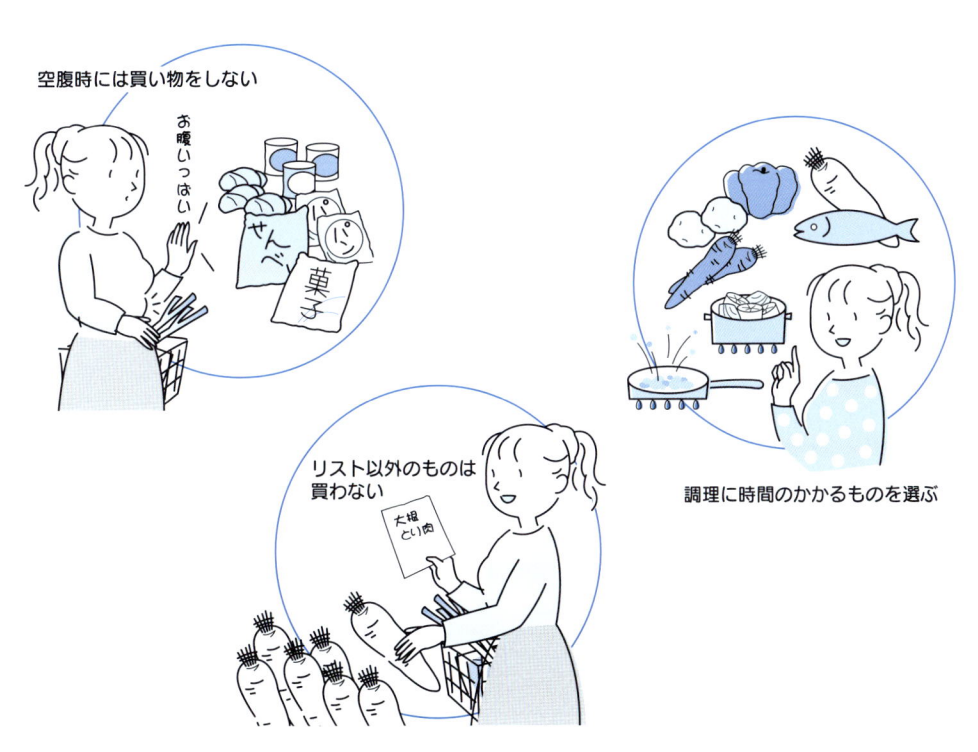

し，十分に味わって大切に食事をするようにしましょう．

■**賢い食品貯蔵法**

あちこち置かず，1カ所に貯蔵する：購入した食品は，台所などの1カ所に限定して貯蔵し，すぐ手の届く場所や家のあちこちに保管しないようにします．

好物は中の見えない容器にしまう：好物が目に入ると，つい手が出てしまうのが人情です．要注意の食品は，中身が見えない，開けにくい容器に入れて，冷蔵庫の奥や食器棚の高いところなどに，目につかないようにしまっておき，衝動食いを防ぎます．

冷蔵庫にものを貯蔵しすぎない：冷蔵庫に清涼飲料水をペットボトルで保管したり，ビールを大ビンで2，3本冷やしておいたり，アイスクリームを大きなパックで入れておくとつい食べすぎてしまいます．小さなビンやカップの形で，決めた量だけ冷蔵庫に冷やしておき，好物ほど大切によく味わいながら食べるようにします（具体例は第4章103頁を参照）．

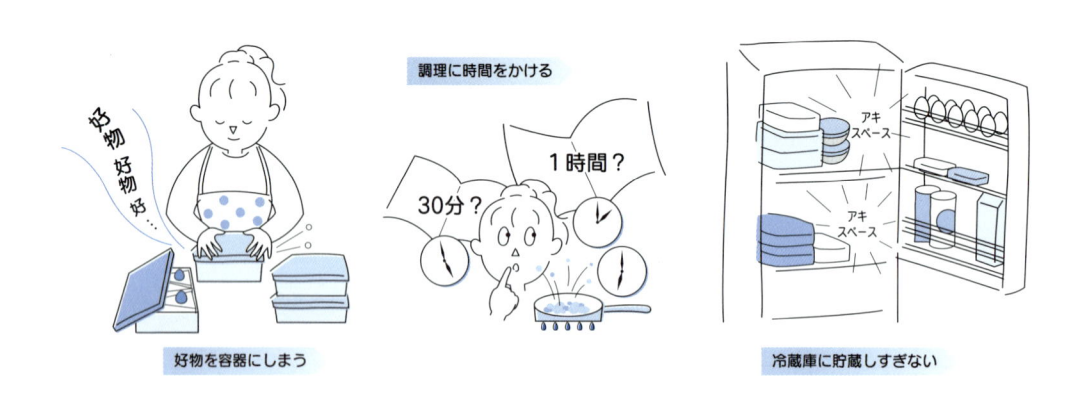

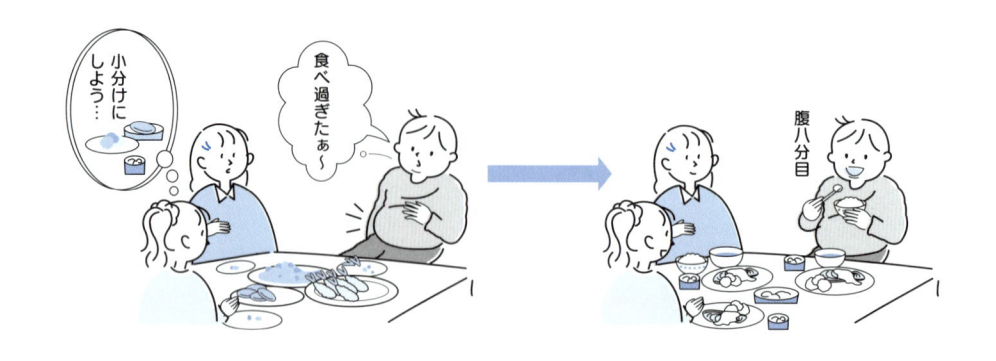

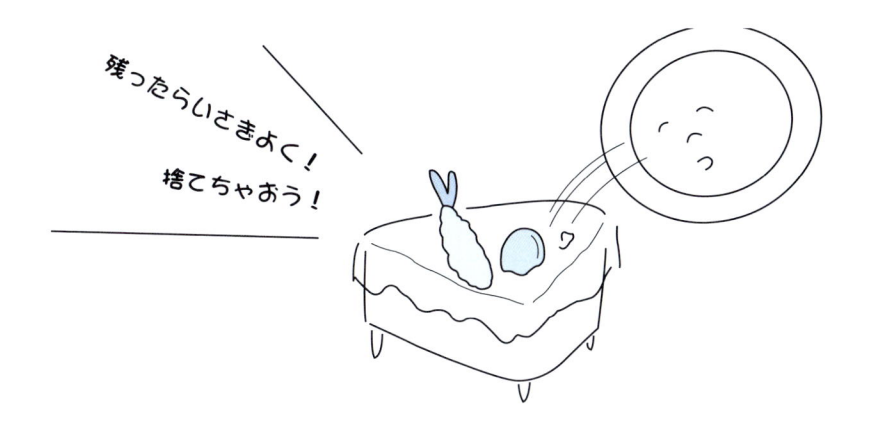

■調理と配膳の工夫

調理に時間をかける：エネルギーを低く抑え，しかも栄養のバランスがとれた調理法のノウハウを覚えましょう．

大皿盛りをやめる：料理を大皿に盛って皆で食べると，自分の食べた量がわからなくなります．小皿に一品ずつ盛りつけ，食べた量をはっきりさせましょう．

小分けにして食べる：毎朝，トースト2枚を食べている場合，まず1枚だけ焼いて食べ，必要ならもう1枚焼くようにします．習慣で無意識のうちに必要以上食べすぎることを極力防ぎます．

■食後のマナー

すぐに食卓から離れる：食事がすんだら，すぐに食卓から離れ，食べる環境に身を置く時間を短縮しましょう．

残り物はすぐに捨てる：主婦が太る原因として多いのが，残飯整理です．もったいないと思わず，残り物はすぐに捨ててしまいましょう．

3）行動連鎖を分析する

　好きな食べ物をそこそこでがまんすることがダイエットの第一歩と考えている方は多いようです．しかし，大好物を目の前にしながら，意志の力だけに頼ってそれをがまんするなどということは，ほとんどの人にとって至難の業であることは間違いありません．

　むしろ，このようながまんを強いられる状況に陥らないよう，前もって工夫して回避する術を考えるほうがもっと大切なのです．この術をマスターすれば，今までよりもはるかに気楽にダイエット作戦を展開できるはずです．

　私たちが何かものを食べるという行動（摂食行動）を起こすときには，それを導く

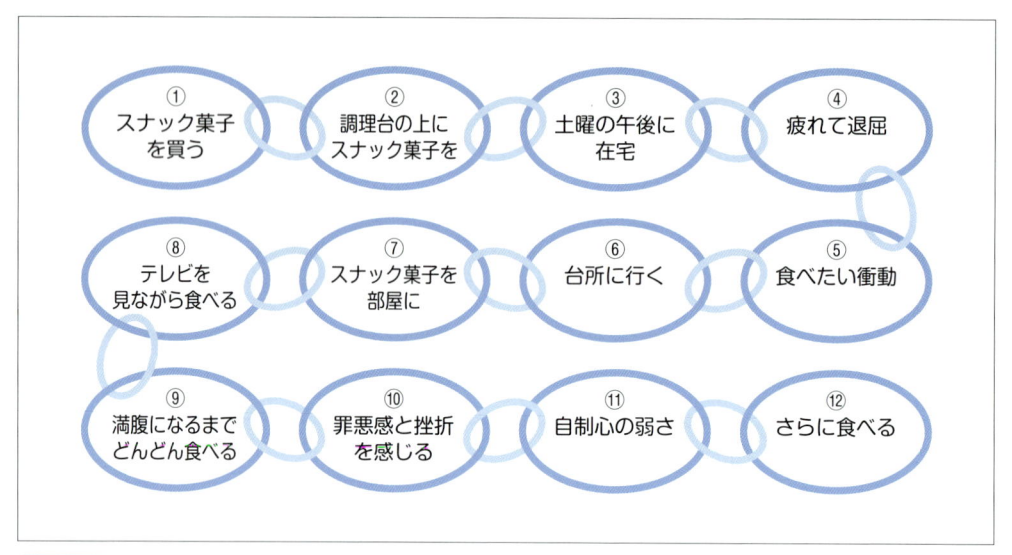

```
┌─────────────────────────────────────────────────────────┐
│  ①スナック菓子  ②調理台の上に    ③土曜の午後に  ④疲れて退屈  │
│    を買う        スナック菓子を    在宅                   │
│                                                         │
│  ⑧テレビを      ⑦スナック菓子を  ⑥台所に行く   ⑤食べたい衝動│
│    見ながら食べる  部屋に                                 │
│                                                         │
│  ⑨満腹になるまで ⑩罪悪感と挫折   ⑪自制心の弱さ ⑫さらに食べる│
│    どんどん食べる  を感じる                              │
└─────────────────────────────────────────────────────────┘
```

図6−2 週末過食症の行動連鎖の一例

特定のきっかけ（先行刺激）があり，それに引き続いて「行動のABC」が起こるという話をしました．この「行動のABC」のパターンを解明できれば，そういう危険な状況を回避するために有効で，しかも最適な方策を見いだすことができます．

行動のABCをさらに細かく分析してみると，数多くの構成要素が数珠状に連なった一連の連鎖反応の過程が存在していることに気づきます．たとえば，先の週末過食症の例（171頁）では，大好物のスナック菓子を毎週のように買ってきてしまうことがすべての始まりです．

彼女の行動連鎖には図6−2に示したように構成要素が12個みられます．この連鎖の図を参考に，自身の行動連鎖についてその構成要素を一つずつ詳しく書き出してみてください．

4）行動連鎖を断ち切る

行動連鎖を構成する要素と，それぞれの連鎖を中断させることができるテクニックを示したのが表6−3です．このテクニックをすべて実践に移す必要はありません．自分でよく考えて，自分なりに一番攻略しやすいと思う目標から一つずつ攻撃して，連鎖を何カ所かで断ち切っていくのです．すなわち，最初のステップでは，自分なりに実行できそうなテクニックを数種類だけ選び出して少しずつ実践に移します．この際，選び出すテクニックの組み合わせは，百人百様きわめて多様になりうるところから，行動修正療法は「オーダーメイドダイエット」とよばれているわけです．

このようにして，食べすぎや運動不足につながる「自分特有の行動連鎖」を見つけ

表6-3 行動連鎖を中断させるテクニック

構成要素	技術
クッキーを買う	リストを使って買い物をする／満腹のときに、買い物をする／パートナーと買い物をする／パートナーに買い物をしてもらう
調理台にクッキーを	不透明な容器に貯蔵／クッキーを冷凍する／近づきにくい場所に貯蔵
過食の危険のある時間帯に在宅（土曜の午後）	買い物に行く／日常生活の活動をプログラム化する／楽しい活動を計画する
疲れて退屈	運動／もっと睡眠をとる
食べたい衝動	食べることに代わるもののリスト／5分間待てば、衝動は消える可能性がある／空腹を暴食から分離
台所に行く	それに代わる活動を利用／運動する、家から出る／低カロリー食品にする
クッキーを部屋に	一定の場所でしかものを口にしない
テレビを見ながら食べる	食べる間は何もしない
満腹になるまでどんどん食べる	食べる間は食べものを置く／食べているときには一息つく／クッキーは一時に1個だけ／自動的に食べるのを止める
罪悪感と挫折感を感じる	二分法的な考えに注意／義務感を一掃する／現実的な目標を設定する／適応性のある対応を計画する
自制心の弱さ	抑制を強める決心をする／よいアイデアを得るためにこの本を読む
さらに食べる	連鎖を調べ、テクニックを使う／陥りやすいワナに注意する

行動修正療法挑戦例：実例3

　週末過食症のCさん（22歳，OL，身長166cm，体重69kg，体脂肪率29%）にとっては、一番実行しやすいのは「リストに従って買う」というテクニックだったので、まずこれを実践してみました．すると、余分なものを買い込んでくる危険が減ったので、むちゃ食いの頻度も減りました．

　次に、大好物をすぐ手が届く戸棚の中にしまっておいたのが、衝動食いという連鎖反応を構成する大きな要因であったと気づき、スナック菓子を袋ごと中身の見えない缶に入れて、冷蔵庫の上の戸棚に保管することにしました．スナック菓子を食べるときには、いちいち踏み台を持ってこないと取れないので、面倒になり、自然と手が伸びる回数が減りました．そして、どうしても食べずにいられないときには、テレビを見ながらの「ながら食い」をやめて、食卓に座って、おやつとして意識してスナック菓子を食べるようにしました．この結果、以前のように気がついたら、あっという間に一袋食べてしまったということがなくなり、一袋のスナック菓子が大体1週間はもつようになりました．

　この三つのテクニックを使っただけで、体重は2カ月間で2kg減り、そのうち体脂肪は1.5kgも減ったのです．

出し，はっきりと自覚することが，減量作戦を成功に導く一番重要なポイントです．悪循環を引き起こす連鎖反応を構成している要素をしっかりと分析すれば，連鎖を断ち切り，問題の摂食行動を抑制するための多くの方策を見出すことができるはずです．この点こそ，問題の連鎖反応が進行してしまった最終段階で，眼前の食べ物を精神力や自制心に頼って，ただただがまんするという従来のダイエット法と比べて，行動修正療法が大きく異なる特徴なのです．

3 現実的なダイエット作戦を展開する

1）週間自己評価表（表6−4）をもとに徐々に前進する

「行動連鎖」を分析して，自分が太ってきた原因，過食につながる自分特有のきっかけやパターンなどが明らかになったら，いよいよそれを修正する作業に入ります．攻略すべき目標はいくつも見えてくるかもしれませんが，それらを一度に直してしまおうなどと無理をしてはなりません．まず，最も簡単に修正できそうなところに最初の攻略目標を設定します．もちろん，何が最も攻略しやすいかは，自分自身が一番よくわかっていることですから，よく考えて，今週の「努力目標」を決定します．

毎週の努力目標は，多くとも5項目以下にとどめます．無理をして一度に多くのことを成し遂げようとすると，結局は何一つ得られないことがよくあります．毎週1〜2個程度の目標でもかまいません．できるところから一つずつ確実に修正して，ゆっくり時間をかけてライフスタイルを徐々に改革していく姿勢が大切です．

過去数週間の食事や運動日記を見直すことによって，自分の記憶を一新してみるこ

表6−4 週間自己評価表

氏名：N.T									
努力目標	日	月	火	水	木	金	土	点	%
1）1口30回かむ	3	3	2	2	3	3	3	19	90
2）毎朝20分速歩	3	2	3	1	3	2	3	17	81
3）ながら食いをやめる	3	1	2	1	2	3	2	14	67
4）									
5）									
点	9	6	7	4	8	8	8	50	
%	100	67	78	44	89	89	89		79

［0点…全くできず　　1点…不十分であった　　2点…まずまずであった　　3点…大変うまくいった］

とが大切です．最初に注意する点は，最も弱い構成要素に注目することです．たとえばアイスクリームを食べることが自分の連鎖の最後の構成要素であれば，その食物に直面したときの自制心に頼るよりも，はじめにアイスクリームを買うことを避けるほうが容易でしょう．なぜなら，早ければ早いほど多くの構成要素を中断させることが可能だからです．連鎖反応がどんどん進行する前に，できるだけ早い段階で，この鎖を断ち切ってしまうことがポイントです．

2) できそうなところに目標を定める

努力目標を設定するにあたって，まず最初に自分自身の思考過程を見直してみましょう．通常，私たちはどんな行動を行う際も，必ず，①目標設定，②できばえの評価，③感情的反応という三つの思考過程を経て，自分の行動について自分なりに評価し，喜怒哀楽を感じるものです．ダイエット中によくみられる，悪い思考過程の例を，（表6−5）に紹介してみました．

たとえば，一大決心をしてダイエットに取り組んでいる人は，よく「ケーキは絶対に食べない」などという目標を立てます．しかし，よく考えもせずに，このようなだれにとっても到底実践不可能な目標を最初から設定してしまったことで，すでにこの人はダイエットにほとんど失敗してしまっているのです．

なぜなら，ケーキが目の前に出てこない人生なんて，今の日本の現状からすれば到底ありえないことだからです．しばらくの間は，ケーキを食べないでいられるでしょう．しかし，友人の結婚式やパーティーなどで，必ずケーキは出てくるはずです．そのうち，まわりからすすめられて，ついにひと口ケーキを食べてしまったとします．すると，「自分は結局目標を達成することができなかった」という否定的な自己評価を下し，「自分はやはり意志が弱い人間なのだ」というような挫折感にかられることになります．ついには自暴自棄になって，今までの努力をすべて見失ってしまい，ダイエット作戦そのものを投げ出してしてしまう人が結構いるのです．

これは，意志が弱いのではなく，努力目標の設定のしかた自体が現実離れしすぎていたために起こった悲劇です．最初から，とてもできそうもない難しい目標を設定し

表6−5 ダイエット中によくみられる悪い思考過程

目標設定	できばえの評価	感情的反応
ケーキは絶対に食べない	がまんできなかった	罪悪感と自暴自棄
格好よく上手に運動しよう	自分はのろのろとしてみっともない	どうしたらよいのかわからないという当惑
毎週着実に体重を減らす	体重が減らない週があった	やはり自分はだめだという自責の念

てしまい，知らず知らずのうちに，自分で自分の首を絞めているようなものです．これでは苦労ばかり多く，葛藤がつのり，結局挫折してしまうことになります．ですから，行動修正療法に限らず，減量作戦に成功するためには，「努力目標の設定」がとても重要なポイントになります．よく考えて，実践可能な現実的な目標を設定するようにしましょう．

　なお，一度決めた努力目標でも，実際にそれを試してみて，どうしても長期にわたり実践することは難しいと判断した場合には，より無理のない，自分に適した目標に置き換えて，次の週に試してみるようにします．もちろん，どんな目標を設定しても，ある程度の辛抱なしに苦もなく達成できるものではなく，その苦労の度合は目標設定いかんによりおのずと異なります．どの努力目標が比較的容易で，自分に合っており，長く実践できそうかという判断は，自分自身でしかわからないものです．しかも，実際にそれを試してみないと，的確な判断を下すことは難しいのです．

　したがって週間自己評価表（表6-4）は，高得点を達成することが目的なのではなく，自分に適した努力目標を見いだすという試行錯誤の過程で，客観的かつ効率的に目標を発見できることに主眼をおいて活用する表なのです．

　行動連鎖の項で述べたように，過食を防ぎ運動不足を改善することが基本になる減量作戦（行動変容）において，攻略目標と攻撃手段は驚くほど数多く存在しているのです．しかし，減量に失敗してしまう人は，数多い攻略目標の存在に気づかず，またどのような攻撃手段が自分に最も適しているのかという現実的な問題についてあまり深く考えていないことが多いようです．食事および生活活動日記を，いかに綿密に分析し，自分の最適な努力目標をいかに数多く発見し，そしてそれをいかに実践の場で生かせるかという3点が，減量作戦（行動変容）の成否を左右する重要なキーポイントであるということができましょう．

　目標は，3カ月，半年，1年といった長期間かけて達成するものと，1週間，1日という非常に短期間に達成させるものの2種類を設定します．

　長期にわたる目標は，「2年間でライフスタイルを徐々に変え，25kg減量しよう」とか「1年後に15号の服から11号の服が着られるようになろう」などが現実的です．

　短期の目標をつくるには，思い出すべきことがあります．食事や活動日記，体重表などの記録から見つけ出した行動連鎖のパターンや，改めたい生活習慣があったはずです．そして，それらを改善するために考え出したテクニックもありました．そのテクニックを短期間の目標にすえましょう．対象となるパターンは無意識に行っていた悪習慣であることが多く，すぐに直すのは難しいものですが，目標として意識し，徐々に改善するよう努力すればよいのです．

現実的な目標とは，自分ができる範囲から始め，少しずつ自分の望むレベルへと目標を上げていくことを意味し，最終目標は長期的な目標を達成させることなのです．

3）完全主義の発想をやめよう

　ダイエットにつきものなのが，目標どおりいかなかったときの挫折感です．挫折感に苛まれずに気楽にダイエットをすすめるコツは，完全主義的発想をやめることです．

　特に，努力目標を設定するときに，完全主義で過ちをおかす余地のない「絶対的言葉」を使わないように細心の注意を払います．絶対的言葉の代表例は，「常に」，「いつも」，「決して」，「絶対」，「必ず」，「ねばならない」といった意外とよく使う言葉です．

　先に紹介した例のように，ケーキをたまに食べたからといって，太る心配はないのに，「ケーキを絶対に食べない」などという完全主義の目標を立ててしまうと，わずかな避け難い過ちでも失望して，今まで成し遂げてきた大きな成果まで見失うことにもなりかねません．そこで，「ケーキはできるだけ食べない」というふうに，絶対的言葉を柔軟性のある言葉に置き換えていくことが大切です．

　このような「ファジーな目標」を設定しておけば，たまにケーキを食べても，挫折感や自己嫌悪に苛まれることなく，もっと楽にダイエットを継続できるはずです．この点を踏まえて，表6－6に示したような，現実的でしかも柔軟性のある目標を慎重に設定してみましょう．こうすれば，「精神的負担」が軽くなり，挫折感を味わうことなく，はるかに気楽にダイエットに取り組めるはずです．

表6－6 精神的負担を軽くできる思考過程

目標設定	できばえの評価	感情的反応
ケーキはできるだけ食べない	以前より食べる回数が減った	満足感となおいっそう努力していこうという努力
とにかくからだを動かそう	格好は悪いが，体が少しずつほぐれていくようだ	
体重より生活習慣を見直そう	今週は体重は減らなかったが，毎日1万歩歩けるようになった	

4）100点を取らねば0点と同じか？

　私たち日本人は受験勉強などでしごかれすぎてきたためか，「100点を取れなければ，0点と同じ」というような二分法的発想しかできない人が多いようです．たとえば6日間ダイエットに励み，7日目にパーティーでたらふく食べてしまい，デザートのケーキまですっかりたいらげてしまったとします．ここで，挫折感や罪悪感に苛ま

れて自暴自棄になって「もうダイエットはやめた」と考えるのが，二分法的発想の典型的な例です．

　ダイエットを続けるかやめるか，すなわち自分のとる行動に対して「全か無か」という二つの両極端の選択しか頭にないのです．これでは，何をやってもうまくいくはずがありません．

　今まで，食べたいだけ食べて，毎日のように大好物のケーキを食べる生活を続けていた人が，6日間もダイエットに励み，ケーキ抜きの生活を送れたことこそ，本来はとても高く評価すべきことなのです．100点ではないにせよ，十分に90点をあげてもよい成果といえましょう．ですから，減点法をやめて，今までよりも10点でも20点でも，少しずつ点を積み上げていくような発想を身につけることが大切です．すなわち「0点より10点のほうがマシ」という発想法に転換することがポイントになります．

　一般的に，私たちは以前より少しでもよい行動を行い，よい結果が得られると，この次はさらにもう少しがんばってみようというふうに前向きの気持になれるものです．1年後，2年後にどうするのかというような，はるか遠くに目標を定めるのではなく，今日，今週どうするのかというふうに，手の届くところに短期的な目標を設定して，少しずつ小さな前進を積み重ねるという心構えが大切です．

　「継続は力なり」といわれるように，小さなことを一つひとつ達成していくことによって，はじめて大きな目標を成し遂げることができるのです．漠然と不可能な夢ばかり追っているのではなく，しっかりと地に足がついた小さな一歩を踏み出すことが成功のポイントになります．

4　食べたいという衝動を克服するノウハウ

1）衝動のサーファーになる

　衝動をうまく処理することによって，過ちを防ぐことが可能です．衝動はじっとがまんしてさえいればふつうは通り過ぎてしまうという点を，まずよく覚えておいてください．ある心理学者によると，衝動は波に，衝動の克服はサーフィンに例えることができるといいます．波は小さく始まり，波頭になり，壊れ，そしてなだらかに消えていきます．衝動も同様のコースをたどります．

　ここで，サーフィンを習っていると思ってみてください．波が打ち寄せたときに，それと闘ってひっくり返されてしまうのではなく，バランスを保って波がおさまるま

で，それに「乗る」技術を覚えればよいのです．うまい「衝動のサーファー」は，早く衝動を見つけて波に乗るための準備をします．もし，自分が気づく前に波が全力で打ち寄せた場合，どんなにうまく波に乗ってもひっくり返されてしまうでしょう．また，早くから波に気づいていても波に乗る方法を知らなければ，この場合にもひっくり返されます．したがって，早期に認識することと，衝動にしっかりと対処できる技術の両方を兼ね備えることが重要です．

大切なのは，まず第一に衝動が通り過ぎるのを待つことかもしれませんが，必ずしもそれがすべてではなく，ある種の衝動やきわめて危険な状況下では「忍耐」以外の技術が必要です．そうした技術の一つは，食べることに代わる行動を応用することです．

2）食べることと両立しにくい行動

他の行動を応用するというやり方の原理は簡単です．衝動に駆られたとき，なにか別のことをするだけでよいのです．別の行動をしながら「気分転換」をはかるというちょっとした工夫をするだけで，今までのように，衝動を覚えると食べることでそれを満たすという悪循環は消滅してしまいます．ほとんどの場合，5分間だけ気分転換できれば，多くの衝動は消え去ってしまうといわれています．

衝動を認識したときに，食べることと両立しにくい別の行動を行ってください．たとえばテレビゲームと縄跳びは両立しません．もしテレビゲームにはまっていて，ゲームをしたい衝動にかられるたびに縄跳びするというように方向転換すれば，テレビゲームに熱中した状態は消えていくでしょう．

食べたい衝動にかられたときに応用できる別の行動を，リストアップしてみてください．食べたくなったときにはまず，リストを見ると誓えば，抑止力は向上します．表6－7に，食べることと両立しにくい別の行動をリストアップしてみました．この例を参考に「自分自身のリスト」を作成してみてください．

表6-7 食べることと両立しにくい行動

1）犬と散歩に行く	11）手紙を書く
2）映画を観に行く	12）何か運動をする
3）友人に電話をする	13）歯を磨く
4）植物を買いに行く	14）この本を読む
5）シャワーを浴びる	15）家の中を掃除する
6）音楽を聞く（楽器を演奏する）	16）買い物に行く
7）ドライブに行く	17）休暇の計画を練る
8）読書をする	18）アルバムづくりをする
9）公園に行く	19）お隣へ遊びに行く
10）車を洗う	20）減量に成功した姿を想像する

5 行動修正療法で応用される主なテクニック　～まとめ～

表6-8に，食生活，運動，心がまえに分けて，52条にわたる行動修正療法の主なテクニックをあげてあります．これらのテクニックのなかから，自分自身が実践可能なテクニックを選び出して，攻略目標を一つずつ攻略しながら，少しずつ行動変容を進め，太りにくいライフスタイルを確立していく姿勢が肝要です．

表6-8　行動修正療法で活用される主なテクニック

食生活

1）食事日記をつける　2）十分に意識して食事する　3）自分自身の摂食パターンの特徴を明らかにする　4）無意識のうちに食べすぎるのを防ぐ　5）摂食をうながすきっかけを明らかにする　6）定期的に体重と体脂肪率を測定する　7）体重表をつける　8）ABCアプローチを活用する　9）摂食の先行刺激を変える　10）ながら食いをやめる　11）あらかじめ用意したリストに従って買い物をする　12）ものを口にいれる場所を1カ所に決める　13）食べ物は必ず残す習慣をつける　14）一口ごとにフォークや箸をテーブルに置く　15）食事中に中休みを入れる　16）満腹時に買い物に行く　17）あらかじめ決めたスケジュールに従って食事をする　18）調理に手間のかかる食品を選んで購入する　19）高エネルギー食品は目につかない場所にしまっておく　20）低エネルギーの健康食品を目のつきやすい場所にしまう　21）料理がのった大皿はテーブルからすぐ片づける　22）食事がすんだら，すぐテーブルから離れる　23）少しずつ皿にとって少しずつ食べる　24）3分間ルールに従って食事をする　25）食べることに代わる行動を活用する　26）自分の行動連鎖をよく知る　27）自分の行動連鎖をうまく断ち切る　28）過食する危険のある状況については前もって準備しておく

運動

29）生活活動日記をつける　30）運動の効果をよく知る　31）毎日の歩行量を徐々にふやす　32）筋力トレーニングを取り入れる　33）日常生活中の活動量をふやす　34）可能なかぎり階段を使う　35）運動による消費エネルギーを知る　36）脈拍を測定しながら自分に適した運動をする　37）規則的な運動を取り入れた日常生活を心がける　38）コンビネーショントレーニングに挑戦する

心がまえ

39）減量による利益と不利益を秤にかける　40）肥満の原因についての知識を深める　41）空腹と暴食をはっきり区別する　42）現実的な目標設定に努める　43）習慣をゆっくりと変化させる　44）食事や減量に対する幻想を捨てる　45）完全主義的思考をやめる　46）二分法的な考え方をやめる　47）かなわぬ夢を追わない　48）体重よりも生活習慣の変化を大切にする　49）命令的な言葉は決して使わない　50）きわめて危険な状況についてよく知る　51）食べることへの衝動をうまく回避する　52）ちょっとした過ちを犯しても，前向きの姿勢を維持する

第7章 民間のダイエット法の問題点と評価

　肥満外来では，ダイエット法についていろいろな質問をよく受けます．巷にはさまざまな痩身術が喧伝され，ダイエットに関する誤った情報があまりにも多数氾濫していることに驚かされます．本章では，実際に受けることの多い質問に対する回答を考えるなかから，民間のダイエット法にみられる問題点を検証し，正しい減量法に対する基本的な考え方について解説したいと思います．

　民間のダイエット法の主なものをパターン別に分類し，それぞれが抱える問題点と評価についてとりまとめると，表7-1のようになります．

　いずれの方法でも体重は減りますが，からだを構成している成分のうち何が減るのかは方法により大きく異なり，場合によっては減量と同時に体調を損ねる危険もあるので注意が必要です．

　健康的にやせるコツは，余分な体脂肪だけを減らして，大切な筋肉や骨などの除脂

表7-1 民間のダイエット法のパターン別分類と問題点

パターン	主なダイエット法	問題点・評価
短期間に体重が減るというもの	サウナ，サウナスーツ，やせるお茶，水断ちダイエットなど	数日の内に体重が減るのは体内の水分が減少するためで，度が過ぎると脱水症に陥る危険がある
単品，偏食ダイエット	主食抜き，油抜き，ビール酵母，りんご，ゆで卵，玄米，紅茶きのこなど	体脂肪だけではなく筋肉や骨まで減少して，やせるというより，やつれて体調を損ねる危険がある
部分的にやせられるというもの	低周波，もみ出し，ダイエットテープ，EMSベルト，腹筋体操，半身浴など	腹筋体操で部分的に筋肉を引き締めることはできるが，部分的に皮下脂肪を減らすことはできない．その他の方法では引き締め効果も疑問
美容効果と痩身効果が混在しているもの	やせる石鹸，やせるクリーム，エステティック，マッサージなど	皮膚表面の美容効果や引き締め効果と皮膚の下の脂肪組織が減る現象（痩身効果）とは別の問題
健康食品，サプリメント	プロテイン，食物繊維，ギムネマ，ガルシニア，カプサイシン，クロレラ，カイアポ，アミノ酸など多数	消費者庁が認可した「特定保健用食品」以外の健康食品の効果・効能は実証されておらず，しかも公的には確認されていない
やせる薬	市販のやせ薬 ネット販売のやせ薬 など	厚生労働省が認可した肥満症治療薬は1種のみで，医療機関以外では入手不可能．市販されているのはやみ薬かニセ薬，ネット販売のやせ薬にも問題がある

肪組織 lean body mass（LBM）までは減らさないことです．したがって，体重計の針の動きだけに一喜一憂していないで，常に身体組成の変化について目を向けることが大切です．このためにも，減量中には体重と一緒に必ず体脂肪を測定し，身体組成の変化をチェックしながら，減量の成果を正しく評価すると同時に，事故の防止に努めるという姿勢が大切です．

1 短期間のうちに体重が減るダイエット法

「10日で何kg」というように，短期間のうちに目に見えて体重が減ることをうたった減量法を多数見聞きします．しかし，短期間に大幅減量が得られる方法は，いずれもからだから水分が抜けるだけと思って間違いありません．体脂肪はそんなに簡単には燃えないからです．

私たちのからだの50～60％は，水分で占められています．体重60kgの人なら，少なくとも半分の30kg以上は血液も含めた水分の重さということになります．その次に多い成分は，飢餓に備えた貯蔵エネルギーである体脂肪です．残りは，筋肉を構成しているタンパク質，骨の成分であるミネラルそしてグリコーゲンなどの少量の糖質などから，人体はでき上がっています．ですから，人間の体重に一番影響を与えている成分は水分であるという事実を，常に忘れないようにしましょう．

通常，私たちのからだには，1日で約2.6Lの水分が出入りしています（図7－1）．尿として約1.5L，不感蒸泄として約1Lもの水分が体外に出ていきます．不感蒸泄とは，息のなかに含まれている水分や皮膚から蒸発していく水分など，自分でも気づかぬうちに体外へ出ていってしまう水分のことです．そして，飲料水や食事などから，同じくらいの水分をとって，体内の水の平衡が保たれています．

ですから，断食をしてそのうえ1滴の水も飲まなければ，1日に2.6kgの減量が得られる計算になります．もちろん，こんな単純な計算どおりに体重は減りませんが，1週間や10日くらいで目に見えて体重が減った場合には，その大部分はからだから水分が抜けただけで，肝心の体脂肪はまだほとんど燃えていないというのがふつうです．なぜなら，体脂肪は飢餓に備えたエネルギー源として，蓄えられやすく，しかも簡単には消費されないように，人体には巧妙な仕組みが備わっているからです．

サウナに入って体重が減るのは，汗としてからだから水分が抜けるためであり，体内の脂肪は少しも減っていないことはいうまでもありません．同じように，やせたい部分に巻きつけるパラフィンパックや寝ている間にやせるウエットスーツなども，からだから水分が抜けるだけです．もちろん，体脂肪を溶かすお茶などありません．や

水分摂取量

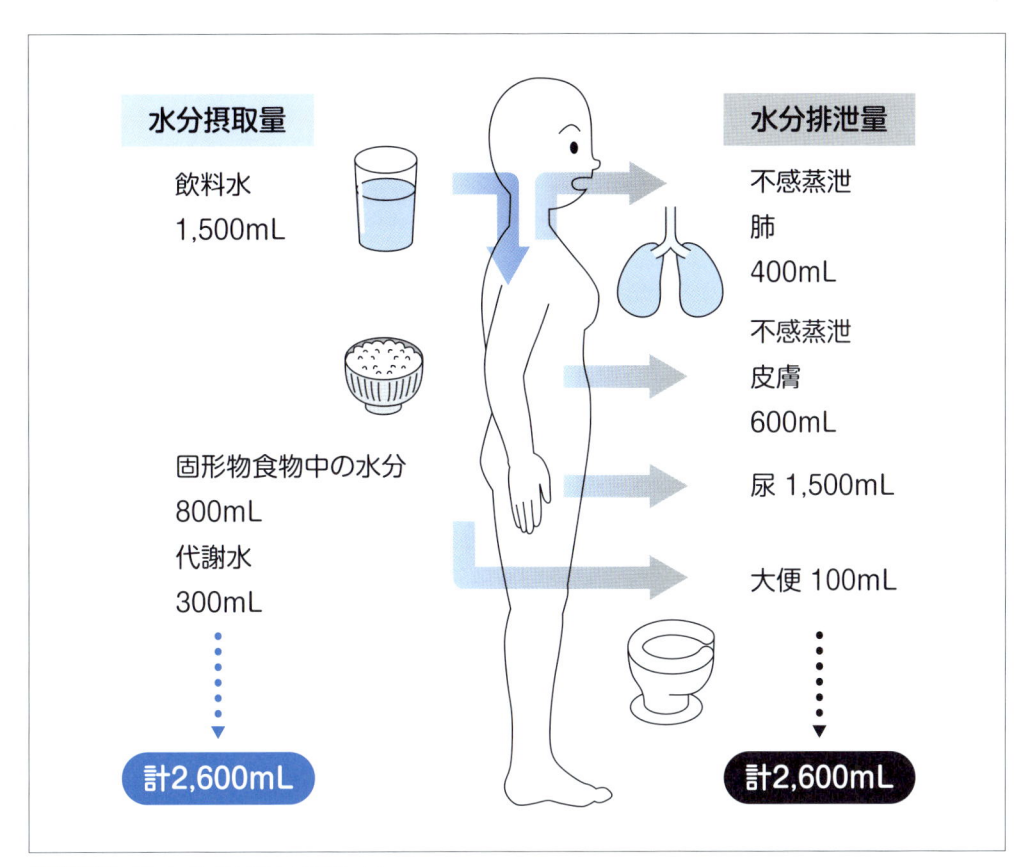

飲料水
1,500mL

固形物食物中の水分
800mL

代謝水
300mL

計2,600mL

水分排泄量

不感蒸泄
肺
400mL

不感蒸泄
皮膚
600mL

尿 1,500mL

大便 100mL

計2,600mL

図7-1 体水分の出納バランス

せるお茶のほとんどには利尿を促進する漢方薬がブレンドされています．たとえば，「減肥茶」とうたったお茶のなかには，利尿剤だけではなく下剤まで配合されており，ひどい下痢をしてげっそりやせるというものもありました．下痢をしたり便秘が治れば体重が減るのは当り前ですが，これは体脂肪が減ったためではないことは，もうよくおわかりでしょう．

Q 宿便をとってやせる？

A 宿便をとるとやせられるという話を鵜呑みにしている人もいるようですが，これも体脂肪の減少とは関係ありません．しかも，腸の壁の細胞は新陳代謝がとても早く，短期間のうちに入れ替わっています．ですから，大腸ファイバースコープで腸のなかを調べてみても，腸壁にこびりついた古い便といわれる宿便なるものは確認できません．もし，便秘が治って体重が減ったとすれば，それは排泄された便の重さの分だけ体重が軽くなったというだけで，体脂肪とは全く関係のない話です．

Q 水を飲むと太る？

A 「水を飲むと太るから飲まないようにしている」といって，極端に水分をとらないようにしている人がいます．また，すぐに体重を減らしたいとの一念から，ウインドブレーカーのようなコートを頭からすっぽりかぶって，炎天下に大汗をかいて，意識もうろうとなりながらジョギングをしている人を見かけます．しかし，これらの方法は度が過ぎると脱水状態になる危険があり，絶対におすすめできません．

以前，元プロボクサーがすすめる「水断ちダイエット」という本もベストセラーになりましたが，これも同じ理由で危険です．

水のもつエネルギーはゼロなので，水を飲みすぎて太るということはありません．ダイエット中には，食事からとる水分が減っている分，むしろ意識して普段より多めに水をとることが大切です．清涼飲料水やアルコールではなく，エネルギーのない水やお茶を1日に2Lは飲みたいものです．

2 単品あるいは偏食ダイエット

ご飯主体でタンパク質と脂肪を極力制限する鈴木その子式ダイエットや，逆に糖質を制限して脂肪をたくさんとるアトキンスダイエット，あるいは卵とグレープフルーツだけのデンマーク国立病院式ダイエットなど，栄養素のバランスが崩れた過激なダイエット法が，民間では古くから一時的に流行したことがあります．ほかにも，パイナップル，きのこ，卵，リンゴ，豆腐，ヨーグルト，ココア，ビール酵母など，何か特定の食品さえとっていさえすれば，簡単にやせられるということをうたった，いわゆる「単品ダイエット」や「偏食ダイエット」は後を絶ちません．

しかし，何か特定の食品に頼る方法や，食べられる食品の種類を制限したタブーの多い減量食は，いずれも長期間継続して実践すると骨や筋肉などまで減少して，やつれて体調を崩す危険が大きいことはいうまでもありません．

なぜなら，人類400万年の進化の歴史の中で，飢餓を乗り越えて何とか生き延びるために，私たちの祖先は食べられるものは何でも食べて飢えをしのいできました．ですから，私たちのからだの仕組みは，数多くの食品から偏りなくいろいろな栄養素を摂取して初めてうまく機能するようになっているのです．このような「雑食性」の動物が，単品の食品しかとらずにいれば，すぐに体調を崩して，健康を害してしまうことなど，だれにでも容易に想像のつくことと思います．どんな健康食品であっても，

それしかとらないというやり方は絶対に行わないようにしましょう．

洋の東西を問わず，「理想的なダイエット食は低エネルギー・バランス食である」という点でコンセンサスは一致しています．その代表は，第5章107頁で紹介したように，1日の摂取エネルギーを1,200〜1,800kcalに設定した糖尿病治療食です．これは病人食などではなく，むしろ「おふくろの味」とよばれる日本古来の家庭料理とほとんど変わらない食事であることは，よく知られているとおりです．

Q 米国で起こった「液体プロテイン事件」について教えてください．

A 1970年代半ばに「ラストチャンスダイエット」と銘打って全米で大流行した．ある種のダイエット用プロテインのみに頼って極端な減量を試みた人のなかから，心臓発作により約60例もの死亡事故が発生したという有名な事件です．死亡した人の特徴は，平均年齢35歳，平均体重105kgで圧倒的に女性が多く，この液体プロテインのみに頼って2カ月以上減量を続け，平均39kg減量したのち，心臓発作などで突然死しました．

日本でも玄米療法により，有名人が多数トラブルに巻き込まれ，体調を崩した事件がありました．いかなる健康食品といえども，それ単独しか摂取しないというやり方は，いずれも危険を秘めているということの教訓として，忘れることのできない事件といえましょう．

Q マイクロダイエットは安全ですか？

A マイクロダイエットやモディファストをはじめ，VLCDとよばれる超低カロリー食療法のための粉末や液体のフォーミュラーダイエットも多数販売されています．VLCDは元来，BMI 35を超すような超高度肥満の人が，病院に入院して受ける半飢餓療法の一つです．病院で全身状態をチェックしながら慎重に行わなくてはならないくらいからだに負担のかかる治療法なのです．ですから，勝手に自己流のやり方でVLCDを行うと，体脂肪と一緒に筋肉や骨まで減って，やつれて健康を損なう危険が大きいので，絶対に興味本位で行ってはいけません．必ず専門家とよく相談してみるのが大前提です．

これらの超低カロリーダイエット食品の箱には，よく「栄養補助食品」という表示を見かけます．使用上の注意をよく読めばわかることですが，これは三度の食事を減らしたときに，不足する心配のある栄養素を補うための補助食品という意味です．で

すから，三度の食事の代用品ではありません．食事を全くとらないで，栄養補助食品だけでダイエットなど絶対にしてはなりません．米国で起きた「液体プロテイン事件」の教訓を忘れないようにしましょう．

3 部分的に体脂肪を減らすことができる？

　腹筋体操を反復すると，ウエストのサイズは減少します．しかし，これは運動不足でたるんでいた腹筋が引き締まったためであり，おなかの皮下脂肪は減っていないという研究結果が報告されたのは有名です．部分的に筋肉を引き締める運動はたくさんありますが，部分的に体脂肪を燃焼させる運動や方法は存在しません．

　しかし，低周波をはじめいろいろな手段で，部分的に体脂肪を燃焼させるという宣伝によく出会います．そこでは，皮膚の上から刺激を受けると，局所的にカテコールアミンというホルモンがたくさん分泌され，その部分の体脂肪が分解されるという説明がなされているようです．ところが，カテコールアミンの分泌は自律神経の働きで全身的にコントロールされているため，どのような刺激をもってしても，都合よく「局所的」に集中してカテコールアミンが分泌されることはありません．

　百歩譲って，万が一，体脂肪が局所的に燃焼して，白色脂肪細胞のなかに蓄えられている中性脂肪が分解されたと仮定しても，その分解産物であるグリセロールと遊離脂肪酸は血液の中に入って全身を回ります．その過程で，よくからだを動かし運動して，これら中性脂肪の分解産物を運動のエネルギー源として使ってしまわなければ，これらは血液の中を運ばれて，肝臓に入って再び中性脂肪に合成され貯蔵されてしまうのです．したがって，運動もせずに楽して体脂肪を燃焼させることはできないという結論になります．

Q 電気的な刺激で筋肉を動かす，EMS（electrical muscle stimulation）の器械で，おなかの脂肪を減らすことはできますか？

A 　電気的な刺激で筋肉を動かす家庭用EMSの器械で，それを当てた部位の体脂肪が局所的に燃焼したというエヴィデンス（科学的根拠）は発表されていません．よく「10分間で600回の腹筋運動効果」という謳い文句が一人歩きしていますが，これは単に1秒間に1回（10分間で600回）の電気刺激で腹筋が動くというだけのことであって，床に寝た状態から上半身を持ち上げる腹筋体操600回分に匹敵するという意味ではないことを理解しておく必要があります．米国の食品医薬品局

（FDA）では，これらの機器の使用により皮膚の火傷などの副作用が報告されているので注意をするよう警告しています．

4 化粧品と医薬品の違い

"やせる石鹸"が薬事法違反で摘発されたというニュースは有名です．

薬事法によると，医薬品とは「人体の構造あるいは機能に影響するもの」と定義されています．したがって，宣伝どおり，もしこの石鹸をぬった部分の皮下脂肪が溶けるとすれば，それは人体の構造が変化するため，医薬品ということになります．医薬品は，厚生労働省がその効果と安全性を確認したものに限って，その販売が許可されます．ところが，やせる石鹸は化粧品として輸入され販売されていたにもかかわらず，やせるという"痩身効果"を宣伝したために，薬事法に抵触して摘発されたわけです．

一方，やはりブームになった"やせるクリーム"は，その効能書き（英文）を読むと，痩身効果は一切うたわれていません．皮膚の表面の細胞を活性化して，皮膚を引き締めるクリームと説明されています．これは，いうまでもなく化粧品であり，この皮膚の表面の引き締め効果を皮下脂肪を減らす効果と勝手に勘違いしたのは消費者のほうで，その勘違いが口コミで一大ブームを巻き起こしたことになります．

したがって，この種の製品を目にしたら，まず医薬品なのか化粧品なのかを見極めてから，その効果・効能についてじっくり考えてみる姿勢が重要ということができましょう．

Q コラーゲンやヒアルロン酸を飲むと，肌や関節が若返りますか？

A コラーゲンは皮膚，靭帯，骨などを構成するタンパク質で，からだのなかに存在するタンパク質の約3割を占めているといわれます．コラーゲンを多く含む健康食品が，皮膚の張りを保つ，関節の痛みを改善するとして販売されていますが，臨床試験によって科学的な根拠が示されたものはありません．コラーゲンを口から飲むと，胃で消化されて，ペプチドに分解されてしまうので，体内で再びコラーゲンに合成されて，都合よく皮膚の下に到達して，肌が若返るということはありえません．ただし，間接的な経路によってコラーゲンペプチドが体内でのコラーゲン線維の新生に寄与する可能性があるとする研究結果が若干報告されていますが，エヴィデンスにはなっていません．

コラーゲンには保湿効果があるため，コラーゲンを配合した化粧品は数多く販売されていますが，塗布したコラーゲンが皮下に直接吸収され利用されることはなく，健康な皮膚の細胞が自ら産生したコラーゲンの代替にはなりえません．

　同様に，目，皮膚，軟骨などに存在する高分子多糖類であるヒアルロン酸を経口的にとった場合の，関節や皮膚に対する効果も，科学的には確認されていません．最近，ヒアルロン酸の副作用としてアレルギー物質の作用を強める危険性があるとする報告も増えています．

5　飲むだけでやせられる健康食品はないか

1）ダイエットサプリメントはどう使えばよいか

　市場に出回っているダイエットサプリメント（栄養補助食品　dietary supplements）や食品成分には，糖質や脂質などの栄養素の吸収を阻害するというもの，体脂肪の合成阻害ないし燃焼促進が期待されるもの，脳内物質を介して食欲を抑制する可能性のあるものなどがあります．そのうちの主なものを表7-2にとりまとめてみましたが，その生理効果については確かなエヴィデンス（科学的根拠）が乏しいものがほとんどです．

　まず最初に確認しておかねばならないことは，これらはいずれも「食品（成分）」であり「医薬品」ではないという事実です．なかには，錠剤やカプセルの形をしていて，一見「薬」と見間違えるものもありますが，「食品」であるということを忘れてはなりません．

　実は，表7-2に示した5種類の生理作用について，それぞれの効能がはっきり確認されている「医薬品」は存在しますが，それは医師の処方なしには入手できません．ですから，簡単に入手できる「食品」に「薬」のような効果を期待すること自体がナンセンスということになります．いわゆる健康食品やサプリメントは薬ではなく，健康な人が乱れた食生活の不都合を補う目的で併用するもので，あくまでも健康を助けるための栄養補助食品という位置づけであることを忘れてはなりません．

表7-2 ダイエットサプリメントとして出回っている主な健康食品や食品成分

1. 糖質の吸収を阻害するといわれるもの	
ギムネマ	インド原産ガガイモ科の植物ギムネマシルベスタの葉に含まれる成分であるギムネマ酸は舌にある甘味を感じる器官を麻痺させる．また，小腸の表面の組織（担体）に作用して，小腸から糖質の吸収を阻害するとの報告がある．
バナバ	バナバに含まれるコロソリン酸には，糖質の吸収阻害作用に加えて，血液中のブドウ糖が細胞へ取り込まれる過程を促進して血糖を低下させる作用があるといわれる．
小麦アルブミン	小麦に含まれるタンパク質のなかのアルブミンは，でんぷんをブドウ糖に分解するαアミラーゼという酵素の働きを抑制して，ブドウ糖の吸収を阻害するといわれる．
サラシア	スリランカ原産のつる性植物の成分で，αグルコシダーゼという糖質分解酵素の働きを抑制して，でんぷん，砂糖，麦芽糖などの吸収を阻害するといわれる．
マルスエキス	サラシア同様，αグルコシダーゼの働きを抑制して，糖質の吸収を阻害するという．
難消化性デキストリン	トウモロコシでんぷんに含まれる水溶性食物繊維．血糖上昇抑制，血清コレステロール低下，中性脂肪低下作用が確認されている．特定保健用食品として認可されている製品も多い．
2. 脂質の吸収を阻害するといわれるもの	
キトサン	カニの甲羅などに含まれるキチンを化学的に処理してつくった繊維，一緒に食べた食物中の脂肪を吸着して，便と一緒に排泄させてしまうという．
サポニン	すい臓から分泌される脂肪分解酵素リパーゼの働きを阻害して，脂肪の吸収を抑制するという．コレステロールを低下させて動脈硬化を予防する効果もある．
米胚芽抽出物	サポニン同様，リパーゼの働きを阻害するといわれる．
カシアポリフェノール	豆科植物から抽出した成分で，リパーゼの働きを阻害するという．
3. 体脂肪の合成抑制ないし分解促進作用があるといわれるもの	
ガルシニア	成分は東南アジア原産の果実の皮から抽出されるヒドロキシクエン酸．脂肪細胞のレベルで糖質からの脂肪の合成を抑制し，脂肪の分解を促進するといわれる．
トナリン	ヒマワリの種子から抽出した異性化リノール酸．脂肪細胞に脂肪が取り込まれるのを防ぐ一方で，細胞内にたまった脂肪の分解も促進するという．
L-カルニチン	アミノ酸の一つで，脂肪細胞内での脂肪の分解を促進すると同時にコレステロールの増加を防ぐという．
カプサイシン	トウガラシの辛み成分．副腎に働きかけてアドレナリンの分泌を高めたり，発熱組織である褐色脂肪細胞に作用して熱を発生させて，体脂肪の分解を促進するという．
ウーロン茶	ウーロン茶に含まれるカフェインやポリフェノールが褐色脂肪細胞に働きかけ，発熱をうながして体脂肪の分解が亢進すると報告されている．
アミノ酸飲料	直接的に体脂肪の分解を促進するわけではないが，体熱産生を高めて体脂肪の分解を促進するといわれる．
4. 脳内物質を介して食欲を抑えるといわれるもの	
ヒスチジン	青背魚に多く含まれているアミノ酸の一つ．脳内でヒスタミンになり，満腹中枢を刺激して食欲を抑制する．
セントジョーンズワート	西洋オトギリ草というハーブの成分で，脳内神経伝達物質であるセロトニンを増やして，イライラやうつ状態を改善する．空腹時のイライラを鎮静化して，食欲を抑えるという．
テアニン	玉露茶から発見された成分で，興奮を抑える作用があるため，イライラに伴う過食を押さえる効果が期待されている．
5. インスリンの働きを助ける作用があるといわれるもの	
カイアポ	ブラジル原産の白甘薯の一種．インスリンの効き目をよくして，食後の血糖の上昇を抑え，体脂肪の合成も抑えるという．
クロム	細胞の表面にあるインスリン受容体を活性化して，インスリンの効きめをよくするという．
ヤーコン茶	血中でインスリンの働きをサポートするらしいといわれている．

Q JHFAマークがついている健康食品なら大丈夫ですか？

A JHFAマークとは，1986年から日本健康・栄養食品協会が自主基準を設定して，これを満たす健康食品について付与しているマークです．現在，認定されている商品は約50種類，千数百銘柄に及ぶといわれています．

その認定基準としては，①名称と「食品」であることの明記，②成分含有量，③原材料名と添加物名，④製造年月日か消費期限の記載が必須です．

これによって，内容や成分が不明瞭な「まがい物」や「粗悪品」などの排除が進んだ点は高く評価されています．

しかし，一方では，各健康食品の「有用性」についての表示は，薬事法，不当表示防止法などに抵触しない範囲で，各業者独自の判断に任されています．したがって，たとえJHFAマーク付き健康食品であっても，その効果・効能までが"お墨付き"というわけではない点を十分に注意しておかねばなりません．

また，健康食品といっても，病気を持っている人や高齢者，小児，妊婦などが摂取すると，その素材がかえって病気や病態を悪化させて，健康被害をもたらす危険があることも知られています．平成22（2010）年3月，厚生労働省，日本医師会，国立健康・栄養研究所から発表された「健康食品による健康被害の未然防止と拡大防止に向けて」と題する，医師向け情報提供用パンフレットによると，健康食品素材と摂取に注意すべき対象の組み合わせは，表7－3のようになるとされています．
(http://www.mhlw.go.jp/topics/bukyoku/iyaku/syoku-anzen/dl/pamph_healthfood.pdf)

表7－3 健康食品素材と摂取に注意すべき利用対象者の組み合わせ

健康食品素材	注意すべき対象者	備考
ウコン	胆石など	病状の悪化
鉄含有量の多い素材	C型慢性肝炎	病状の悪化
スギナ	心臓または腎臓の機能不全	病状の悪化
アロエ	妊婦・授乳婦	子宮収縮を促進
	腸閉塞．原因不明の腹痛，虫垂炎，大腸炎，クローン病など腸の炎症を伴う症状，痔疾，腎臓障害	病状の悪化（刺激性瀉下作用があるため）
サイリウム	腸に障害のある人	病状の悪化
朝鮮ニンジン	血栓症患者，高血圧症	病状の悪化
	乳がん，子宮がん，卵巣がん，子宮内膜症，子宮筋腫	症状の悪化（エストロゲン様作用があると思われるため）
α－リポ酸	インスリン自己免疫症候群	低血糖発作（有害事例は日本人に多い）

（厚生労働省，日本医師会，国立健康・栄養研究所：「健康食品による健康被害の未然防止と拡大防止に向けて」による）

Q クロレラで糖尿病が治る？

A 日本健康食品協会の調べによると，売上の多い健康食品は，クロレラ，食物繊維加工食品，ベータカロテン含有食品，ロイヤルゼリー，酵素製品，プルーン，胚芽油製品，朝鮮人参，カキ・シジミエキス，深海ザメエキスなどで，総売上の約5割を占めるといいます．なかでも人気のあるクロレラは，JHFAマークを受けた銘柄だけでも300近くあるといいます．

クロレラは淡水に棲む藻類の一種で，良質のタンパク質やビタミン，ミネラルをたくさん含んでいるといわれます．しかし，国民生活センターが行ったテストでは，クロレラの錠剤タイプの製品には，確かにタンパク質が多く含まれているものの，指示されている量を服用しても，食品としては量が少なすぎて，鉄分以外には栄養補給効果を期待するのは難しいといいます．また，一部の製品では，錠剤が水や胃液に溶けないため，消化の面で問題のあるものもあったとのことです．さらに，厚生労働省によると，クロレラ以外の健康食品でも，有害物質の混入によって表7－4に示したよ

表7-4 健康食品関連の製品による主な有害事例 （医薬品成分の添加事例は除く）

健康食品素材または製品	症状	被害報告（発生した国）	原因物質
クロレラ	顔，手の皮膚炎	1978-1994年（日本） 1981年に厚生労働省から注意喚起	光過敏症の皮膚炎を起こすフェオフォルバイドが製品中に多量に含まれていたことが関連．
L-トリプトファン	好酸球増多筋痛症候群（死亡例あり）	1990年（米国）	トリプトファン製品中の不純物，過剰摂取ならびに利用者の体質が被害に関連したと想定されている．
ゲルマニウム	腎臓機能障害（死亡例あり）	1982-1994年（日本） 1988年に厚生労働省から注意喚起	腎障害を起こす酸化ゲルマニウムを濃縮ソフトカプセルとして過剰に摂取したことが関連．
アマメシバ加工品	閉塞性細気管支炎	1996-1998年（台湾） 2003-2004年（日本） 2004年に厚生労働省から注意喚起	海外では食材としての摂取経験はあったが，過剰摂取したことが被害に関連したと想定されている．
アリストロキア属の植物	腎障害，尿路系のがん	1993年（ベルギー） 1998-2005年（日本） 2000年に厚生労働省から注意喚起	アリストロキア属の植物（関木通，広防已など）には有害なアリストロキア酸が含まれている．
コンフリー	肝静脈閉塞性疾患など	1978-1985年（米国） 1976-1990年（米国） 1983年（香港） 2003年に厚生労働省から注意喚起	海外での被害発生を受けて2004年に注意喚起情報が出された．有害なアルカロイドが含まれている．
タピオカ入りダイエットココナッツミルク	下痢	2003年（日本）	甘味料のD-ソルビトールの過剰摂取が関連．
中国製のダイエット茶「雪茶」	肝障害	2003年（日本）	本来の中国茶の飲用方法とは異なった利用法が被害に関連したと想定されている．
スギ花粉含有製品	アナフィラキシー	2007年（日本）	スギ花粉症患者が，自己判断で花粉症の症状を緩和する目的でスギ花粉含有製品を利用．

（厚生労働省，日本医師会，国立健康・栄養研究所：「健康食品による健康被害の未然防止と拡大防止に向けて」による）

第7章 民間のダイエット法の問題点と評価

うな有害事例がこれまで発生しているとのことです．

　また，クロレラについては，販売方法の問題も指摘されています．訪問販売で，「糖尿病などの病気が治った」という体験談を多数のせたチラシが配られることが多いようですが，先に述べたように，薬事法により，食品ではこうした効果・効能をうたうことはできないからです．

2）食品でありながら薬のような効果が確認されているものは？

　食品の成分の中には，人体の中で何らかの生理効果を発揮する成分が含まれていることがよくあります．人間のからだの中で，とりわけ薬のような効果を発揮する食品は，まず人間を対象とした試験を多数の施設で行い，その結果をとりまとめて国の監督官庁に申請し，「特定保健用食品」としての認可を受けねばなりません．さもなければ，薬のような効果効能を宣伝することはできないという決まりになっています．

　平成13（2001）年4月から，厚生労働省では健康食品のうち，国が安全性や有効性などを考慮して定めた規格基準を満たした食品を「保健機能食品」と称して販売を認める制度を新設しました．保健機能食品制度の業務は，平成21（2009）年9月より新設された消費者庁に移行されていますが，保健機能食品は図7−2のように「特定保健用食品」と「栄養機能食品」に分かれます．

　このうち，「特定保健用食品」は，①個別許可型，②規格基準型，③条件付き特定保健用食品に分類されます．①は，関与成分の疾病リスク低減効果が確認されたもので，監督官庁より疾病リスク低減表示の許可を受けることができます．②は，特定保健用食品としての許可実績が十分あり，科学的根拠が蓄積されている食品で，個別審査を行わず，規格基準に適合しているものについて認可されます．③は，特定保健用食品の審査で要求しているレベルの科学的根拠は認められないものの，一定の有効性が確認されている食品で，限定的な科学的根拠である旨の表示をすることを条件に認可されたものです．

　特別用途食品とは特別用途食品制度により定められた食品で，病者用食品，乳児用調整粉乳，妊産婦・授乳婦用粉乳，高齢者用食品などがありますが，これらの特定の対象の発育，健康保持などの用途に適する旨の表示が認められています．なお，特定保健用食品は，「特別用途食品のうち，特定の保健の目的で摂取する者に対し，当該保健の目的が期待できる旨の表示をするもの」と規定されています．

　一方，「栄養機能食品」には，個別に国の審査は必要なく，1日の摂取目安量に含まれる栄養成分量が規格基準に適合し，必要な注意喚起表示を満たせば許可されます．一般に，いわゆるサプリメント（栄養補助食品）として認識されている，ビタミ

ンやミネラルの錠剤やカプセルが認可されています．もちろん，医薬品ではないので，表示できる効果・効能も厳しく制限されています．

　しかし，実際に私たちが店頭で手にするサプリメントや健康食品には，こうした国の制度にのっとらずに，栄養成分の効果・効能を宣伝している製品が少なくないのも事実であり，「保健機能食品」以外の食品において，成分の効果・効能を表示すると食品衛生法違反として指導の対象になるわけです．いずれにしても，メーカー側の宣伝文句に踊らされることなく，消費者も新しい制度の意味を正しく理解して，確かな製品を賢く選びたいものです．妙薬信仰的な健康食品は多数出回っていますが，これさえ食べていれば病気が治るとか，それをとるだけで簡単にやせられるという食品は一つもなく，図7-2に示した認証が付いている「保健機能食品」以外の食品の効果効能については，依然「疑問符」がついていることを忘れてはなりません．

　また，一つの研究成績だけを鵜呑みにするのも危険です．複数の研究者が行った多数の研究成績を比較検討するなかから，徐々に「エヴィデンス（科学的根拠）」が明らかになってくるのが普通です．現状では，健康食品を購入する際には，やはり「特定保健用食品」という認証がついているかどうかを確かめてから検討するのがよいで

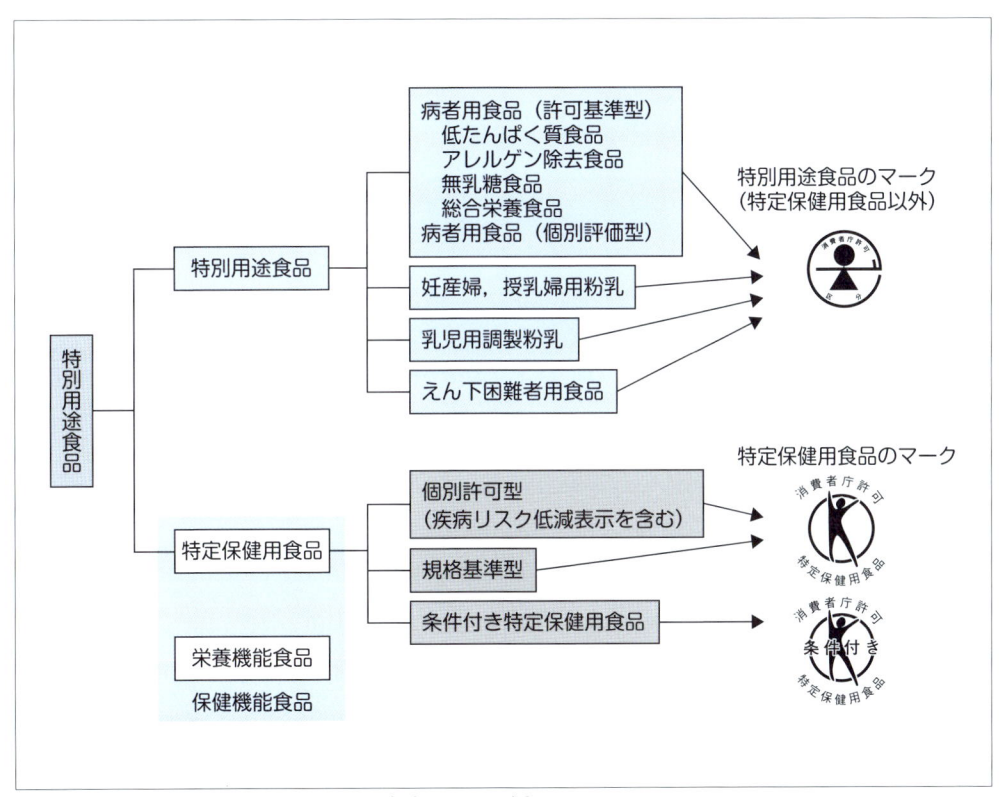

図7-2　保健機能食品と特別用途食品の関係

表7-5 特定保健用食品の保健用途，表示内容と関与成分

保健の用途の表示内容	表示できる保健の用途（例）	食品の種類（例）	代表的な関与成分	許可件数等（件）
お腹の調子を整える，便通改善等	おなかの調子を整えます．お通じの気になる方に適しています．	粉末清涼飲料 テーブルシュガー 乳酸菌飲料	各種オリゴ糖，ラクチュロース，ビフィズス菌，各種乳酸菌，食物繊維（難消化性デキストリン，ポリデキストロース，グアーガム，サイリウム種皮等）等	354
血糖値関係	糖の吸収を穏やかにします．食後の血糖値が気になる方に適しています．	粉末清涼飲料 茶系飲料 乾燥スープ	難消化性デキストリン，小麦アルブミン，グアバ茶ポリフェノール，L－アラビノース等	151
血圧関係	血圧が高めの方に適しています．	錠菓 清涼飲料水	ラクトトリペプチド，ガゼインドデカペプチド，杜仲茶配糖体（ゲニポシド酸），サーデンペプチド等	120
コレステロール関係	コレステロールの吸収を抑える働きがあります．コレステロールが高めの方に適しています．	粉末清涼飲料 調整豆乳	キトサン，大豆たんぱく質，低分子化アルギン酸ナトリウム	115
歯，歯茎関係	歯を丈夫で健康にします．	チューインガム	パラチノース，マルチトース，エリスリトール等	78
脂肪関係	体脂肪が気になる方に適しています．食後の血中中性脂肪の上昇を抑えます．	食用調整油 コーヒー飲料	グロビン蛋白分解物，コーヒー豆マンノオリゴ糖等	68
コレステロール＆お腹の調子，コレステロール＆脂肪関係等	コレステロールが高めで気になる方，おなかの調子が気になる方の食生活の改善に役立ちます．	粉末ゼリー飲料 清涼飲料水	低分子化アルギン酸ナトリウム，サイリウム種皮の食物繊維等	28
骨関係	カルシウム吸収に優れ，丈夫な骨をつくるのに適した食品です．	清涼飲料水 納豆	大豆イソフラボン，MBP（乳塩基性タンパク質）等	30
ミネラルの吸収関係	貧血気味の人に適しています．	清涼飲料水	クエン酸リンゴ酸カルシウム，カゼインホスホペプチド，ヘム鉄等	6
疾病リスク低減	定型文	魚肉ソーセージ	カルシウム	14
ミネラル＆お腹	おなかの調子を良好に保つとともに，カルシウムの吸収を促進します．	テーブルシュガー	フラクトオリゴ糖	3

しょう．平成22（2010）年11月の時点で，表7－5に示した保健用途に関与する成分を含んだ967品目が認可されています．食品衛生に関する最新の情報は，以下のウェブサイトから入手できます．

厚生労働省（食品安全衛生情報）：

http://www.mhlw.go.jp/topics/bukyoku/iyaku/syoku-anzen/index.html

消費者庁（食品）：http://www.caa.go.jp/foods/index.html

国立健康・栄養研究所（「健康食品」の安全性・有効性情報）：http://hfnet.nih.go.jp/

農林水産省（消費・安全）：http://www.maff.go.jp/j/syouan/index.html

日本健康栄養食品協会：http://www.jhnfa.org/index.htm

Q 中性脂肪を低下させ，体脂肪を燃やす特定保健用食品（トクホ）は？

A 血液中の中性脂肪を減らす働きのあるトクホとしては，グロビン蛋白分解物，EPAとDHA，ウーロン茶重合ポリフェノール，コーヒー豆マンノオリゴ糖，ベータコングリシニンなどが知られています．いずれも，腸管からの脂肪の吸収を抑制したり，肝臓での中性脂肪の合成を抑えるなどして，血液中の中性脂肪を減らす働きがあります．しかし，体内に蓄えられている内臓脂肪や皮下脂肪を燃やす働きはありません．

やせる油ではありませんが，「脂肪がつきにくい」と表示することを認められたトクホとして，ジアシルグリセロール，中鎖脂肪酸がありましたが，前者は製造工程（脱臭過程）において副成される物質（グリシドール脂肪酸エステル）に発ガン促進作用があるか否かを確認する必要が生じたため，2009年9月にメーカーは製造・販売を中止し，トクホの表示許可を自主的に取り下げました．
(http://www.kao.co.jp/econa/)
(http://www.mhlw.go.jp/topics/bukyoku/iyaku/syoku-anzen/qa/090930-1.html)

なお，高濃度の茶カテキンを含有する「ヘルシア」というお茶は，1日1本（350ml）を3カ月間飲用して腹部CT検査を行ったところ，内臓脂肪と皮下脂肪が減少していたことが報告されています．
(http://www.kao.co.jp/healthya/catechin/index.html)

Q ビタミンやミネラルの錠剤なら，いくら飲んでも問題ありませんか？

A サプリメントとして，日頃からビタミンやミネラルをとっている人は結構多いようです．しかし，健康食品に添加されているビタミンやミネラルなどの成分には，表7-6に示したように，一緒に飲んだ医薬品の効果を強めたり，弱めたりする場合があることが知られていますので，薬を服用している人は，必ず主治医に相談してからサプリメントを服用することが肝要です．とくに，大量に服用すると，医薬品との相互作用が強まるといわれます．ビタミンやミネラルだからと軽く考えて，自分勝手に服用しないようにしましょう．

表7-6 健康食品に添加されている成分と医薬品の相互作用が想定される主な事例

健康食品に添加されている成分		医薬品成分	影響
ビタミン類	ビタミンB6	フェニトイン	薬効の減弱
	葉酸	葉酸代謝拮抗薬	薬効の減弱
		フルオロウラシル, カペシタビンなど	薬効の増強
	ビタミンK (青汁, クロレラを含む)	ワルファリン	薬効の減弱
	ビタミンC	アセタゾラミド	腎・尿路結石のおそれ
	ナイアシン	HMG-CoA還元酵素阻害薬	副作用の増強 (急激な腎機能悪化を伴う横紋筋融解症)
	ビタミンD	ジギタリス製剤	薬効の増強
ミネラル類	カルシウム	活性型ビタミンD3製剤	腸管からのカルシウム吸収を促進
		ジギタリス製剤	薬効の増強
		ビスホスホネート系製剤, テトラサイクリン系抗菌剤, ニューキノロン系抗菌薬など	薬効の減弱
	マグネシウム	カルシウム拮抗薬, テトラサイクリン系抗菌剤, フルオロキノロン, ビスホスホネート系製剤など	薬効の減弱
	鉄	タンニン酸アルブミン, ビスホスホネート系製剤, メチルドパ, テトラサイクリン系抗菌剤, ニューキノロン系抗菌薬など	薬効の減弱
その他	中性アミノ酸	レボドパ	薬効の減弱
	コエンザイムQ10	ワルファリン, 降圧薬, 糖尿病治療薬	薬効の増強

※相互作用は摂取量が多い場合(濃縮物等)に起こる可能性がある.
(厚生労働省, 日本医師会, 国立健康・栄養研究所:「健康食品による健康被害の未然防止と拡大防止に向けて」による)

6 栄養素の吸収を阻害する健康食品と薬

1) 栄養素の吸収を阻害する健康食品

　ギムネマ, ガルシニア, キトサンなどは, 食事に含まれる糖質や脂質などの栄養素の吸収を阻害して, 摂取エネルギーを減らすことにより, 楽に無理なく減量できるとのうたい文句で多数の銘柄が販売されています.

　ギムネマは, インドで古くから糖尿病の民間薬として利用されていました. ギムネマの葉から抽出されるギムネマ酸には, 甘味を抑制する作用や, 糖質の吸収を抑制する作用があるといわれています. 確かに, ギムネマ酸を含むガムをかむと, しばらくの間, ほとんど甘味を感じなくなるようです. これは, ギムネマ酸の構造が, 甘草の甘味成分であるグリチルリチンによく似ているため, 舌の甘味受容体にギムネマ酸が

結合してしまい，その間，甘味を感じなくなると考えられています．しかし，この現象がどれほどダイエットに役立つのかは不明です．また，ギムネマは小腸からの糖質の吸収を抑制するという動物実験の結果が報告されていますが，一方では，そのような効果が認められなかったとする実験結果も発表されています．しかも，なぜ糖質の吸収を減らせるのか，その機序はまだ科学的に証明されていません．

同様に，東南アジア原産のオトギリソウ科フクギ属の常緑樹ガルシニアカンボジアの果実成分に含まれるヒドロキシクエン酸（HCA）が脂肪合成を阻害し，空腹感を紛らわす作用があるため，食べすぎても楽にダイエットできると宣伝されています．確かに，動物実験ではそのような効果を確認したという報告もありますが，1998年に発表された人間を対象にした臨床試験では効果は確認されず，過去の試験に問題のあったことが指摘されています．

エビやカニの甲羅に多く含まれるキトサンは，一緒に食べた食品中の脂肪を包み込んで，便と一緒にからだの外に排出してしまうため，ダイエットに役立つと説明されていますが，人間を対象とした実験ではっきりと減量効果を認めた報告はありません．ただし，キトサンを関与成分として「コレステロールの高い方または注意している方の食生活の改善に役立つ」などの表示が許可された特定保健用食品はあります．

ですから，たとえ動物実験でこれらの健康食品に減量効果が確認されたとしても，それが人間のからだの中でもただちに同じような現象を引き起こすと即断するのは危険というわけです．大勢の人間の肥満者を対象にした研究データがあまりにも乏しいので，人間に対する効果・効能まではとても言及できないというのが実情です．人体における効果効能を宣伝するためには，まず人間を対象とした試験を多施設で行い，その結果をとりまとめて監督省庁に申請し，「特定保健用食品」あるいは「医薬品」としての認可を受けねばならないことはいうまでもありません．

Q ガルシニアには副作用があると聞きましたが？

A ネズミにガルシニア抽出物を1年間継続投与する動物実験により，精巣障害，ホルモン分泌への影響等の有害性があるというデータが，2002年に国立医薬品食品衛生研究所より発表されました．これを受けて，厚生労働省は1日の摂取量の上限を1,500mg に定め，過剰摂取をしないよう警告しています．
(http://www.mhlw.go.jp/topics/2002/03/tp0307-1.html)

2）動物実験と人間のからだ

　健康増進に役立つと思われる食品成分の主な生理作用と含有量の多い食品を，表7－7にとりまとめました．毎日の食生活のなかで，これらの食品をうまく組み合わせて食べるよう心がけることは大切ですが，このような食品成分を濃縮した製品（サプリメント）を積極的にとる意味はあまりありません．

表7－7 健康増進に役立つと思われる食品成分の生理作用と含有量の多い食品

食品成分	主な生理作用	多く含む食品
大豆サポニン	過酸化脂質低下，脂質異常症改善，腸管からの糖質吸収抑制	大豆，豆腐，納豆，湯葉，豆乳
エイコサペンタエン酸	血液凝固防止，血管拡張，脂質異常症改善，血圧低下	魚油，貝類，甲殻類，海草
レシチン	コレステロール低下，血圧低下	大豆，卵黄，乳化剤
タウリン	脂質異常症改善，肝機能改善，胆石予防，血圧低下	魚，貝類，甲殻類

　豆腐や豆乳をとると，ほんの少し舌に苦味が残ります．これは，サポニン，ゲニスチン，ダイジンなど豆類に多く含まれる低分子配糖体のためです．これらの低分子配糖体には，からだのなかで脂肪の吸収を妨げ，脂肪の分解を促す働きがあるといわれています．

　とりわけ，大豆のなかに約0.3％含まれる大豆サポニンには，油の酸化を抑えて，動脈硬化を誘発する過酸化脂質がたくさんつくられないようにする働きのあることが知られています．また，血液中にコレステロールや中性脂肪が増えるのを防いで，脂質異常症の改善に役立つともいわれています．さらに，食物が腸から吸収される速度をゆっくりさせるため，食後に膵臓から分泌されるインスリンの量を少なくすませることができるという動物実験の結果も発表されています．

　インスリンは，食後に血液中に増加するブドウ糖（血糖）をからだの細胞のエネルギー源として利用させるとともに，体内での脂肪の合成を促進するホルモンです．そこで，動物実験の場合と同じように，もしサポニンが人体においてもインスリンの分泌を減らすことができれば，肥満を防ぐことに役立つ可能性があるわけで，精力的に研究がすすみました．

　しかし，このような動物実験では，ネズミにきわめて大量の大豆サポニンを投与して，初めて上記のようないろいろな生理効果が確認されています．ネズミに投与したのと同等の量のサポニンは，人間の体重に換算してみると約3〜6gもの量になります．しかも，大豆にはサポニンが0.3％しか含まれていないので，これだけの量のサポニンをとるためには，毎日約1〜2kgもの大量の大豆を食べなくてはならないこ

とになり，とても現実離れした数字になってしまいます．

ですから健康食品として，積極的に大豆や豆腐をとることはよいのですが，以前流行した酢大豆ダイエットのように，酢大豆を少々食べるだけで簡単にやせることはありません．しかも，大豆を生で食べると消化不良を起こして，大事な栄養素を十分に吸収できない心配もあります．

いろいろな実験データを宣伝に使っている健康食品は多数あります．しかし，試験管の中での実験や，動物実験などで何らかの生理効果が確認されたとしても，それが人間のからだの中でもただちに同じような効果を発揮すると，短絡的に信じ込んではなりません．先に述べたように，ネズミと人間ではからだの大きさも全く異なりますし，ネズミの1日は人間の1カ月に相当するともいわれています．

Q トランス脂肪酸って，本当にからだに悪いのですか？

A 脂肪酸は，炭素（C）の原子が鎖状につながった分子で，その鎖の一端にカルボキシル基（−COOH）を持っているのが特徴です．脂肪酸には，鎖の長さや炭素の二重結合の数と位置によってたくさんの種類があり，炭素の二重結合がない飽和脂肪酸と炭素の二重結合がある不飽和脂肪酸に分けられます．

不飽和脂肪酸には，水素原子（H）が炭素（C）の二重結合をはさんで同じ側にある「シス（cis）型」と，反対側にある「トランス（trans）型」の2種類があります（図7−3）．

天然の不飽和脂肪酸のほとんどはシス（cis）型です．これに対して，トランス（trans）型の二重結合が一つ以上ある不飽和脂肪酸をまとめて「トランス脂肪酸（trans-fatty acid）」と呼んでいます．常温で液体の植物油や魚油から半固体または

cis型
水素（H）が同じ側にある

trans型
水素（H）が反対側にある

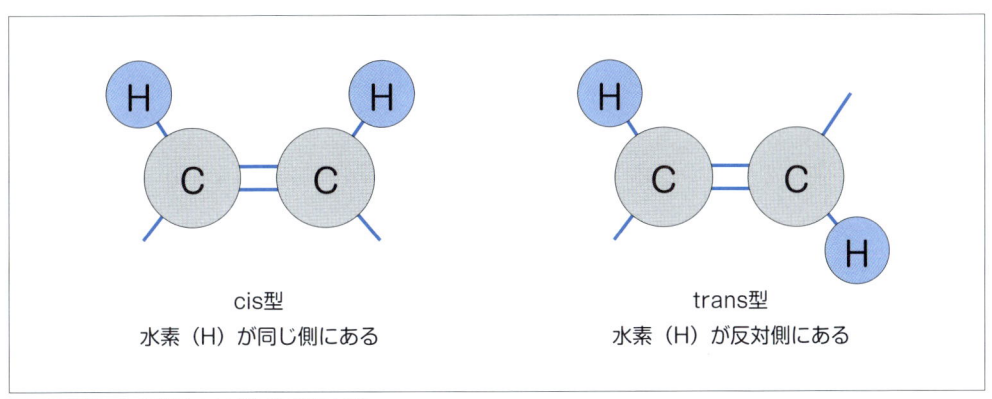

図7−3 2種類の不飽和脂肪酸

固体の油脂を製造する加工技術の一つである「水素添加」によってトランス脂肪酸が生成する場合があります．したがって，水素添加によって製造されるマーガリン，ファットスプレッド，ショートニングや，それらを原料に使ったパン，ケーキ，ドーナツなどの洋菓子や揚げ物などにトランス脂肪酸が多く含まれています．

トランス脂肪酸を多くとると，血液中のLDLコレステロールが増え，HDLコレステロールが減ることが報告されています．日常的にトランス脂肪酸を多くとりすぎている場合には，少ない場合と比較して心臓病のリスクが高まるといわれます．しかし，トランス脂肪酸による健康への悪影響を示す研究の多くは，トランス脂肪酸をとる量が多い欧米人を対象としたものであり，日本人に対しても同じような影響があるのかどうかは必ずしも明らかではありません．

食事，栄養及び慢性疾患予防に関するWHO／FAO合同専門家会合によると，トランス脂肪酸の摂取量を，総エネルギー摂取量の1％未満とするよう勧告をしています．日本人の場合は，一人一日当たり約2g未満が目標量に相当します．

詳細については，下記のウエブサイトを参照してください．
消費者庁：http://www.caa.go.jp/foods/index5.html#m01
農林水産省：http://www.maff.go.jp/j/syouan/seisaku/trans_fat/t_wakaru/index.html

3）栄養素の吸収を阻害する薬

一緒に食べた食品に含まれる糖質や脂質などの吸収を抑える薬は，すでに医療用に開発され，その一部は病気の治療に使われています．有名なのは，糖質の吸収を防ぐ効果のある「αグルコシダーゼ阻害剤」でしょう．食後に血糖が上昇しすぎるのを防ぐことができるので，すでに糖尿病の治療に使用されています．

この薬の開発段階では，その糖質吸収抑制作用から，「夢のやせ薬」にもなるのではないかと期待されていました．確かに，動物実験の段階では，体重が減少する効果も確認されていましたが，人間ではかなり大量に服用しないと，減量効果が発揮されないことがわかりました．しかし実際に大量に服用すると，消化不良になっておなかがパンパンに張って苦しくなるとか，四六時中おならが出すぎて困るなどの副作用が強くなりすぎて，現実のやせ薬にはなりえませんでした．そこで，実際には少量でも効果が発揮できる糖尿病の治療薬としてデビューした経緯があります．

脂肪の吸収を阻害する薬としては，オルリスタット（ゼニカル®）という薬が欧米の医療機関ですでに使用されていますが，やはり消化不良による多彩な副作用が報告されています．また，脂溶性ビタミン（A，D，E，K，βカロテン）の吸収も阻害

されるので、これらのビタミン類の摂取量を増やす必要があります．とくに，オルリスタット服用中には血液中のβカロテンとビタミンEの濃度が低下するので，オルリスタットとともに脂溶性ビタミン補助剤を毎日服用するように，米国食品医薬品局（FDA）は勧告しています．

> **Q** コエンザイムQ10を服用すると，パワーアップできますか？

A コエンザイムQ10は，ミトコンドリアの電子伝達系における補酵素（コエンザイム）として体内のエネルギー単位であるATP（アデノシン三リン酸）の産生に関与しています．また，ビタミン様物質として，抗酸化作用が知られています．コエンザイムQ10は，心臓，肝臓，膵臓，腎臓，副腎など呼吸活性の高い組織に多く含まれており，体内で合成されているので，食事やサプリメントの形で摂取する必要はないといわれています．また，食事やサプリメントとして摂取されたコエンザイムQ10の吸収率はかなり低いため，経口的にとったコエンザイムQ10がどの程度ミトコンドリアに到達するのか定かではなく，ATPの産生量が増えたという研究成績もありません．したがって，経口的にとっても，パワーアップはほとんど期待できないということになります．

コエンザイムQ10は，昔は心臓病の医薬品として使用されていたことがありました．しかし，その薬効が定かではないため，2005年に米国心臓学会/米国心臓協会は，コエンザイムQ10の治療目的での摂取について，科学的根拠が蓄積されるまで推奨できないと結論しました．そこで，臨床の現場では医薬品として処方されなくなったため，一般消費者をターゲットとして医薬部外品や健康食品として発売するようになった経緯があります．なお，表7-6（202頁）にもあるように，医薬品との相互作用も知られているので，自己判断で服用するのは要注意です．

7 天然の食品成分と人工的な製品とのギャップ

健康食品のなかでも，ダイエット食品として人気があるものに，食物繊維加工食品，プロテインなどがありますが，天然の食品から摂取した場合と人工的な製品として摂取した場合の効果の違いや，栄養補助食品として用法を間違うとかえって健康を害する恐れもあるなどの問題点が指摘されています．

1）研究用の繊維と市販の繊維の差

　食物繊維は胃の中で水を吸収して膨張し満腹感を持続させたり，便を軟らかくして便秘を改善させる効果があります．ほかにも，血糖や血液中の脂質を低下させて，糖尿病や脂質異常症の病状改善に役立つ，胆石や心臓病の発病を抑える，食物中の発ガン物質を吸収して大腸ガンの予防に一役買う，など多彩な生理効果が知られており，文明病を予防する「第六の栄養素」とさえよばれています．

　しかし，このような生理効果を確認した実験で使用された，「研究用」の食物繊維は，高度に精製された，きわめて粘度の高い「超高純度繊維」なのです．そこで，薬局の店頭に並ぶ，純度が低い「市販用」の食物繊維とは，かなりかけ離れた性質をもっていることが，以前から問題視されていました．

　すなわち，研究用の食物繊維と市販用の食物繊維の関係は，自動車レースに使用される高度にチューンアップされたレーシングマシーンと，街中の販売店に並ぶ市販車の関係によく似ているのです．同じメーカーが造った車でも，レーシングマシーンと市販車では，その性能には雲泥の差があることは，だれでもよく知っていることでしょう．市販されている，低粘度で純度も低い食物繊維の製品を，粉薬を飲む要領で1日数回服用しても，便秘が改善される以外，ほかの生理効果はあまり期待できないという意見も耳にします．

2）天然の繊維と人工の繊維の違い

　ダイエットに食物繊維がすすめられる理由は，第一によくかむ必要があり早食いを是正できる，第二に水を吸って膨張して満腹感を持続できる，第三に食物繊維そのものにはほとんどエネルギーがない点などがあげられます．

　しかし，市販の粉末やドリンクタイプの製品には，第一のよくかむという大切な効果を期待できません．その上，天然の食物繊維は，水に溶かすと膨張してゼリー状になってしまうため，ドリンク剤にはできません．

　そこで，現在，市販されている食物繊維のドリンク剤は，人工的に合成したポリデキストロースという人工繊維を使っています．ポリデキストロースは，ブドウ糖が縮合した難消化性多糖類で，腸内細菌に利用されて，ブドウ糖の1／4のエネルギー（1 kcal／g）を発生します．そのため，欧米では低カロリー食品をつくる際の食品添加物として区分されており，食物繊維とは表示されていません．

　ある種のドリンク剤は，その宣伝の中で「レタス1個分」とか「野菜の代わりに」などという紛らわしい表現を使用しましたが，人工の繊維であるポリデキストロースと野菜に含まれる天然の繊維とは全くの別物なのです．食物繊維のドリンク剤は，低

エネルギーのジュースであって，野菜の代用品にはなりえないというわけです．

幸い，日本食には元来，食物繊維がたくさん含まれています．ですから，市販の食物繊維の製品をわざわざ購入するまでもなく，日本古来の家庭料理を食べるよう心がければよいのです．そのほうが，野菜を中心とした自然の食品から一度に何種類もの天然の食物繊維をとることができ，はるかに効果的かつ経済的でしょう．しかも，食物繊維だけではなく，一緒に各種のビタミンや抗酸化物質までとることができるのです．ダイエットを志す人は，まず第一に「おふくろの味」をよくかみしめてみることが大切といえましょう．

8 日本ではやせ薬は手に入らないの？

飲むだけで簡単にやせられる「夢のやせ薬」はないものかどうか，よく患者さんから質問されます．しかし，現在のところ，厚生労働省が認可した肥満症治療薬はマジンドール（サノレックス®）という食欲抑制剤1種類しかありません．この薬は，医療機関でしか入手できず，肥満度＋70％以上あるいはBMI 35以上の超高度肥満者だけを対象に，最高3カ月以内に限定してその使用が許可されています．したがって，仮に標準体重が60kgとすると，これは100kgを超えるくらいの巨体の人しか服用できないことになります．しかも，何らかの病気の療養のために大幅な減量が必要な超高度肥満の人しか，この薬は服用できません．ですから，わが国では，軽度〜中等度程度の肥満者が服用できる「やせ薬」は存在しないことになります．

この薬について，わが国で行われた多施設臨床治験では，3カ月で平均4.5kg程度のゆるやかな減量効果がみられ，口の渇き，便秘，胃のもたれ以外あまり深刻な副作用はみられませんでした．しかし，服薬期間は最長でも3カ月と決められているため，服薬終了後に体重の逆戻りが起こってくるケースも多いようです．

欧米で使用されてきたもう一つの食欲抑制剤であるシブトラミン（メリディア®）は，日本ではBMI 25以上の内臓脂肪蓄積を伴い2型糖尿病および脂質代謝異常を有する肥満症で，食事・運動療法を行っても十分な効果が得られないケースに対して臨床治験が終了し，オベスケア®という商品名で医薬品製造販売承認申請が出されていましたが，心血管系に対するリスクなどから欧州において本剤の販売中止が決まったことを受けて，2010年10月に日本におけるシブトラミンの製造販売承認申請の取り下げと開発の中止が発表されたことはよく知られています．
（http://www.eisai.co.jp/news/news201057.html）

シブトラミンは，欧州の製薬会社が開発し，1997年秋にはアメリカFDAで正式認

可を受けて，欧米では実際に使用されてきた食欲抑制剤です．この薬は，セロトニンとノルアドレナリンという脳内の神経伝達物質の再吸収を阻害して，その濃度を高めることによって，摂食中枢を抑制し満腹中枢を刺激することにより食欲を抑制すると考えられています．すなわち，セロトニンの量が多いと，食欲が低下し，満腹感が高まるという原理を利用したものです．これに，とても近い作用をもつ薬は，抗うつ剤として有名なプロザック®です．やはり，セロトニンの再吸収を阻害して抗うつ効果を発揮します．食欲とストレスはセロトニンやノルアドレナリンなどの脳内物質を介して密接に関係し合っているのです．

シブトラミンの副作用として，心臓血管病のリスクは以前から知られており，このため心臓血管病の人は使用禁忌とされていましたが，欧州の専門機関で，9,800人の患者を6年間追跡調査した，SCOUT study (Sibutramine Cardiovascular Outcome Trial) のデータを検討したところ，シブトラミンのベネフィットがリスクを上回ることはないとして，使用の中止が勧告されました．

これを受け，英国医薬品庁（MHRA 2010.1.21）も使用の中止を勧告し，日本では2010年10月にシブトラミンの開発中止が決定されたわけです．詳細については，医薬品安全性情報Vol.8 No.3を参照してください．
(http://www.nihs.go.jp/dig/sireport/weekly8/04100218.pdf)

一方，やはり欧州で開発されたオルリスタット（ゼニカル®）は食事からとった脂肪が胃腸内で吸収されるのを3割程度減らす効果があり，繊細な神経系と深く関係する食欲を抑えずに減量することが可能といいます．とくに，高脂肪の食品を好む欧米人には効果が期待されていますが，食事に含まれる脂肪が吸収されずに便と一緒に排出されてしまうため，ひどい下痢に悩まされるのが最大の副作用とされています．また，脂溶性ビタミン（A，D，E，K，βカロテン）の吸収も阻害されるので，オルリスタットとともに脂溶性ビタミンの補助剤を毎日服用するよう，米国食品医薬品局（FDA）は勧告しています．

肥満関連遺伝子の一つであるob遺伝子の作用で白色脂肪細胞から分泌され，食欲を低下させる新しいホルモン「レプチン」の注射薬もすでに研究開発がすすめられましたが，肥満ネズミの食欲を低下させることはできたものの，人間に対してはほとんど効果がみられませんでした．

すなわち，飲むだけで簡単にやせられ，しかも危険な副作用もなく，そして体重の逆戻りの心配もないというような「夢の万能薬」は存在しないのです．現在，認可されている肥満症治療薬は，あくまでも，食事療法と運動療法という基本治療に加えて，短期間に限って併用しうる補助療法の枠を出ることはありません．しかも，太っ

ている人ならだれでもすぐに服用してもよいというような性格のものではなく，先に述べたように，とても厳しい制限つきの特殊療法ということになります．

9　欧米のスーパーで売っているやせ薬は安全？

　回春薬バイアグラ®や発毛剤のロゲイン®などは「生活改善薬」として有名ですが，抗不安薬，ダイエットピル，禁煙補助剤なども欧米では処方箋なしで買える大衆薬としてスーパーやドラッグストアの店頭に並んでいるため，海外旅行などの機会にこれらの生活改善薬をいち早く入手して試したことのある方も多いかもしれません．

　以前，日本の週刊誌で話題になったのはPermathene-16という食欲抑制剤です．これは，全米本土や欧州でも人気のあった大衆薬で，米国食品医薬品局（FDA）も承認しているというのが売りのやせ薬でした．日本でも個人の輸入代理店が現地の5倍以上の価格で取り扱っていましたが，脳卒中を引き起こす危険があるとして，FDAから注意勧告（2000年11月）が出され，その後製造中止となりました．

　この薬の成分は塩酸フェニールプロパノールアミン（PPA）という交感神経へ作用する物質で，わが国では一般用医薬品として咳や鼻水を抑える薬やかぜ薬に配合されており，医療用医薬品としては上気道炎治療剤として認可されています．PPAの分子構造は覚せい剤に似ており，中枢神経を興奮させる作用もあるため，アメリカでは一般用医薬品の食欲抑制剤にも使用されましたが，その食欲抑制作用は期待されたほどではなく，しかも過量服用や乱用により出血性脳卒中の危険性が高まることが明らかになって，一般用医薬品からは削除されることになったわけです．

　厚生労働省は，わが国ではPPAは食欲抑制剤としては認可されておらず，服薬量もアメリカに比べ低く定められているので，直ちに販売中止とする必要はないものの，FDAの勧告を受けて，使用上の注意を改訂し，適正使用量を徹底するよう通達を出しました．それによると，高血圧，心臓病，甲状腺機能障害，脳出血を起こしたことがある人は，PPAを服用してはいけないという新たな項目が追加されたので，注意が必要です．また，インターネットなどで食欲抑制剤を個人輸入していた人で，その薬の成分にPPAが含まれている場合には，破棄した方が安全といえるでしょう．

　「健康食品」の安全性・有効性情報（http://hfnet.nih.go.jp/）に，2004年8月〜2008年12月までに掲載された違法製品の88％には，表7−8に示したような医薬品成分が混入されており，その約12％で健康被害が発生していました．摘発製品の入手経路は大部分は個人輸入で，半数以上はカプセルや錠剤の形状をしていたといいます．

表7-8 摘発された無承認無許可医薬品に添加されていた成分

製品に標榜された効果・効能	違法に添加された医薬品成分
強壮・強精	シルデナフィル, タダラフィル, これらの類似化合物
肥満抑制	シブトラミン, N-ニトロソフェンフルラミン, 甲状腺粉末, エフェドリン, センナの小葉, ヒドロクロロチアジド, フロセミド, フェノバルビタール, マジンドール, フェノールフタレイン, ヨヒンビン, ブメタニド
血糖	グリベンクラミド
関節やリウマチ	デキサメタゾン, インドメタシン, プレドニゾロン, メフェナム酸

〔厚生労働省，日本医師会，国立健康・栄養研究所：「健康食品による健康被害の未然防止と拡大防止に向けて」による〕

10 医師の処方が必要な肥満治療薬の個人輸入

　最近，やはりマスコミをにぎわせたのは，シブトラミン（メリディア®）（リダクティル®）という食欲抑制剤やオルリスタット（ゼニカル®）という脂肪吸収阻害剤が個人輸入されて，ひそかに出回っているというニュースでしょう．欧米では，肥満治療薬として食欲抑制剤のほかにも消化吸収阻害剤，脂肪合成阻害剤，代謝促進剤などが開発され，一部はすでに製品化され，処方箋さえあればインターネットなどでも入手可能です．

　両者は，日本国内でも医療機関ですでに臨床治験が実施されてきましたが，先に述べたようにシブトラミンは欧米で使用中止，日本でも2010年10月に製造・開発中止になりました．しかし，厚生労働省の正式認可がないままに，これらの薬剤の個人輸入が行われている点が問題視されています．

　個人輸入の問題点は，ネット上の質問に答えるだけで簡単に処方してもらえること，値段が高価なことと，副作用や事故に対して誰も責任をとってくれないという点でしょう．

　メリディア®やリダクティル®の単価は1錠400円前後ですが，国内の通信販売で入手すると，手数料などで1錠1,000円程度になってしまうといわれます．すなわち，1日1錠で1カ月間服用すると約3万円かかる計算になります．

　また，副作用には頭痛，吐き気，口の乾き，便秘，不眠が知られており，高血圧や心臓病のある人は使用してはならないとされてきました．高血圧の持病のある人がバイアグラ®を服用して死亡した事故はあまりにも有名ですが，個人輸入により新薬を試してみる場合には，まず自らが全ての責任を負う覚悟で服用せねばならないということを忘れてはなりません．

　シブトラミンは，日本でもまだ個人輸入により使用されていたり，輸入ダイエット

健康食品の中に違法に混入されていたケースも報告されており，もし服用している人がいたらただちに服用中止を呼びかける必要があるでしょう．また米国では，OTC抗肥満薬として広く販売されているAlli®（成分はオルリスタット）の偽造医薬品からシブトラミンが検出され，米国食品医薬品局（FDA）は注意をよびかけています．The counterfeit products contain controlled substance sibutramine (FDA NEWS RELEASE　2010.1.18)
(http://www.fda.gov/NewsEvents/Newsroom/PressAnnouncements/2010/ucm197857.htm)

Q 抗うつ効果のあるハーブにはダイエット効果もあると聞いたが？

A 　ふさいだ気持ちを改善すると同時に，食欲抑制効果のある「ダイエットハーブ」として，セントジョーンズワートがよく知られています．これは抗うつ剤として有名なプロザック®や食欲抑制剤であるメリディア®と同じように，脳内物質であるセロトニンの量を増やして抗うつ効果と食欲抑制効果を発揮するといわれていますが，健康食品と医薬品の項でも説明したように，薬のような効果があるわけではありません．しかも，表7-9に示したように，医薬品を代謝する酵素の働きを誘導するため，一緒に服用している薬の薬効を減弱させますので，自分勝手に使用せず，必ず主治医と相談してから使用することが大切です．一方，プロザック®や食欲抑制剤はもちろん医師の処方なしには入手できませんし，副作用もあるので自己判断で勝手に服用するのは危険です．

　なお，健康食品に添加されている天然植物と医薬品の相互作用については，必ずしも明らかではありませんが，健康食品に添加されている成分が医薬品の作用に影響し

表7-9 健康食品に添加されている天然植物と医薬品の相互作用が想定される主な事例

健康食品に添加されている天然植物	医薬品成分	理由	影響
イチョウ	抗血小板薬，抗血液凝固薬	症例報告有り	薬効の増強
ダイダイ	カルシウム拮抗薬，シクロスポリン	小腸の薬物代謝酵素（CYP3A4）活性を阻害	薬効の増強
ノコギリヤシ	抗血小板薬，抗血液凝固薬	症例報告有り	薬効の増強
朝鮮ニンジン	ワルファリン，フロセミド ジゴキシン	報告有り 報告有り	薬効の増強 薬効の減弱
ニンニク	サキナビル，リトナビル，ワルファリン	報告有り	薬効の減弱
セントジョーンズワート（セイヨウオトギリソウ）	インジナビル，ジゴキシン，シクロスポリン，テオフィリン，ワルファリン，経口避妊薬	薬物代謝酵素（特にCYP3A4，CYP1A2）を誘導	薬効の減弱

（厚生労働省，日本医師会，国立健康・栄養研究所：「健康食品による健康被害の未然防止と拡大防止に向けて」による）

第7章　民間のダイエット法の問題点と評価

た事例としては，表7-9のようなものが報告されているとのことです．

11 やみ薬，にせ薬の密輸，密売

　日本国内では肥満症治療薬の入手や使用上の制限がとても厳しいためか，海外のやみルートからこの種の薬が密輸入されたというニュースを耳にします．

　とりわけ，向精神薬絡みの密輸や国内での違法譲渡などによる摘発が増えているといいます．向精神薬とは，中枢神経に作用して精神機能に影響を及ぼす薬のことで，精神機能に対して鎮静的に作用するものと興奮的に作用する2つのタイプがあります．

　常用すると，感情が不安定になったり，判断力が鈍ったり，心身障害が生じたりする危険があるため，「麻薬及び向精神薬取締法」で許可された業者や医師，研究機関の研究者などのほかは，この法律により輸出入や譲渡が禁止されている薬です．

　にもかかわらず，摘発された主婦らは，向精神薬である「フェンテルミン」を密売人からひそかに購入して使用していたうえに，さらに安く購入できる外国へ旅行し，病院などで格安の値段で購入し，知り合いに頼んで国際郵便で郵送してもらっていたといいます．

　また，「ジアゼノーム」という成分を含んだ向精神薬を食欲抑制剤として，都内の繁華街のホステスらに大量に密売していた外国人グループや，「アンフェプラモン」という中枢神経興奮作用のある向精神薬をバッグに隠して，日本国内に持ち込もうとした航空会社の乗務員など摘発が相次いでいます．

　いずれにしても，巷の薬局の店頭に，もし「やせ薬」なるものが陳列されていたとしたら，それはやみ薬かにせ薬ということになるので要注意です．多くの場合，利尿剤や下剤が「やせ薬」として販売されているようですが，なかには甲状腺ホルモン剤や時には覚醒剤などがひそかに出回っていることもあるといいます．

　甲状腺ホルモン剤を飲むと，甲状腺の機能が高まって，いわゆるバセドウ病の状態になり，体重が減ります．バセドウ病になると，脈拍が速くなり，血圧も上昇し，心臓に大きな負担がかかります．そして，体脂肪と一緒に筋肉まで減って，やつれてしまいます．このように，病気になって，やつれて体重が減るわけですから，何一つ体にとってよいことがないのは当たり前です．以前，健康な肥満者に「やせ薬」と偽って，甲状腺ホルモン剤をひそかに処方していた医師が逮捕された事件はよく知られています．

　そして，覚醒剤に至っては，その害毒はいうまでもありません．体重が減っても，最後には「人間をやめなくてはならない」ということになるからです．

第8章 減量指導に生かせるコーチングの理念

1 コーチングとは

　1990年代からビジネスの現場では，自律的な人材育成や組織の成果を高める目的で，コーチングのテクニックが広く活用されるようになってきました．とくに，欧米では早くから医療現場でコーチングが活用され，大きな成果を上げてきたことはよく知られています．ここ数年，日本の医療現場でも積極的にコーチングが取り入れられるようになり，患者さんとの良好なコミュニケーションを獲得する効果的な手段としてその重要性が広く認識されるようになってきました．日本における先駆者であり，患者満足度が日本トップクラスの病院としてよく知られている千葉県鴨川市にある亀田総合病院では，医師，看護師，コメディカルスタッフ，現場リーダーなど様々な職種のスタッフがコーチング理論を学び，患者さんとの良好な人間関係の構築や，患者さんが自ら意欲的に治療に取り組む姿勢を導き出す介入手法などに活用し，大きな治療成果を上げています．

　Coachingという言葉は，Coach（乗合馬車）から生まれた単語といわれています．一方，トレーニング Trainingという言葉はTrain（列車）から生まれた単語で，目的地に向けて決められたレールの上を一目散に疾走するイメージとつながります．これに対して，乗合馬車は乗り合わせた乗客の行く先にしたがって回遊するルートが決まります．ですから，競技会で好成績を修めてメダルを獲得するためには，人並み以上にTrainingを積むことが必要ですが，個々の目指す目的地に迷わずにきちんと到達するためにはCoachingのほうが重要になってくるわけです．すなわち，端的に言えば「TrainingはNo.1を作るが，CoachingはOnly Oneを作る」ということになるのです．

　一つの画一的な目標に向かって人一倍努力を積んで，No.1でゴールするためにもっとも効果的な手段を見出すのがトレーニングであるのに対して，コーチングではクライアントの多様な個人的目標を効果的に達成に導くために，個体特性に即した最適な手法を考案することに主眼が置かれている点が最大の相違点ということになります．すなわち，目標達成の障害となる様々な問題を解決に導き，その人が望む状態を

COACH ING
only one

TRAIN ING
No.1

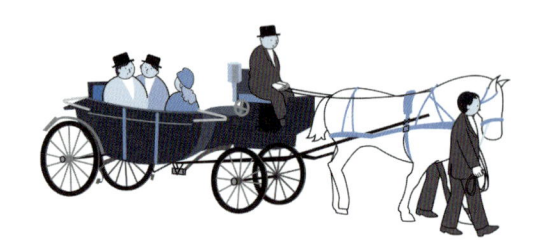

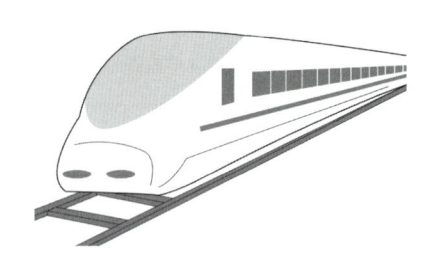

　その人が考えて決めたやり方で達成するプロセスを支援していくコミュニケーション術ということになります．

　コーチングの手法を減量指導にうまく活用すれば，クライアントは自分の内的な状態をコントロールできるようになり，精神的な負担をより軽減した状態で潜在的な能力を発揮できるようになります．そして自身の健康の問題や課題を，自らが主体者となって解決していくという姿勢で取り組めるようになれるのです．

2　NLPコーチングとは

　NLPとはNeuro-linguistic Programmingの略で，日本語では「神経言語プログラミング」と訳されています．NLPコーチングでは，コミュニケーションをベースにして，クライアントの目標達成や問題解決を促し，その人自身が主体となり人生を望む方向へと導く一連の支援を行うことを目標にしています．クライアントの目標達成を支援していくプロセスにおいて，行動や能力だけに焦点を当てるのではなく，その人の信念や価値観およびアイデンティティ，つまり自分の役割や使命感に対する意識などを包括的に扱っていきます．

　従来のコーチングでは，能力や行動に焦点を当て，行動レベルの能力を引き上げ，パフォーマンスを改善し，効果的に目標達成を支援することに主眼が置かれてきまし

た．しかし，NLPの理論をベースにして行う「NLPコーチング」では，その人にとって価値のある意味づけや，何のために，何をすべきなのか，そしてどのように行うのかということを教える（Teaching）のではなく，クライアント本人から引き出して，効果的に目標達成に導くプロセスをクライアントと一緒に考え出すことに主眼が置かれているのです．

　すなわち，「人間の内面と行動に焦点を当て，その人が持つ可能性や潜在的な能力を開発し，最大化することを通して，自主的に効果的に目標達成できるような行動変容を支援するコミュニケーション術」ということができます．減量指導もクライアントとのコミュニケーションをベースに行われますので，NLPコーチングを活用することで，効果的で生産性の高いコミュニケーションが行われ，結果として減量指導の成果も高まると考えられています．

　人間は5つの感覚機能＝五感（視覚・聴覚・身体感覚・味覚・臭覚）を通して情報をインプットし，その情報処理を司っている神経で何を感じ，どう考えたか処理して情報に意味づけをします．そして，他人との関係性を構築するために，言語（言葉）／非言語（表情・手の動き・口びるが震える）の形でアウトプットします．このようにして意味付けされた物事を認識し，体験を脳でプログラム化して記憶していきます．

　つまりNLPとは，五感と言語が相互に影響し合って作る脳のプログラムのことを意味しています．具体例をあげて説明すると，例えば，私は犬が大好きで，小さな頃からずっと犬と暮らしていたとします．犬との楽しい触れ合いをたくさん体験してきました．このような体験を積んで，私の脳のなかには，犬はとても従順で愛おしく人間の最愛のパートナーであるという意味づけが構築されています．すると，道で知らない犬に会っても，思わず笑顔になり，時には「あー可愛い」と言って撫でるという行動を反応的に起こしたりします．しかし，私の友人は小さい頃に犬にかまれた恐怖体験をしています．彼女の脳のなかには，犬は人を噛むとても怖い動物という意味づけが構築されています．ですので，どんな小さな犬を見ただけでも震えだし，瞬間的に身を遠ざける反応を止めることができません．このように，道で遭遇する犬に対する自動反応のプログラムは，人生における犬とのふれあい体験の蓄積の中で創られていることがわかります．

　すなわち，私たちは五感と言語による記憶と体験が脳にプログラミングされていて，プロセス通りの反応を起こし，行動が決定づけられているのです．NLPでは，このプログラミングのプロセスに注目しました．目標を持って何かに取り組み始めても，「どうせ何をやっても長続きしないから，今度の目標も達成できないだろう」と

か，「私は何でもぎりぎりになるまで行動しないから，いつも期日の間際にならないと仕事が始められない」などというプログラミングができている人は，自分の脳のプログラムを書き換えない限り，その行動を変容するのは難しいということになります．したがって，「どうせ何をやっても私はやせられない」，「食事の管理も運動も，はじめは頑張れるけど，継続できないから，結局ダイエットには挫折する」というようなプログラムを潜在的に構築している人たちでは，なかなか上手く行動変容できず，減量も難しいということになります．

　しかし，NLPでは上手くいかないプログラムを上手くいくプログラムに組み立てなおす，つまりreprogramming（再構築）することができる様々な方法を開発したのです．その手法を活用すれば，行動そのものを望ましい結果が出るように変容させ，自分の能力を最大限に発揮できるように導いていくことができるのです．

　NLPは万能ではありませんので，100％上手くいくわけではありません．ただ，NLPという概念を知り，今まで無意識に行ってきた上手くいかない自分の行動パターンを認識することで，少しでも上手くいく行動パターンに変えていけるよう，自分自身をコントロールしていくこと（自己統制）は可能になります．とくに，減量を支援するスタッフがNLPの概念を理解し，知識を持つことで，コミュニケーションを通してクライアントが選択する思考や行動パターンを観察し，減量が上手くいくパターンのプログラムに書き換えるような効果的な働きかけ（支援）ができるようになります．NLPを活用すると減量の成功確率が高くなりますが，クライアントが自主的行動をしない限り成果を出すことはできません．その行動を促す手法としてコーチングが効果を発揮します．

3　NLPコーチングの基本的理念

　多くの人は命令され，指示されることを好みません．行動したとしても，心から納得して動いているとは限りません．減量の現場においても命令された行動，やらされ感を強く感じた行動は継続することは難しいのです．また，うまくいかないことや減量が進まなくなると，自分の責任ではなく命令をした人，指示をした人，あるいは環境のせいなどにしますから，結果が出せません．

　コーチングとは，目標達成に向けて自発的な行動がとれるよう，コミュニケーションを通して支援していくものです．効果的な質問を通して「何を」，「どのように」，「いつまでに」行動するのかを自分で考え，自分で決めて，自分が主体者となり行動していくことを支援します．しかし，することは分かっているけれど行動を起こせな

い，行動が継続できないという体験は誰もが経験していることでしょう．そこで，NLPコーチングでは，減量に向けて適切な行動目標を設定するだけではなく，NLP理論を活用して，目標達成に向けての心の姿勢，向き合い方などの内的な側面からの支援をも扱う点が特徴です．これによって，行動を起こすことを促し，継続させていくよう効果的な働きかけが可能になり，従来のコーチングの精度をさらに確かなステージへ高めていくことができるようになったわけです．

1）人間観の転換

組織においても，医療現場においても，今までの指導は，知識や経験が豊富な指導者が，知識や経験の少ない人に，教えて指示を出し，時には命令をして行動をさせるというやり方が中心的に行われてきました．その前提には，「相手は課題解決や目標達成に必要な答えや何をどのように行えば良いのかの方法がわからない存在だ」という前提が存在しています．

NLPコーチングを取り入れることで指導方法ががらりと変わるというわけではありません．ただ前提となる考え方は根底から変わります．すなわち，「相手には課題解決や目標達成をするために必要な能力が備わっていて，答えやその方法は相手が必ず考えて発見することができ，目指した成果を手にすることができる存在である」という前提からスタートするのです．

2）減量作戦のオーナーシップ（主体性）がクライアントへ移行する

健康診断で体重を減らさなければいけないと言われて減量させられる，減量しなさいと言われたけれど，自分では減量する必要性を感じていない．そのようなクライアントに，Teaching中心の指導を行うと，減量作戦のオーナーシップ（主体性）は指導者にありますから，長年身にしみ付いた行動習慣を変えていくことはほとんど困難です．

そこにNLPコーチングを加えていくと，「あなたにとって健康になるというのはどんな意味があるのですか？」，「減量することで何が手に入りますか？」，「そのために何をすることができますか？」，「あなたの強みを生かすとしたらどんな方法で減量するのがやりやすいですか？」などと質問をしていきます．クライアントは減量の意味やその方法を自分で考えて答を出し，自分で決めていくことを求められる立場になることが大きな「変換点」です．質問に対し，考えて答を出していくことによって，減量作戦の主体性は指導者からクライアント自身に移り変わっていったわけです．

すると，そこに発生してくるのは「自己責任」です．自分で考えて，納得して出し

た答なので，モチベーションも高まり，うまくいかないことがあっても他人に責任を転嫁できないので，自己責任者意識のもと，改善に向けて意欲的に行動をしていくようになるはずです．NLPコーチングの神髄は，実はここにあるのです！

　NLPコーチングによって，クライアントは初めて，教えられるだけでは気付かなかった自分の健康問題や行動習慣の問題点を，第三者の視点から「客観的に」見つめなおして認識し，減量の数値目標だけに捉われるのではなく，減量をすることの意味や自分にとっての価値を深く考えるようになります．自分の意志で「主体的に減量に取り組むこと」ができるようになり，そこに初めて，「主体的かつ継続的な行動変容」が生まれてくるのです．

　このようなプロセスから，NLPコーチングは，人間性や内的な状態（心のあり方や考え方）と実際の行動，つまり潜在意識と意識の両面の開発と活用を促す包括的でパワフルなコーチングとして高く評価されているのです．

　今まで行ってきた減量指導（支援）の手法に，ぜひNLPコーチングを加えてみてください．クライアント（患者さんなど）が，今までとは違う反応や行動を起こすことを必ず体験できるはずです．NLPコーチングは減量指導（支援）の現場だけではなく，職場，家族，友人などあらゆる生活の場面における人間関係の構築に活用できます．周囲の人たちとのコミュニケーション・スキルが飛躍的に向上して，今まで以上に良好な人間関係を構築できるはずです．

4　減量指導の現場で活用できるNLPコーチングのスキル

　ここでは，NLPコーチングの中でも，特に面談や指導に有効なスキルに絞って，専門的な知識の解説は極力控え，ケーススタディを中心に，実際の指導場面をイメージしながらスキルを紹介していきます．

> **実例：Bさん 51歳 男性，大手飲料メーカーの営業職**
> **身長 173cm，体重 86kg，体脂肪率 28%，腹囲 102cm**
>
> 定期健康診断で，血圧と血糖値が高く，立派なメタボリックシンドロームと診断された．
> 真面目で仕事熱心で営業成績は常にトップ．得意先や部下から慕われており，信頼がある．
> 仕事の関係で食事は不規則な上に，接待での宴席も多い．
> 面倒見が良く，飲み会には積極的に参加し，2次会，3次会まで付き合うことが多い．
> 家族は妻，就職活動をしている大学生の娘と来年大学受験を控えた息子と小型犬2匹．趣

> 味は日本史の勉強．運動はあまり好きな方ではなく，休日の夜に妻からデューティとして課せられている犬の散歩を週1～2回，1回30分程度．
> 　週日は接待が多いため，朝起きるのが苦手で，朝食はコーヒーのみですませることが多い．
> 　通勤は片道1時間10分，ひと駅前が始発の駅なので，座るためにひと駅戻り始発電車に乗って，眠りながら会社まで行く．
> 　家族から，健康のために接待を減らし，体重を減らすよううるさく言われているので，何度かダイエットを試みたが，上手くいったことはなかった．仕事が忙しくて，わざわざ運動をする時間をとることはできないし，過去の失敗体験から，運動をしても簡単には体重は減らせないと思っている．
> 　減量の必要性は痛感しているが，現在のところ特別な自覚症状はなく，健康状態についてとくに問題を感じてはいない．仕事柄，接待の席で食事や酒量を減らすことはできないし，仕事の一環として業績アップのためには止むを得ないと考えている．今回減量指導を受けるように会社から指示されたが，面談を受ける時間を作るくらいなら，1件でも多く得意先に営業に行きたいと思っている．

1）クライアントとの信頼関係を構築するためのスキル

　信頼関係がないところに良好なコミュニケーションが成立するはずはなく，結果として支援効果も高まりません．人間は誰でも自分と共通点がある人に信頼感のベースになる親近感と安心感を持つのが普通です．そのためにはペーシングのスキルを使うと効果的です．

■ペーシングのスキル

　ペーシングとは，相手の言語，非言語，感情，体験などを共有していくことで，ペーシングのスキルとは，相手に合わせて共通点を意図的に創りだすためのスキルを意味します．指導成果を出すためにはラポールが必要です．ラポールとは，相互理解と相互信頼が創られ，この人と一緒なら自分の目標達成に取り組んでいけると思える心の一体感のことをいいます．指導や面談の短い時間のなかで，効果的にラポールを構築するために，つぎのようなペーシングのスキルが有効です．

・話すスピードが遅い人にはゆっくりと話す．
・相手が身を乗り出してきたら前かがみになって話しを聴く．
・相手が「運動にトライしてみます」と言ったら「チャレンジして下さい」ではなく，「ではトライして下さい」と，同じ言葉やしぐさ，表情等を「意図的に」相手に合わせます．

・「Bさんの会社が作っているノンカフェインのお茶をよく飲んでいます」などと伝えるのは，体験のペーシングといわれています．同じ体験をしている人ほどラポールは強化されます．

　ペーシングのスキルは潜在意識への働きかけなので，ラポールを構築する効果は絶大です．面談も指導も時間が限られていますから，ペーシングのスキルを意図的に使って，一刻も早くラポールを構築し，減量指導（支援）における目標達成や問題解決の本質に入っていくことが重要です．

2）クライアントの内的状態を引き出す傾聴のスキル

　このスキルをうまく活用すると，自己を客観的に見つめなおすことができ，減量に対し前向きな姿勢ができ，理性的に行動計画を立てられるようになります．その上，相互理解が進みラポールが強化されるので，指導効果がさらに高まります．

■アクティブリスニングのスキル

　相手が言葉にしていない背景（考え，気持ち，状況，信念など）までをも話せるような状況を作り出し，相手が話したことを受容し，共感したことを伝え，積極的に反応しながら話を聴くスキルです．

　今までの指導では知識を付与する，説明する，指示するという一方通行のコミュニケーションが中心に行われてきました．しかし，行動変容を促進させる指導では，クライアントが行動の主体者になるよう，クライアント自身の考えや意見，気持ちを引き出すことが重要です．また，面談や減量に対してBさんのようにマイナスの感情を持っていると，目標達成に向けて前向きに取り組むことができません．相手が心を開いて本音を話せるようになるためには，アクティブリスニングのスキルが必要になります．ただ感じよく聴くだけではなく，積極的に反応しながら，クライアントの感情や考えを引き出す聴き方です．

①バックトラックのスキル

　バックトラックとは，相手のキーワードを繰り返して伝えることです．
「接待が多くてついつい食べすぎます」⇒「そうですか，接待が多いんですね」
「朝食はコーヒー1杯だけです」⇒「朝食はコーヒーを飲むだけですね」

　キーワードを繰り返されると，自分の言ったことが再確認でき，きちんと聴いてもらえているという安心感が生まれるので，さらに心を開いて話しやすくなります．

②ジェネラルバックトラックのスキル

　相手が話した内容を，自分の言葉で要約して，内容全体を再確認することです．
「家族にも，接待を減らしてダイエットするようにうるさく言われますが，接待も大

切な仕事ですし，今のところ健康には問題ないし，ダイエットと言われてもピンとこないんですよ」⇒「ご家族はダイエットを望んでいるけれど，Bさんはその必要性をあまり感じていらっしゃらないということですね」

相手の話の内容を私はこのように理解しましたと伝えることで，お互いの話の意味が共有され，相互理解が進み，ラポールが強化されます．さらに，自分は何をどのように感じ，何を考えているのかについて，相手の言葉を通して第三者の視点から客観的に把握することができるため，ここに新たな気付きが生まれる可能性が出てきます．

③リフレクティブリスニングのスキル

人間は全てのことを言葉にしてコミュニケーションするわけではありません．多くのことを削除して，ほんの一部だけ選んで言葉に表現して伝えているのが普通です．感情や気持ちなどの内的状況は，とくに全てを言葉で表現はしないものです．リフレクティブリスニングとは，言葉で表現していない意図や気持ちや状況までをも感じ取り，相手に反映させながら聴くスキルのことをいいます．

「会社からは売り上げの数字を上げるようにプレッシャーかけられ，接待は増える一方で，おまけに減量までしろなんて，会社の都合ばかりを押し付けてくる．一体どうすればいいんでしょうね」⇒「Bさんの事情を考えずに，会社は勝手なことばかり言うと感じていらっしゃるんですね．接待が増える中，どのように減量に取り組んだらいいのか悩むし，できるかどうか不安を感じていらっしゃるんですね」

相手の気持ちや感情を理解し，共感を示すことによりラポールが強化されます．とくにマイナス感情をきちんと受け取ることで，否定思考から肯定思考へ変化して，前向きに取り組む姿勢が生まれてくる可能性が高くなります．

> **著者から読者のあなたへの問いかけ**
>
> 面談や指導のなかで，クライアントの言葉にしていない背景をあなたはどれくらい聴いていますか？　そして，理解しているというメッセージをどのように伝えていますか？
>
> クライアントが自分の気持ちや考えをきちんと理解し，受け止めてもらえたと思える状態を創ることが重要です．アクティブリスニングのスキルを活用してクライアントの気付きを促進させ，構築したラポールを強化して下さい．

3）効果的な目標設定をするための質問のスキル

　このスキルを活用すると，押し付けられた目標ではなく，自分の主体性のもとで達成したい目標が設定できるので，減量に向けてのモチベーションが飛躍的に高まります．

■メタ成果を引き出す質問のスキル

　メタ成果とは成果の先にある成果，つまりそれをすることの意味や最終的に手に入れたい本当の価値のことです．いろいろな質問を活用して，それを引き出すスキルです．

> **数値目標の一例**
> 「Bさん，体重は5kg，体脂肪率は5％，腹囲は5cmと減らしていきましょう．今のままだと糖尿病になる可能性が高いですし，お酒も飲めなくなり，仕事にも支障をきたしますよ．そうならないように頑張って減量して下さい」

　これは，一方的な数値目標の指示と脅しです．またそうなってはいけないという否定的な動機づけです．このような目標は，たとえ正論でも達成したいという意欲が高まらず，行動変容にはつながりません．したがって，効果的な目標とは言えません．効果的な目標とは，クライアントにとって意味づけや価値が明確で，モチベーションが高まり，肯定的な言葉で表現されている必要があります．クライアントにとって意味があり，モチベーションの高まる目標は，メタ成果（本当に得たい成果や最終的な価値）を引き出す質問を活用することで設定できるのです．

> **メタ成果を引き出す質問の一例**
> 「Bさん，5年後にどんな生活をしていたいですか？」
> 「Bさんが減量することは，どんな意味があるのですか？」
> 「体重が5キロ落ちたら，仕事にはどんないい影響がありますか？」
> 「減量が成功できたら，どんな気持ちになりますか？」
> 「減量に成功すると，喜んでくれる人は誰ですか？」
> 「健康体重になったBさんはどんな姿ですか，見えているものを教えてください？」

> **メタ成果が引き出された目標の一例**
> 減量に成功したら，5年後もリーダーとしてバリバリ仕事をしているし，売り上げも，もっと上がってチームに貢献できますね．何より家族を安心させるし，

> それは妻への恩返しになりますね．体重を減らして，今より健康な身体を手に入れたいですね．

　質問により引き出されたメタ成果です．目標の意味づけと価値が意識化され，肯定的な言葉で表現されています．

　また，貢献，安心，恩返しなど，抽象的な言葉で表現すると，概念が大きくなります．意味づけが大きくなると，「できる・できないという意識」から「手に入れたいという意識」にシフトしていき，目標達成に向けてのモチベーションが高まります．また，減量できた状態をイメージすることで，脳に減量達成のプログラミングが完成します．

　そのあとで，お互いが納得できる数値目標を決めることが重要です．そうすることにより，目標達成の確率が高まります．

著者から読者のあなたへの問いかけ

指導においてどのように目標を設定していますか？　それはクライアント自身が納得したうえであなたと共有しているものですか？
数値目標だけではなく，メタ成果を引き出す質問を活用し，潜在意識の中にある意味づけや価値を意識化します．減量できた先に手に入る成果を脳にプログラミングさせ，成功できた状態を五感を使ってイメージさせましょう．そのあとで，最後に数値目標を話し合って決めていきましょう．

4）自分の強みを生かしたやり方を自分で考えて自分で決める

　行動を制限している信念（思いこみ）を明らかにし，上手くいくように転換させて，reprogramming（再構築）するためのスキルを活用します．

■メタモデル質問

　メタモデル質問とは，曖昧な言葉を具体的にしたり，削除された部分を完全にしていくための質問のスキルです．さらに，自分を制限している信念（思いこみ）の根拠を明らかにすることにより，制限を外していくことができます．

　NLPコーチングでは，減量に必要な能力や，成功するためのやり方は相手が持っているという前提があります．しかし，潜在意識の中にあり，全てが意識化されているわけではありません．そこで，メタモデル質問のスキルを使って，潜在意識の中にある成功に必要な情報を引き出し，意識化し，具体化します．

> 一方的に押し付けられた行動目標の例
> 「食事はきちんと3食とって，1日500kcal減らして下さい」
> 「ビールは中瓶1本までにしてください」
> 「外食では揚げ物を控えてください」
> 「運動できないなら，犬の散歩は休日の朝晩の4回に増したほうがいいですね」
> 「駅や会社では，できるだけ階段を使うようにしてください」
> 「筋トレをすると基礎代謝が増えるので，ちょこまか習慣的に行ってください」
> 「運動してもやせられないなんて，間違った思いこみですよ」
> 「ダイエットする覚悟を決めれば，接待は減らしていけるでしょう」

このような行動目標を実践すれば，確実に減量できるでしょう．しかし一方的に押し付けられたやり方では，クライアントが行動の主体者にならないため，自己責任を取りにくく，目標達成の確率が高まりません．しかし，ただ自分で考えて下さいと言っているだけでは，答が見つかりにくいので，具体的に何をどのようにすればいいかを考えられるような質問をしていきます．

> メタモデル質問の一例
> 「Bさんが一番取り組みやすい方法は何ですか？」
> 「ストレッチとは，具体的にどのようなことを，どれくらいするのですか？」
> 「外食中に，今よりカロリーを減らすには，どんな工夫ができますか？」
> 「通勤を利用して，どのようなことができるか考えてみましょうか？」
> 「Bさんの強みを生かしたら，具体的にどんな方法が考えられます？」
> 「ビールを減らすために，どんな工夫ができますか？」
> 「減量をサポートしてくれる人は誰ですか？」
> 「運動してもダイエットできないということは，どのようにして分かったのですか？」
> 「接待を減らすと営業成績が落ちると言っていましたが，何がそう思わせるのですか？」

> メタモデル質問により引き出された行動目標の一例
> 「始発の駅まで電車で戻っていましたが，15分歩いて行くことにします」
> 「揚げ物は好きなのでやめられませんが，食べる前に必ず野菜を食べて揚げ物の数を減らすようにしてみます」

> 「妻もダイエット中なので，CMになったら2人でストレッチ運動します」
> 「冷蔵庫にビールを何本も冷やすのをやめて，中瓶1本だけ冷やすようにしてみます」
> 「家族や部下にダイエットすることを宣言します」
> 「改めて聞かれると継続的な運動はしていないな，言い訳に近いかもしれませんね」
> 「根拠といわれると，そういえばありません．言われてみれば自分がそう勝手に思っているだけかもしれませんね」

　指導者であるあなたからみれば，成功の確率が低いと思われるやり方もあるかもしれません．しかし確率が高いと思われるやり方でも，クライアントが実行しなければ減量の成功はあり得ません．重要なことは実践できる確率を高めるということです．

　そこで，質問を活用して，自分で考えて自分で決めたやり方を導き出すと，受け身の行動から能動的な行動に変容していきます．それは実践の確率を高めるだけではなく，上手くいかないことがあったり，困難な状況にぶつかっても，自己責任によって乗り越える意欲を維持することにつながります．

　そして，信念（思いこみ）は私たちの行動に許可を与えるものでもあり，反面，制限をするものでもあります．Bさんの場合は，接待を減らすと営業成績が落ちる，運動しても痩せられないという信念が，行動を制限してきました．しかし，信念が変われば行動も確実に変わります．

　メタモデル質問により，減量に必要な行動を制限している信念を明確にし，減量の成功に向けて効果的な行動変容を促します．

著者から読者のあなたへの問いかけ

　あなたはクライアントにどれくらい考えるチャンスを創っていますか？　クライアントはどれくらい自分で考えたやり方で減量に取り組んでいますか？

　できない理由はクライアントの問題だけではなく，クライアントが創りだしている制限かもしれません．

　減量の成功に向けて，さらに主体性を発揮してもらい，実践の確率を高めていくために，メタモデル質問をどのように活用していきたいと考えましたか．まずは，クライアントとのコミュニケーションの中に，今より一つでも多く質問をしていきましょう．

これからの減量支援において，NLPコーチングのスキルを使っていくと，上手くいくこともあれば，上手くいかないこともあるでしょう．でも安心して下さい，NLPコーチングには，失敗という概念はありません．失敗は，上手くいかなかった要因を知り，上手くいくための情報を得ることができる学習のチャンスであるからです．

　誰しも，失敗もせず一気に上手くできるようになったことは少ないはずです．上手くいくまでには，上手くいかないというプロセスを必ず通ります．大切なことは，自分に限界を創らずにやり続けることです．減量が上手くいかなくても，そこから必ずたくさんのことを学べるはずです．指導（支援）の中で質問を活用し，次に上手くいくための情報を引き出してあげることが大切です．コミュニケーションも実践こそが成功の鍵を握っているのです．

　NLPコーチングについてより深く学びたい人は，以下の参考文献を参照してください．NLPコーチングに対する理解が深まり，さらには減量指導（支援）の幅が広がり，スキルアップすることができるでしょう．

●参考文献
高橋慶治：超心理コミュニケーション・神経言語プログラミング．第二海援隊,1997.
田近秀敏：ビジネス・コーチング　プロフェッショナル・コーチの道具箱．PHP研究所,2003.
田近秀敏監修・佐藤志緒訳：ロバート・ディルツ博士のNLPコーチング．ヴォイス,2006.

索引

和文索引

あ
アイソトーニクス ………… 132
アイソメトリックス ……… 132
赤ワイン ………………… 157
アクティブリスニング …… 222
アスパルテーム …………… 116
アディポサイトカイン ……32
アディポネクチン …………35
アテローム …………………38
アネロビクス運動 ………… 132
アマメシバ加工品 ………… 197
アミノ酸飲料 ……………… 195
アラキドン酸 ……………… 125
アリストロキア属 ………… 197
アルコール ……… 118,120,123
アロエ ……………………… 196
安静時代謝量 ………………97
アンフェプラモン ………… 214

い
異所性脂肪 …………………29
イソフラボン ……… 154,200
遺伝子変異 …………………61
インスリン ……………… 30,51
　──感受性 …………… 134
　──抵抗性 ……… 30,32,134

う
ウーロン茶 ………… 124,195
　──重合ポリフェノール
　……………………… 124
ウエイトサイクリング ……87
ウエスト周囲径 ……………25
ウォーキング ……………… 139
ウコン ……………………… 196
運動後過剰酸素消費 …… 48,142
運動習慣 ……………………44
運動不足 ……………………47
運動プログラム …………… 139
運動療法 ……… 72,101,128,133

え
エアロビクス運動 ………… 132
エイコサノイド …………… 125
栄養機能食品 ……………… 198
栄養補助食品 ………… 191,194

液体プロテイン事件 ……… 191
エクササイズ ………………97
エリスリトール ……… 116,200
塩酸フェニールプロパノールアミン ………………………… 211
エンプティカロリー ……… 114

お
オーダーメイドダイエット
　……………… 103,163,178
オーナーシップ …………… 219
オベスケア …………… 75,209
オリーブ油 ………………… 126
オリゴ糖 ……… 111,116,153,200
オルリスタット …… 206,210,212
オレイン酸 ………………… 126

か
カイアポ …………………… 195
かくれ肥満 ………………… 5,88
カシアポリフェノール …… 195
過体重 ……………………… 2
下体肥満 ……………………20
褐色脂肪細胞 …………… 52,57
活性酸素 ……………… 149,157
カテキン …………………… 158
カテコールアミン ………… 192
カプサイシン ……………… 195
ガルシニア …………… 195,203
カロチノイド ……………… 150
ガン ……………………… 149
ガン予防15カ条 ………… 160

き
基礎代謝 ……… 40,133,148
キトサン ……… 195,200,203
ギムネマ ……………… 195,202
記録 ………………… 100,168
筋力トレーニング ………… 143

く
グライセミック・インデックス
　……………………… 113
グルカゴン ………………… 112
グルコース代謝率 ………… 134
グロビン蛋白分解物 … 124,200
クロム ……………………… 195

クロレラ …………………… 197

け
傾聴 ………………………… 222
ゲノム ………………………16
ゲルマニウム ……………… 197
健康食品 …………………… 196
健康体重 ……………………78
健康づくりのための運動指針
2006 ………………………95
原発性肥満 ………………… 9,11
減肥茶 ……………………… 189
倹約遺伝子 ……………… 14,62
減量計画 ……………………83

こ
交感神経 ……………………60
高血圧 ………………………18
抗酸化サプリメント ……… 151
抗酸化物質 ………………… 150
高脂血症 ……………………36
甲状腺ホルモン剤 ………… 214
向精神剤 …………………… 214
後続刺激 …………………… 171
高タンパク食 ……………… 109
行動 ………………………… 171
　──計画 ……………………91
　──修正療法
　……………… 72,101,103,163,178
　──修正療法の主なテクニック ……………………… 186
　──のABC ……… 171,178
　──変容 ………………… 220
　──連鎖 ………………… 178
高濃度茶カテキン ………… 201
コエンザイムQ10 ………… 207
コーチング ………………… 215
コーヒー豆マンノオリゴ糖
　……………………… 124
小麦アルブミン …………… 195
米胚芽抽出物 ……………… 195
コラーゲン ………………… 193
コレステロール …… 35,121,123
コンビネーション・トレーニング ……………………… 135

コンフリー	197

さ
再構築	218,225
サイトカイン	21,32
サイリウム	196
サイレントキラー	24
サノレックス	74,209
サプリメント	201
サポニン	153,195,204
サラシア	195
酸化LDL	38,150
酸化ストレス	151
酸素消費量	141

し
ジアシルグリセロール	201
ジアゼノーム	214
ジェネラルバックトラック	222
自己統制療法	163
自己分析	170
脂質異常	24
──症	18,36
──症の診断基準	36
自宅入院	91,100,109
至適体重	83,102
死の四重奏	18
シブトラミン	75,209,212
脂肪球	50
脂肪酸	35,125,126
社会・環境的要因	69
週間自己評価表	180
週末過食症	62
腫壊死性因子-α	33
粥腫	38
粥状動脈硬化	38
宿便	189
手術療法	77
症候性肥満	9
上体肥満	18,20
衝動	184
少糖類	111,116,123
消費エネルギー	40,99,137
食塩	155
食環境	174
食事日記	164
食習慣	174
食事誘導性熱産生	42,109
食事療法	101,106
食品群早見表	108
食品貯蔵法	176
食品バランスピラミッド	108
食物繊維	122,154,200,208
食欲調節因子	66
食欲抑制剤	209,211,213
神経言語プログラミング	216
身体活動	42,95
──指針	130
──能力	85,141
──量	97
──レベル	97
身体組成	5,84
──分析	78

す
水中体重法	5
水分	188
スギ花粉含有製品	197
スギナ	196
ステビア	116

せ
生活活動日記	166
生活習慣	14
──病	11,16,20,69,117
──病を予防する20カ条	160
成人病	16
生体電気インピーダンス	5
静的運動	132,135
生理活性物質	21,32
清涼飲料水	116
赤筋	136
積極的支援	91
摂取エネルギー	40
摂食中枢	63
絶対的言葉	183
セットポイント仮説	49
ゼニカル	206,210,212
セロトニン	68,210
先行刺激	171
セントジョーンズワート	195,213

そ
増殖優性型	55
速筋	136
速歩	100,141

た
ダイエットサプリメント	194,195
体脂肪	3
──測定法	5
──率	5,7,167
──量	1,7,167
体重	167
大豆サポニン	204
第六の栄養素	208
多価不飽和脂肪酸	126
宅配治療食	92
脱共役タンパク	58
多糖類	111
タバコ	155
単純性肥満	9
単純多糖	111
炭水化物	111
単糖類	111,123
タンニン	158
単品ダイエット	81,106,190

ち
遅筋	136
中性脂肪	35,51,53,123,124,201
朝鮮ニンジン	196
超低カロリー食療法	73
調理	177
ちょこまか運動	141

つ
痛風	119

て
テアニン	195
低インスリン・ダイエット	112
低エネルギーバランス食	72,191
低体重	2,79

と
動機づけ支援	91
糖質	111
等尺性運動	132
等張性運動	132

動的運動…………………… 132
糖尿病………… 15,17,18,30,117
　──治療食………… 92,107
動物性脂肪………………… 154
動脈硬化…………… 35,149
　──指数………………… 36
特定健康診査…………… 25,89
特定健診………………… 25,89
特定保健指導………… 25,89,92
特定保健用食品
　………… 124,198,200,201
特別用途食品……………… 198
トナリン…………………… 195
トランス脂肪酸……… 127,205
努力目標…………………… 182
トレーニング……………… 215

な
内臓脂肪………………… 21,27,28
　──型肥満………… 9,12,39
　──症候群……………… 19
ナウル島…………………… 14
難消化性デキストリン
　………………… 124,195,200

に
ニコチン…………………… 156
二次性肥満………………… 9,11
尿酸………………………… 119
認知調節系………………… 66

は
配膳………………………… 177
ハイリスク肥満………… 9,11,77
白筋………………………… 136
白色脂肪細胞………… 32,52,53
バックトラック…………… 222
バナバ……………………… 195

ひ
ヒアルロン酸……………… 194
皮下脂肪…………………… 28
　──型肥満……………… 9
皮脂厚計…………………… 5
ヒスチジン………………… 195
肥大・増殖型……………… 55
肥大優性型………………… 55
ビタミンC………………… 150
ビタミンE………………… 150

ヒドロキシクエン酸……… 202
非震え熱産生……………… 58
ピマ・インディアン……… 13
肥満………………………… 1,2,9
　──型食事スタイル…… 63
　──関連遺伝子……… 31,49
　──者の割合…………… 3
　──症…………………… 9
　──症の診断…………… 11
　──前段階……………… 2
　──治療………………… 70
　──の治療ガイドライン… 76
　──の判定……………… 2
　──要因チェック表…… 69
標準体重………………… 2,85

ふ
フェンテルミン…………… 214
フォーミュラー食………… 74
腹囲………………………… 12
副交感神経………………… 60
複合多糖…………………… 111
腹筋体操…………………… 130
不飽和脂肪酸……………… 125
プラスミノーゲン活性化因子インヒビター1……………… 34
フラボノイド……………… 158
フリーラジカル…………… 149
フレンチパラドックス…… 157
プロザック…………… 210,213

へ
ペーシング………………… 221
ベータコングリシニン…… 124
ベストウエイト……… 83,85,102
ペットボトル症候群……… 116
ペルオキシソーム増殖剤応答性受容体γ……………… 33
偏食ダイエット…… 81,106,190

ほ
飽和脂肪酸………………… 125
保健機能食品……………… 198
保健指導の階層化………… 91
歩数………………… 42,140
　──計測………………… 168
ポリデキストロース……… 208
ポリフェノール…… 150,157,158

ホルモン感受性リパーゼ…… 51

ま
マイクロダイエット……… 191
マクロファージ…………… 38
マジンドール…………… 74,209
マルスエキス……………… 195
マルチプル・リスクファクター症候群…………………… 19
満腹中枢…………………… 63

み
ミトコンドリア…………… 58
民間のダイエット法……… 187

む
無酸素運動………………… 132

め
メタ成果…………………… 224
メタボリックシンドローム
　………………… 20,21,24,89,92
　──の診断基準…… 21,25,26
メタボリックフィットネス
　………………………… 129
メタモデル質問…………… 225
メッツ…………………… 97,142
メリディア…………… 209,212

も
モディファスト…………… 191
モナリザ症候群…………… 59

や
ヤーコン茶………………… 195
薬事法……………………… 192
夜食症候群………………… 62

ゆ
有酸素運動………… 71,129,132
遊離脂肪酸………………… 32

よ
洋なし型肥満……………… 20

ら
ライフスタイル病………… 69
ラストチャンスダイエット
　………………………… 191
ラポール…………………… 221

り
リコピン…………………… 150
リダクティル……………… 212
リノール酸…………… 124,127

リバウンド……………73
リフレクティブリスニング
　………………………223
リポタンパクリパーゼ………51
緑茶………………………158
りんご型肥満………………20
リン脂質……………………35

れ

レジスタンス運動
　………………72,136,143,148
レプチン……………31,49,65,210
レプチン抵抗性……………49

欧文索引

A〜Z

basal metabolic rate ………40
BIA……………………………5
Bioelectrical Impedence
　Analysis……………………5
BMI……………………………2
BMR…………………………40
Body Mass Index……………2
Coaching…………………215
DEXA…………………………5
DHA ………………124,127
diet induced thermogenesis
　………………………42,109
dietary supplement………194
DIT……………………42,109
Dual Energy X-ray
　Absorptiometry……………5
electrical muscle stimulation
　……………………………192
EMS………………………192
EPA…………………124,127
EPOC…………………48,142
Ex……………………………97
excess post-exercise oxygen
　consumption………48,142
GI値………………………113
Glucose transporter 4…31,134
GLUT4…………………31,134
glycemic index……………113
HCA………………………203
JHFAマーク………………196

lipoprotein lipase……………51
LPL……………………………51
L-カルニチン………………195
L-トリプトファン…………197
metabolic equivalence………97
metabolic fitness …………129
METs…………………………97
n-3系脂肪酸………………123
n-3系多価不飽和脂肪酸…127
n-6系多価不飽和脂肪酸…127
Neuro-linguistic Programming
　……………………………216
night eating syndrome ……62
NLP………………………216
　──コーチング…………216
　──コーチングの基本的理念
　……………………………218
　──コーチングのスキル
　……………………………220
obese eating style …………63
ob遺伝子……………………31
PAI-1…………………………34
PAL……………………………97
Permathene-16……………211
physical activity……………42
　──level……………………97
plasminogen activator inhibitor
　type 1………………………34
PPA………………………211
PPARγ………………………33
reprogramming……218,225
resting metabolic rate………97
RMR…………………………97
small dense LDL……………37
TNF-α………………………33
Training…………………215
trans-fatty acid……………205
tumor necrosis factor-α……33
UCP…………………………58
　──1…………………………59
　──2…………………………59
　──3…………………………59
uncoupling protein…………58
very low calorie diet ………73
VLCD…………………73,191

【ギリシャ文字】

αグルコシダーゼ阻害薬…206
α-リノレン酸………………127
α-リポ酸……………………196
β₃アドレナリン受容体…14,60
βカロテン…………………150

【数字】

1型糖尿病……………………30
2型糖尿病……………………30

【著者略歴】

大野　誠
1950 年	埼玉県浦和市 生まれ
1975 年	東京慈恵会医科大学 卒業
1976 年	米国カリフォルニア州立大学 修了
1978 年	東京慈恵会医科大学 第3内科学教室 入局
1980 年	東京慈恵会医科大学附属病院 肥満専門外来を担当
1994 年	同 健康医学センター 講師，ベストウエイトクリニック 医長
2000 年	社会文化功労賞（日本文化振興会）を受賞
2001 年	前田病院 肥満糖尿病外来 医長
2002 年	日本体育大学 健康学科 教授
	同 大学院 健康科学・スポーツ医科学系 教授
2004 年	同 健康管理センター長を兼務

＜学会活動＞
日本体力医学会 理事・編集委員
日本肥満学会 評議員，台湾肥満学会 顧問
日本臨床栄養学会 評議員，日本病態栄養学会 評議員
日本宇宙航空環境医学会 評議員，日本人間ドック学会 評議員

大野　久美子
1974 年	日本航空株式会社国際線客室乗務員
1987 年	人材育成トレーナー・コーチ
2003 年	PHP 認定ビジネスコーチ，ディスクインストラクター
2004 年	メンタルヘルスカウンセラー
2005 年	GIAL 認定アクションラーニングコーチ
2006 年	米国 NLP 協会認定マスタープラクティショナー
2010 年	東京女学館大学非常勤講師
2011 年	JCDA 認定キャリアカウンセラー

肥満症の生活指導
行動変容のための実践ガイド　　ISBN978-4-263-23556-0

2011 年 9 月 25 日　第 1 版第 1 刷発行
2012 年 6 月 10 日　第 1 版第 2 刷発行

著者代表　大　野　　　誠
発行者　大　畑　秀　穂

発行所　医歯薬出版株式会社

〒113-8612　東京都文京区本駒込1-7-10
TEL.(03)5395-7618(編集)・7616(販売)
FAX.(03)5395-7609(編集)・8563(販売)
http://www.ishiyaku.co.jp/
郵便振替番号 00190-5-13816

乱丁，落丁の際はお取り替えいたします　　印刷・壮光舎印刷／製本・榎本製本

© Ishiyaku Publishers, Inc., 2011. Printed in Japan

本書の複製権・翻訳権・翻案権・上映権・譲渡権・貸与権・公衆送信権（送信可能化権を含む）・口述権は，医歯薬出版(株)が保有します．

本書を無断で複製する行為（コピー，スキャン，デジタルデータ化など）は，「私的使用のための複製」などの著作権法上の限られた例外を除き禁じられています．また私的使用に該当する場合であっても，請負業者等の第三者に依頼し上記の行為を行うことは違法となります．

JCOPY ＜(社)出版者著作権管理機構 委託出版物＞
本書を複写される場合は，そのつど事前に(社)出版者著作権管理機構（電話03-3513-6969，FAX 03-3513-6979，e-mail：info@jcopy.or.jp）の許諾を得てください．

医歯薬出版の好評図書案内

ISBN978-4-263-70571-1
特定保健指導マニュアル

奈良昌治　監修　高橋英孝　編

「何から始める？」「どう管理する？」などの疑問を払拭し，円滑に特定保健指導が行えるようになる実践ガイドブック．医師はもちろん，特定保健指導に従事する保健師・管理栄養士などが連携し，的確で効果的な保健指導が提供できるよう，具体的な実践内容を明示．

◆A4判　122頁／定価3,570円（本体3,400円 税5％）

ISBN978-4-263-70559-9
ヘルスケアプロフェッショナルのための
メタボリックシンドロームQ&A

橋詰直孝　監修　久保 明　坂根直樹　編

医師のみならず保健師・看護師・管理栄養士や薬剤師・健康運動指導士などのヘルスケアプロフェッショナルが，知っておくべきメタボリックシンドロームの知識をわかりやすく解説．平易な解説のなかに最新知識も盛り込まれている．病態についての基本的知識から関連する生活習慣病まで，幅広く解説．

◆A5判　188頁／定価2,835円（本体2,700円 税5％）

ISBN978-4-263-72019-6
行動変容をサポートする
保健指導バイタルポイント
情報提供・動機づけ支援・積極的支援

足達淑子　著

平成20年4月から実施された「特定健診・特定保健指導」のコツをまとめた指導テキスト．メタボリックシンドロームに焦点をあて，対象者の行動をどう変えていくかの，押さえておきたい必要不可欠なエッセンスを解説．本文中に「セルフチェック」欄を設け活用の便を図った．

◆B5判　120頁／定価2,310円（本体2,200円 税5％）

ISBN978-4-263-23504-1
やる気を引き出す8つのポイント
行動変容をうながす保健指導・患者指導

松本千明　著

平成20年4月から実施の「特定検診・保健指導」のテキストとして最適の実務ガイド．病気の予防や治療のために対象者に，いかに効果的に「やる気」を引出し，生活習慣の改善を指導するかを8つのポイントを明示し，わかりやすい言葉で説明．

◆A5判　110頁／定価1,680円（本体1,600円 税5％）

ISBN978-4-263-23528-7
保健指導・患者指導のための
行動変容 実践アドバイス50

松本千明　著

対象者の「やる気」を引き出す基本的な考え方や，「こういう場合は，このように働きかけてみては？」といった，具体的・実践的な方法や工夫について，50コラムにまとめた．行動変容を促す指導をする上で，働きかけの"引き出し"を増やすための「ワンポイント・アドバイス」集．

◆A5判　126頁／定価1,890円（本体1,800円 税5％）

ISBN978-4-263-23393-1
医療・保健スタッフのための
健康行動理論 実践編
生活習慣病の予防と治療のために

松本千明　著

医療・保健スタッフが健康行動理論をいかに応用したらよいかに焦点を絞り，理論の関連づけや具体的な方法を症例を提示しながら解説．食事療法，運動療法，薬物療法，手技，健康プログラムへの参加といった行動変容への応用を具体的に記述．「健康行動理論の基礎」の姉妹編．

◆B5判　92頁／定価1,890円（本体1,800円 税5％）

「臨床栄養」別冊
特定保健指導の決め手
メタボリックシンドロームを防ぐ「グッド・ダイエット」
エビデンスに基づく栄養と食事

前田和久　著

肥満解消が困難な状況でこそ，本書で取り上げた"グッド・ダイエット（Good Diet）"を摂取し，アディポネクチンの血中レベルを維持できれば，肥満にともなう糖尿病・高血圧・心循環器疾患，ひいてはがんのコントロールが可能になる！

132頁／定価2,520円（本体2,400円 税5％）

「臨床栄養」別冊
やさしく教えて！
メタボリックシンドロームと生活習慣病Q&A

曽根正好　著

メタボリックシンドロームは，医師主導型の治療形態では克服することはできない．管理栄養士・栄養士がメディカルスタッフとチームを組んで患者を援助していくことが最良の治療戦略となる．本別冊では，このチームの一員として活動するために必要な知識をやさしく解説．

◆B5判　148頁／定価2,520円（本体2,400円 税5％）

●定価は変更になる場合がございます．

医歯薬出版株式会社　〒113-8612 東京都文京区本駒込1-7-10　TEL.03-5395-7610　FAX.03-5395-7611　http://www.ishiyaku.co.jp/